实用中医药美容

赵霞　罗兴洪◎主编

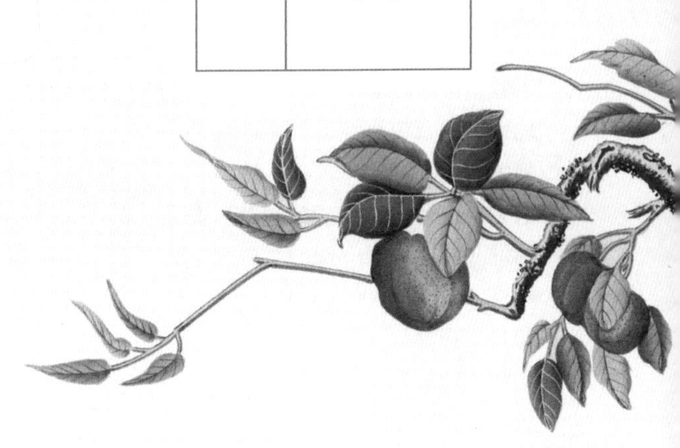

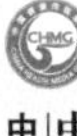

中国健康传媒集团
中国医药科技出版社

内 容 提 要

中医药不仅能防病、治病，还具有美容的作用。人的美是一种由内至外的美，是一种皮肤红润光泽、两目有神、容光焕发、精力旺盛的健康之美。中医药美容是从整体出发的一个系统过程，包括精神情志的调理、食疗、药疗、针灸、按摩等。本书从中医药美容基本知识、养颜、润肤、美白、祛斑、减肥、乌发、长寿等方面阐述了中医药在美容方面的运用。本书适用于广大中医药美容养生从业者及爱美人士参考阅读。

图书在版编目（CIP）数据

实用中医药美容 / 赵霞，罗兴洪主编 .— 北京：中国医药科技出版社，2022.11
ISBN 978-7-5214-3154-4
Ⅰ .①实…　Ⅱ .①赵…②罗…　Ⅲ .①美容—中药学　Ⅳ .① R287.6

中国版本图书馆 CIP 数据核字（2022）第 069226 号

美术编辑　陈君杞
版式设计　也　在

出版　**中国健康传媒集团** | 中国医药科技出版社
地址　北京市海淀区文慧园北路甲 22 号
邮编　100082
电话　发行：010-62227427　邮购：010-62236938
网址　www.cmstp.com
规格　710 × 1000mm $^{1}/_{16}$
印张　16 $^{1}/_{4}$
字数　278 千字
版次　2022 年 11 月第 1 版
印次　2023 年 11 月第 2 次印刷
印刷　北京盛通印刷股份有限公司
经销　全国各地新华书店
书号　ISBN 978-7-5214-3154-4
定价　79.00 元

获取新书信息、投稿、为图书纠错，请扫码联系我们。

编委会

主　编　赵　霞　罗兴洪

副主编　董盈妹　尤焱南　单祎文

编　者（以姓氏笔画为序）

卜言丽　尤焱南　朱子钰　刘玉玲
李　敏　李　慧　李闻涓　严　花
吴嘉宝　陈　颖　陈柏蕾　罗兴洪
周　涛　单祎文　赵　霞　侯宁宁
葛　楠　董盈妹　曾　渝　潘青云

自序一 千年瑰宝焕异彩

容颜生自父母，不可选择。天生丽质令人羡慕，容貌平平亦不用自卑。美与丑是相对的，审美观与不同时代、不同文化、不同地域、不同年龄等多种因素有关。追求美是人们的自由和向往，也是人类永恒的主题。大多数女性日常生活中都会不同程度地装扮自己、美容养颜，目的是在天生容貌的基础上追求更美的呈现。正确的美容方法让人容光焕发，将天然之美发挥到极致，或让平平相貌亦能美起来。当然，错误的方法，不仅起不到美容的功效，反而可能造成损容。

我出生在四川，一个盛产美女的地方，看惯了美女，也分不出哪个更美。记得初中时到县城参加一个竞赛，遇到一个参赛女生，作为女生的我，亦惊其为仙女，竟移不开眼。女子面如桃花，白里透粉，黛眉含笑，亭亭玉立，着一件浅粉夹克，实在太美了。让人意想不到的是，高中开学，她竟然和我在县重点高中的同一班级。如此美丽的女孩在班上，同学和老师的目光很多时候都不由地绕着她。她成绩不错，唱歌也动听，是班上的文娱委员，教过我们不少歌曲。那时的校园，美丽的女生很多，下课时，大家喜欢站在教学楼的阳台上，看操场上的各色美人。每个人的美不一样，但我印象最深刻，最喜欢的还是班上的这个女生。到了成都上大学，校园里也是美女如云，欣赏她们的美也成了那个物资匮乏的年代愉快的日常，当然都是偷偷放在心里的。而我，属于四川女孩中太普通的一个。青涩、不懂得装扮自己，曾经的我是有些自卑的。一度为我的皮肤不白、个子不高、头发多而卷曲感到难过。直到去南京求学，不少人夸我长得乖巧、皮肤光泽细腻、头发乌黑浓密，这些我曾以为的缺点竟变成优点了……这些改变其实也得益于我对于中医药的学习，自从学习中医以后，无论饮食、起居还是日常调护都开始有些“讲究”，通过食疗、中药调理，自幼体弱、脾胃不足的我亦逐渐强壮起来。热爱读书、健康自信，自然而然让一个人从内而外变得美丽起来。

美是全面的，美是立体的，美也是变化的。孩童有孩童之美，少年有少年之美，青年有青年之美，中年有中年之美，老年有老年之美。树立正确的审美观，采用正确的美容方法尤为重要。中医药美容源远流长，沉淀深厚，历史悠久，以其简便易行、天然无明显毒副作用等独特优势越来越受到青睐。中医古籍记载了丰富的美容养颜用面药、面脂、手膏、澡豆、美发、除臭诸方，如“乌鬓借春散”可乌鬓黑发，“朱砂红丸子”除黑去皱，“七白散”“玉容散”“珍珠散”“祛风润面膏”“皇后洗面药”等美容养颜效验方；又如“香茅，做浴汤，辟邪气，令人身香”“白芷、薰草、杜若、杜衡、藁本等分，……旦服如梧子三丸，暮服四丸，三十日足下悉香”。古籍还记载了胭脂和口脂即今之口红的制法，有紫色口脂、肉色口脂、朱色口脂之分；食疗美容记载如：“荀草……服之美人色”“樱桃，味甘平……令人好颜色”“瓜子味甘平，令人光泽好颜色……久服轻身耐老。”中医美容养颜还有针灸美容法、冷冻美容法、磨削美容法等，融美容保健和美容治疗于一体。为更好地使中医药美容养颜技术“千年瑰宝焕异彩”，本书系统挖掘整理安全有效的中医药美容养颜方法技术，以使更多爱美之人掌握更为全面、系统的中医药美容养颜知识。

本书全面系统整理总结了中医药在各类美容养颜中的作用及原理方法。共包含八个章节，第一章系统介绍了中医药美容的基础知识；第二至八章分别阐述中医药对养颜、润肤、美白、祛斑、减肥、乌发、长寿的详细认识及调理方法。本书编写具有以下几个特点。

1. 内容丰富、实用性强

内容涵盖方药、针灸、药膳、药酒等中医药方法在养颜、润肤、美白、祛斑、减肥、乌发、长寿等美容中的应用，集预防、治疗、康复、保健于一体，干预范围包含美容全过程。每种治法中列举多种简、便、效、廉的治疗方案，适用于不同体质、不同证候人群，可供读者根据自身情况选择最佳方案，具有很强的实用性。

2. 因质制宜、质证结合

将中医学辨证施治融于医学美容中，同时根据个体体质差异提供不同中医药美容养颜方式，强调因人制宜、因质制宜、因证制宜。

3. 图文并茂、可读性强

书写深入浅出，语言通俗易懂，配有生动的图片，图文并茂。从中医药基础理论及治未病理论诠释各类“美容”问题产生的原理及解决方法，可读性强。

本书编写融学术性、实用性、科普性于一体，适用于广大中医药美容从业者及爱美人士，希望本书的出版可使更多人对中医药美容有更为全面系统的认识，为爱美人士提供帮助。本书内容经临床医生审核，但部分治疗操作需在具有医疗资质的医疗机构由专业人员进行操作。书中疏漏及不当之处，诚望各位同道和广大读者批评指正！在此谨致谢忱。

赵　霞
2022 年初夏于金陵

自序二 中药让人变得更美

“爱美之心人皆有之”，爱美、追求美、塑造美、创造美、欣赏美是人的天性。中医药不仅能防病、治病，还能减肥、祛斑、润肤、养颜、美容。人之美，不仅仅是形体之美，更关键的是“皮肤红润光泽、两目有神、容光焕发、精力旺盛”的健康之美。

在平常工作和生活中，我常被朋友问起如何祛斑、如何润肤、如何美容、如何减肥、如何让白头发变成黑头发。我在尽我所能进行简短回复时，突然想为什么不系统地写一本关于中医药美容养颜的书，以方便朋友们利用中医药资源与技术方法达到美容的目的呢？于是在四五年前开始着手准备撰写此书。

人之美首先是形体美，不臃肿，无赘肉，男生玉树临风，女生体态轻盈窈窕多姿，往往给人留下深刻印象。我在此书的写作过程中，突然想起我“脸如满月、腹似孕肚、体胜将军”，180 多斤的笨拙身体，实在说不上形体美。如果哪天有读者问起我在写减肥为什么自己还那么肥时，我将无言以对，愧对王阳明的“知行合一”，于是我决定减肥。一方面按中医所说胖人多湿，吃一些除湿的中药；另外一方面“管住嘴，迈开腿”。通过三个月每天早上快跑五至十公里，我成功地将体重减轻了 30 斤，以前圆圆的脸也变瘦削了，腰围从以前的 104cm 变成了 80cm 左右，基本对形体进行了重塑。一年前跑 500m 就气喘如牛，现在能轻松半马。也有朋友善意地提醒我要注意膝盖，小心受伤。但我觉得“流水不腐，户枢不蠹”，只要经常锻炼，一切都是“用进废退”，跑步半年后，现在可以中途不停歇地跑 20 多千米，人也精神多了。所以，采用中药适当调理加坚持锻炼完全能造就形体之美。

美是用来欣赏的，我们要享受生活的美。现在社会上一些人，提到美容，首先想到的就是减肥，一旦实施减肥，就是少吃或不吃。减少进食固然可以在一定程度上减肥，塑造一定程度的形体之美。但是光靠节食所带来的形体之美，往往可能是损害身体的病态之美。我有个朋友，她长期节食，并信奉“过午不食”之说，每天只吃早饭和午饭，晚饭坚决不进食。有时朋友晚上聚会，大家在一起觥筹交错，享受美食时，她一个人默默地喝茶，略显尴尬。现在她确实身体苗条，颇有骨感，但她脸色晦暗、气色不佳，还经常感冒，小病小痛时有发生。其实“过午不食”并非传统的养生之道，而是近些年冒出来的“歪理邪说”。天有三宝日月星，地有三宝水火风，人有三宝精气神，书有三宝气骨韵，饭有三宝早中晚。从古到今，人都是一日三餐，而且晚餐一般都是正餐，古今中外的一些书籍常有记载晚宴的盛况。查遍古籍，我未见有“过午不食”的记载。但如果一定要讲“过午不食”，那这个“午”并非中午之“午”，而是午夜之“午”，即要求不要吃宵夜。“人无外财不富，马无夜草不肥”，马吃夜草就能长肥，人半夜还在吃喝也会长胖。而且半夜吃喝会影响睡觉，从养生的角度来讲，子时（23 点至次日凌晨 1 点）不入睡将会严重影响健康。

中国人的美，还应该是满头黑发。乌黑光亮的头发，说明生命力旺盛，肾功能好。如果三四十岁就两鬓斑白或者满头银丝，给人的感觉就是不健康，欠缺美感。中医药防止白发方法较多，如吃一些补肾乌须发的药，注意情志的调节，进行必要的按摩、针灸等，完全可以有效防止或延缓白发的产生，甚或将已有的白发转变成黑发。我有一个朋友，每次聚会喝酒，他都会自带一瓶二两的药酒，自己喝了药酒后再喝桌子上配的其他白酒，他退休多年了，已近七十岁，但他现在仍然红光满面，满头乌发，这就是他长期喝乌发药酒的功效。我在家里也泡了几坛药酒，偶尔兴之所至，晚上也饮几杯，希望能较长期地保留我满头的乌发。

美女们美容，一般会用一些保湿、润肤、养颜、美白的面膜。面膜敷在脸上，需要保留二三十分钟，让面膜中的有效成分从面膜中释放出来，再进入皮肤，才能发挥作用。有很多女士在临睡前才将面膜敷上，到晚上十一二点才取下面膜再洗漱睡觉。其实这样的美容方法往往得不偿失。面膜虽然对美容有一定的作用，但晚睡所带来的伤害更大。因此各位在使用美容产品，采用按摩、针灸等美容方法时，千万不要以牺牲休息时间，特别是不能以牺牲子时最佳睡眠时间为代价。

一个人的美，是一种综合的体现，包括形体美、白皙而润泽的皮肤、乌黑的头发、美丽的容颜、精力旺盛、双目有神、皮肤光洁无瘢痕等，这是一种健康的美。本书主要内容包括中医药美容的基本知识、养颜、润肤、美白、祛斑、减肥、乌发、长寿等几个部分。美容是一个综合过程，包括精神情志、食疗、中药方、针灸、按摩等，这些方法各有特色、各有侧重点，在各章中均有论述，以供读者选择使用。

中医的神奇魅力客观存在并指导着我们健康生活。近些年，我将我所学、所用、所研、所思、所得的中医药知识进行分类整理、编撰出版，以满足不同读者对中医药防病治病、欣赏中医药文化以及美容保健的需求。此次我们组织了南京中医药大学、江苏省中医院、先声药业、海南健康产业研究院、海南医学院、江苏省省级机关医院等单位的专家学者编撰了《实用中医药美容》一书，里面有许多是作者的研究和养颜心得，希望能对爱好美容的读者有所帮助。但由于受学识和写作水平所限，其间不足与疏漏在所难免，还望读者海涵和斧正。

罗兴洪

2022 年春于金陵

目录

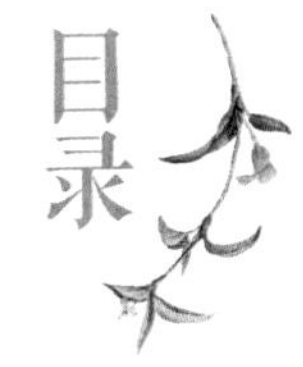

第一章 中医药美容基础知识

第二章 中医药养颜

第三章　中医药润肤

第四章　中医药美白

第五章 中医药祛斑

第六章 中医药减肥

第七章　中医药乌发

第八章　长寿之美

第一章

中医药美容基础知识

第一节 中医药美容概论

自古以来，人人都追求美，渴望美，崇尚美，更希望创造美。美不仅仅停留在仪容、仪表上，更被赋予了乐观的、积极的、自信的性格特征。现代“健美”理念认为美的人体应该是健康、匀称、肤色光洁润泽、富有生命力的形象，而中医药美容方法具有悠久的历史和丰富的文化底蕴，根植于以整体观念、辨证论治为特点的中医学理论体系，形成了独特的传统美学思想，追求形神俱美、外貌和品德俱佳的境界。

一、中医药美容的发展史

（一）中医药美容的萌芽期

旧石器时代中晚期，文字形成之前，原始人过着茹毛饮血的野生群居生活，但已经知道以树叶兽皮遮羞，接近早期人类生活。

我国人民的人体审美意识早在商周时期就有表现。商周时期的甲骨文中有“沐”“浴”等字，《说文解字》云：“沐，洗面也”，而“浴”字形象地描绘了人在盆中用水洗澡的样子。另外，《中华古今注》云：“盖起自纣，以红蓝花汁凝作燕脂，以燕地所生，故曰燕脂，涂之作桃花状。”可知在殷纣王时期已会造燕脂（即今之胭脂）。

我国现存最早的古医书《五十二病方》记载了第一首美容方剂，其药物组成白芷、辛夷，至今仍为美容美白常用药。

（二）中医药美容理论的形成期

我国现存最早的医学典籍《黄帝内经》，载有人体生理、病理、养生保健、疾病治疗等论述，具体阐述了男女的生理特点、体质分类、形体特征、气质要素、衰老与抗衰老、有碍美容的疾病以及功法、按摩、针灸等美容方法。此书不仅为中医学的形成和发展奠定基础，同时也对中医药美容学的形成、发展与实践有指导意义。不同于只追求外在、形体之美，《黄帝内经》体现的中医美容是一种以外候内、以阴平阳秘为治疗的核心理论和最终追求。在不同体质的基础上，尊重多元化的美感标准，注重形神之美的统一，并采取针对性的治疗措施，以期实现良好的美容效果。

《素问·六节藏象论篇》云："心者，其华在面""肺者，其华在毛，其充在皮""肾者，其华在发""肝者，其华在爪""脾胃，其华在唇四白，其充在肌"。面色青、赤、黄、白、黑分别由肝、心、脾、肺、肾五脏所主，正常人皮肤颜面应以"青如翠羽，赤如鸡冠，黄如蟹腹，白如豕膏，黑如乌羽"为美。

《灵枢·阴阳二十五人第六十四》阐述了经络气血与美容的关系，如"足阳明之上血气盛则髯美长，血少气多则髯短，故气少血多则髯少，血气皆少则无髯"。卫气调和，皮肤柔润，肌丰肉坚，才显得容貌美丽。相反，五脏不和等造成的人体病理状态会影响人的美貌。

秦汉时期我国第一本药学专著《神农本草经》载药365味，其中有美容效果的中药43味，记载白僵蚕能"减黑皯，令人面色好"，另有冬瓜子轻身减肥，白芷润泽肌肤等。

晋代葛洪的《肘后备急方》共载美容方剂67首，涵盖面部疾患之美容方剂、发须秃落等美发方剂、除狐臭等香身方剂。

（三）中医药美容兴盛期

唐代社会安定、经济繁荣、物阜年丰，美容的社会需求日益高涨，也对美容有了更高的要求，当时化妆十分盛行，除了个别名贵、稀有的化妆品外，大部分已经产业化，工艺成熟，有专门种花、生产香料的农户，也有专门的化妆品作坊，化妆品常常被做当作礼品馈赠。

《诸病源候论》论述损容性疾病内容多达80余条，在《黄帝内经》的基础上，发展了损容性疾病的病因病机理论。药王孙思邈在《备急千金要方》《千金翼方》分别辟有"面药"和"妇人面药"专篇。公布了其广泛收集的美容秘方130首，以求达到"家家悉解，人人自知"，极大推动了中药美容的发展。唐代王焘所著《外台秘要》，载有300多个美容方剂，可作为中医美容的专卷，在方剂的组成、调制等方面均较前有明显提高。

宋代《太平圣惠方》是在广泛收集民间效方的基础上吸收北宋以前各种方书的重要内容而成，书中设有须发美容、面部美容专篇，载有大量美容方剂，如还发神应方、面脂方、桃仁澡豆方、光悦洁白方等。

元代徐国桢著《御药院方》专列"洗面药门"，主要收集宫廷秘方，共载美容处方25首，如"乌鬓借春散"可乌鬓黑发，"朱砂红丸子"除黑去皱、令面洁净白润，"玉容散""皇后洗面药""冬瓜洗面药"等至今验之仍具有很好的美容效果。

明清时代，名医辈出，医书层出不穷，记载美容内容颇丰，形成了具有特色的美容疗法。《普济方》首次提出"美容"这一专有名词，记载一专门治疗头面皻子的方剂，并将其名为"美容膏"。

（四）中医药美容养颜的继承与发展期

随着人们生活水平逐步提高，社会交际日益广泛，国际交流日渐增多，美容越来越受到大家的重视，出现了大量不同种类的化妆品和名目繁多的美容项目。很多爱美者不知如何选择适合自己的美容方式，也有因选择不当带来严重后果的案例。激素类化妆品虽起效快速，但无法根治面部疾患；一些化妆品中带有致敏成分，会引发皮肤过敏性反应。

中医药美容是在中医基础理论体系指导下，以中医整体观、辨证施治为原则，以调节脏腑、健康美容为目的，以治疗、保健为方法，从而消除疾病导致的容貌、姿态缺陷，修复人体的形象之美，维护形神的和谐统一，在安全有效基础上真正提高身心美体状态。

二、中医药美容的特点

中医药美容的基本特色是继承中医学的理论体系，以整体观念和辨证论治思想作指导，故中医药美容具有以下特点。

（一）整体观念

整体观念是中医的重要特点，整体观体现的是内外环境的统一性，机体各部的统一性的思想。

整体观是中医美容学的特点，也是中医美容学的指导思想。颜面、五官、头发、皮肤、爪甲、黏膜等都是机体整体中的一部分，这些局部变化直接反映着身体的健康状况。皮肤白嫩、面色红润、体格健壮是健康美的标志，也是脏腑经络气血充盈，功能正常的表现。反之，则是脏腑功能失调，气血阴阳紊乱的病理反映。

（二）辨证论治

辨证论治是中医认识和治疗疾病的基本原则和方法，辨证是治疗的前提和依据，论治是治疗疾病的方法和手段，辨证论治也是中医药美容的基本原则和方法。

（三）历史悠久

中医美容的历史可追溯到两千年前，古籍中记载了大量关于中医美容的理论，纳入了妇科疾病治疗、养生保健的内容，形成了内服外用、调治并重的系统方法，被历代医家反复运用、筛选，日臻完善。

（四）理论基础坚实

中医美容是附属于中医基础理论、中医诊断学、中医气功学、中医养生康复学等多个学科中，并随中医学的发展而发展，有着较坚实的理论基础。

（五）方法多样，安全可靠

中医药美容的方法多种多样，主要包括中药、针灸、推拿、气功、药膳五大类，还有情志治疗、养生保健等方法。如唐代孙思邈在《千金要方》中设有“食治”专卷，记载了很多日常食物，其中很多具养颜美容作用，如：“樱桃，味甘平……令人好颜色”“瓜子，味甘平，令人光泽好颜色……久服轻身耐老。”这些方法都属于自然疗法，安全可靠，无副作用，避免了化学药物和化妆品对人体的危害。

第二节 中医药美容的基本理论

中医药美容的基本理论指导着中医美容养颜的发展与进步。

一、阴阳五行

阴阳五行，是阴阳学说和五行学说的合称。阴阳学说认为世界是物质的整体，宇宙间一切事物是在阴阳二气对立统一的运动中不断滋生和发展着。五行学说认为木、火、土、金、水是构成物质世界不可缺少的最基本物质，自然界的事物和现象的变化都是由这五种最基本物质间相互滋生、相互制约的运动变化而构成。

（一）阴阳学说在美容中的应用

阴阳学说可以用来解释人体的生理、病理变化，指导人体颜面、须发和形态的维护和修复，指导损容性疾病的诊断和治疗。

若人体阴阳维持着动态平衡，达到“阴平阳秘，精神乃治”的状态，表现于肌肤则润泽白皙，光滑细腻，洁净悦泽，无明显皱纹、瘢痕、斑点及色素沉着，且富有弹性，表现于形体则体态健美，身型挺阔，身材适中，神采奕奕。

若人体阴阳平衡遭到破坏，阴阳失调、出现偏胜或偏衰则会发生损容性疾病，影响容貌之美。阳热亢盛，上蒸头面则生痤疮、斑，阴盛则寒，血脉失于温煦、寒邪凝滞，阻于经络出现肌肤晦暗、长斑；阴虚体内津液缺乏，血液黏稠度高、血流不畅、瘀血滞于经络可引起黄褐斑；阳虚则阴相对偏盛，机体温煦的作用降低，血流缓慢亦可引起黄褐斑、面色淡白无华，也会造成形体偏胖。

（二）五行学说在美容中的运用

五行学说在美容美颜中的应用，主要是以五行的特性来分析研究机体的脏腑、经络等组织器官的五行属性，以五行之间的生克制化来分析机体脏腑、经络在生理状态下的相互关系，并用五行间的异常调节阐述肌肤、体态病理状态下的脏腑关系，说明肌肤与形体间的生理、病理变化，从而指导美容美颜。

五行间的调节关系对应着五脏间的相互联系。肝藏血，疏泄功能正常，则气机条畅，气血和调，心情开朗，气和色悦，此为肝资生心（木生火）；心主血又生血，阳气推动血行以养脾，气血冲和，脾气健旺，化源充足，食欲好，面色容，此为心资生脾（火生土）；脾主运化，为气血生化之源，化生水谷精气以养肺，肺朝百脉，可输精于皮毛，此为脾资生肺（土生金）；肺主气，司呼吸，朝百脉，肺气肃降利于肾主水、纳气，此为肺资生肾（金生水）；肾藏精，主闭藏，精血同源，阴液互养，临床上常见到肝肾阴虚的黄褐斑，通过补肾阴以涵木，使斑退而肤亮，此为肾资生肝（水生木）。

二、气、血、津液

气、血、津液是构成人体和维持人体生命活动的基本物质。三者的生理功能又存在着相互依存、相互制约和相互为用的关系。

（一）气是不断运动着的具有很强活力的精微物质

气是一种至精至微的物质，是构成宇宙和天地万物的最基本元素。因气具有推动作用、温煦作用、防御作用、固摄作用、气化作用，所以气的调节对于美容美颜非常重要。

1. 气的分类

①元气，是由先天之精化生而来。②宗气，是由肺吸入的自然之清气和由脾吸收转输而来的水谷之气相结合而生成。③营气，主要来自脾胃运化的水谷精气。④卫气，主要是由水谷精气所化生。

2. 气的作用

推动作用

气在运行全身的过程中激发、推动着各脏腑器官的功能活动。心气推动血液运行，肺脾肾推动水液代谢，脾胃之气推动饮食消化、吸收，肾气推动人体生长发育。血液运行、水液代谢、津液输布、肾气充沛，对于滋养毛发、营养颜面、润泽皮毛有重要作用。

温煦作用

气有温暖作用，故曰“气主煦之”。气是机体热量的来源，是体内产生热量的物质基础，能促进机体新陈代谢。气的温煦作用保证了血液、津液的正常运行，使面部皮肤温润而有活力。

防御作用

气的防御作用是指气护卫肌肤、抗御邪气的作用，即所谓“正气存内，邪不可干”。气盛则人体脏腑经络功能旺盛，气的防御功能下降，则皮肤易为外邪所侵而发生感染性或过敏性疾病，直接引起损美性疾病。

固摄作用

气的固摄作用，指气对血、津液、精液等液态物质的稳固、统摄，以防止无故流失的作用。这一功能减弱，皮肤便会因水液流失过多而干燥、脱水，导致皮肤衰老。

气化作用

气化作用是指通过气的运动而产生的各种变化。气化促进了脏腑的功能活动，精气血津液等不同物质之间的相互化生，以及物质与功能之间的转化。

（二）血指血液

血行于脉内，是由脾胃水谷之精微所化生，具有营养和滋润作用，可使面色红润，肌肉丰满壮实，皮肤和毛发润泽有华，感觉和运动灵活自然。

1. 营养滋润全身

血液具有营养和滋润全身各组织器官的功能。血濡养脏腑经络，维持其正常的生理功能活动。血的濡养作用可以从面色、肌肉、皮肤、毛发等方面反映出来。血的濡养作用正常，则面色红润，肌肉丰满壮实，肌肤和毛发光滑等。

2. 神志活动的物质基础

“血者，神气也”，血虚或运行失常，不论何种原因引起的血虚、血热或血液运行失常，都可能出现精神、情志的异常，影响神韵之美。

（三）津液是机体一切正常水液的总称

津液包括唾液、胃液、肠液、关节腔内的液体以及泪、涕、汗、尿液等。清而稀薄的为“津”，浊而稠厚的为“液”。

津和液，同属水液，都来源于饮食，有赖于脾和胃的运化功能而生成，具有滋润和濡养的作用，津液不足则肌肤干燥。

滋润濡养

津液以水为主体，具有很强的滋润作用，又富含多种营养物质，具有营养功能。《读医随笔·气血精神论》称其为“凡气血中不可无此，无次则槁涩不行矣”。分布于体表的津液，能滋润皮肤，温养肌肉，使肌肉丰润，毛发光泽；输注于孔窍的津液能使眼睛明亮有神，口唇、鼻部湿润光泽；流入关节的津液，能温利关节。若津液不足，则皮肤易于干瘪起皱、脱屑瘙痒。

化生血液

津液不但流布于脉外，而且能进入脉中而化生、充盈血液，并濡养和滑利血脉，使血液循环顺畅，发挥其营养全身的作用。

运输废物

津液在其自身的代谢过程中，能把机体的代谢产物通过汗、尿等方式不断地排出体外，使机体各脏腑的气化活动正常。如经皮肤汗孔排出的汗、经肾与膀胱排出的尿等。运输废物的功能异常，代谢产物会在体内堆积，可能出现面色灰暗、衰老的表现。

（四）气血津液的关系

气能生血，气能行血，气能摄血；血能化气，血能载气，血能寓气；气能化津，气能行津，气能摄津；津能化气，津能载气；津血同源，即血能化津，津能化血。

三、五脏与美容

中医认为五脏六腑是最重要的器官，人体以脏腑为核心，通过经络系统，将五官、五体、四肢百骸等全身组织器官联系成为一个有机整体。虽然美容美颜仅仅是对面部皮肤、形体姿态的描述，但“有诸内者，必形诸外”，颜面五官、牙齿、皮肤、毛发、肌肉、筋骨等外在表现其实需要内在脏腑功能协调，保持脏腑气血旺盛，才可能容光焕发，人体的营养物质充足，皮肤才能显得柔嫩、细腻、滋润、富有弹性，自然就能“驻颜延年”。因此，了解脏腑与美容美颜的关系，强调由内而外的美丽非常重要。

（一）心与美容

心主血脉 其华在面

心主血脉之气，血液运行，濡养五脏六腑、四肢百骸、肌肉皮毛，整个身体获得充分的营养，以维持其正常的功能活动。心气旺盛，血脉充盈，节律调匀，面色红润光泽，即所谓“其华在面”；心气不足，血液亏虚，则可见面色无华、晦滞；血行不畅，血脉瘀滞，则面色发绀；气血两虚，则皱纹满面，呈早衰现象。

心主神志

心主神志，《灵枢·邪客》中讲：“心者，五脏六腑之大主也，精神之所舍也”，也有“心动则五脏六腑皆摇”的说法，清心静神可以祛病延年，防止早衰。

心在志为喜、在液为汗

“心在志为喜”是指心的生理功能和精神情志的“喜”相关。“在液为汗”是指津液通过心的阳气蒸腾汽化后，以汗液形式排出体外。人保持喜悦和畅的情绪，即使工作紧张、生活忙碌，也不会使肌肤过早老去。

心在体合脉、开窍为舌

脉是指血脉。心合脉，是指全身的血脉都属于心。开窍于舌，是指舌为心之外候，又称之为“心之苗”，心的功能正常，则舌体红活荣润，柔软灵活，味觉灵敏。

（二）肺与美容

肺主气主呼吸

肺主呼吸之气、一身之气。肺司呼吸的功能正常，则气道通畅，呼吸调匀，面有色泽。若病邪犯肺，影响其呼吸功能，则出现胸满咳嗽、喘促、呼吸不利、面色紫绀等症状。

肺主宣发与肃降

肺主宣发是指肺气向上升宣和向外布散的功能。若肺气不能宣发而凝滞，清阳不升，则见胸满、鼻塞、咳喘、面色晦暗；浊气不能肃降，也能引起呼吸短促、喘促、咳痰等症状；肺与大肠相表里，肺失肃降，则大肠传导失常，肠道实热，表里失和，面部就易出黄褐斑或生痤疮、酒渣鼻。

肺主皮毛、通调水道

肺主皮毛，是指肺脏通过它的宣发作用把水谷精微输布于皮毛，以滋养周身皮肤、毛发、肌肉，也能温分肉、充皮肤、肥腠理、司开阖，防御外邪入侵。肺气足则皮肤滋润光滑有弹性，毫毛浓密光泽等；肺气虚，不能行气与津液以温养毫毛，毫毛之营养不足，就会憔悴枯槁，皮肤干燥，毛发暗淡枯槁，面色淡白；卫外不固则易发风疹过敏等症；肺热上熏则发痤疮、酒渣鼻、皮炎等症。

肺开窍于鼻

鼻是肺呼吸的通道，所以称“鼻为肺窍”。肺与大肠相表里，肺失肃降，则大肠传导失常，粪便排出不畅。临床上，肺失清肃，则大便困难；大肠实热，又引起肺气不利而咳喘胸满；表里失和，患者面部就易出黄褐斑或生痤疮。

（三）脾与美容

脾主运化升清气

脾具有将水谷化为精微，并将精微物质转输至全身各脏腑组织的功能。脾气健运，食欲旺盛，口唇红润光泽，面色红润，反之脾运不健，常引起面部生黄褐斑或皮肤过敏、风疹，口唇淡而无华，甚则干裂脱皮等。另外，脾运化水湿的功能失常，就会出现肌肤毛发干枯；继而导致水液在体内的停滞，产生水湿、痰饮等病理产物，造成水肿、肥胖；水湿停聚，郁而化热，湿热内蕴，还可出现痤疮等疾病。

脾主统血

脾主统血是指脾气有统摄血液、使其不致溢出脉外的作用。脾气充盛则能统摄血液循行于经脉之内。如果脾气虚，血液将失其正轨，出现出血病证（如紫斑等）或皮肤苍白无光泽等。

脾主肌肉四肢

脾主肌肉，是由于脾具有运化的功能，把水谷之精微输送到全身肌肉，为之营养，使其发达丰满、健壮。若肌肉缺乏营养，就会导致四肢肌肉萎软无力，影响形象，面部也会肌肉松弛，萎黄无光泽，布满皱纹，易于生黄褐斑或色素斑，影响容貌。

脾开窍于口其华在唇

脾主运化水谷，口与脾功能是统一协调的。脾气健，则食欲旺，口唇红润光泽；脾失健运，则食欲不旺，口唇淡而无华，甚则干裂脱皮等。

（四）肝与美容

肝主疏泄

肝具有疏通、舒畅、条达以保持全身气机疏通畅达，通而不滞，散而不郁的作用。肝的疏泄功能正常，表现为精神愉快，心情舒畅，理智清朗，思维灵敏，血气和平。若肝失疏泄，则易于引起人的精神情志活动异常。疏泄不及，则表现为闷闷不乐、多愁善感，面露愁色等。疏泄太过，则表现为烦躁易怒、头胀头痛、面红目赤等。

肝主藏血

肝藏血，是指肝脏具有贮藏血液和调节血量的功能。肝内储存一定的血液，既可以濡养自身。肝血不足，致使血液不能上达头面以养颜，而见两目昏花、面色萎黄、面部起皱。血虚生风，患者易出现全身或面部皮肤过敏。

肝主筋 其华在爪

肝血充足则筋力劲强，关节屈伸有力而灵活，爪甲坚韧明亮、红润光泽；肝血虚衰则筋力疲惫，屈伸困难，爪甲软而薄，枯而色淡，甚至变形脆裂。

肝开窍于目

“肝气通于目，肝和则能辨五色矣”。肝阴不足，则两目干涩，视物模糊；肝火上炎，则目赤肿痛，发生红眼等；肝风内动，可见目斜视、上翻、口眼歪斜等。肝与胆相表里，故肝胆证候往往同时并见，如肝胆湿热时则出现黄染等。

（五）肾与美容

肾藏精 主发与生殖

精是构成人体的基本物质，也是人体各种功能活动的物质基础。

肾精充沛，才能延年益寿，毛发受精血滋养，生长浓密，乌黑亮泽；肾精亏少，会影响到人体的生长发育，会出现筋骨痿软，甚则出现未老先衰，齿摇发落等，所以藏惜肾精为美容养生之重要原则。

肾主水

肾可调节体内水液平衡，肾主水功能失调，气化失职，开阖失度，就会造成水液代谢障碍，可引起尿少、水肿等症；肾水亏虚，不能制约心火，则会出现黄褐斑、雀斑等面部损伤。

肾主纳气

呼吸是肺所主，但吸入之气，必然下达于肾，由肾气为之摄纳。肾气充沛，摄纳正常，才能使气道通畅、呼吸均匀。

肾主骨生髓其华在发

肾主藏精，而精能生髓，髓居于骨中，骨赖髓生化有源，骨骼得到髓的充分滋养而坚固有力。“发为血之余”，发的生长与脱落、润泽与枯槁，与肾精的关系极为密切。比如少白头、中年脱发甚至斑秃，多是肾精不足，肾阴不足，虚火上炎引起。肾精不足还易引起皮肤过敏、痤疮等，老年人面部易起色斑、发白脱落等。

肾开窍于耳

耳的听觉功能，依赖于肾气充养。肾气通于耳，肾精不足，则见耳鸣、听力减退等症。

四、常用于美容的经脉

经络，是经和络的总称。经又称经脉，大多循行于人体的深部，且有一定的循行部位。络又称络脉，是经脉别出的分支，较经脉细小。络脉纵横交错，网络全身，无处不至。经络相贯，遍布全身，把人体五脏六腑、肢体官窍及皮肉筋骨等组织紧密地联结成统一的有机整体，是运行气血，联络脏腑肢节，沟通内外上下，调节人体功能的一种特殊的通路系统。

1. 阴经

手太阴肺经：肺主皮毛，手太阴肺经可调节肺脏及大肠的功能，有宣肺清热、和血润肤的功效，可改善皮肤粗糙，促进皮肤白嫩润泽；防治风疹、瘾疹等皮肤过敏性疾病，防治疔疮疖肿等各种皮肤感染性疾病；还可预防感冒，治疗盗汗、虚汗、咽喉痛等保健作用。常用穴位：尺泽、列缺、鱼际、少商。

足太阴脾经：有健脾和胃、补益气血、调经补肾、润泽皮肤的功效。可防治消瘦，又可减肥，治疗大便溏泄，消化吸收不良，面色萎黄，皮肤粗糙，毛发稀疏脱落，精神萎靡，疲倦乏力。常用穴位：公孙、三阴交、血海、大横。

手少阴心经：有强心活血、清心安神的功效，可改善血液循环，治疗面色无华，口唇、指甲苍白或暗紫；消除疲劳和改善情绪，治疗神经衰弱、失眠、烦躁，调理精神状态；治疗由心火旺引起的口舌生疮、痤疮、皮肤疮疡、皮疹等有碍美容疾病。常用穴位：极泉、神门。

足少阴肾经：有滋肾补水、益气固本的功效。可改善消瘦型体质、过敏性体质，防止面部疖肿的发生，消除消瘦体质者所出现的雀斑；调整因精神失调、情绪不好而引起的各种功能衰弱，如性神经衰弱症、面部水肿、面色晦暗、视物模糊等；可用于防治黄褐斑、老年斑。常用穴位：涌泉、太溪。

手厥阴心包经：有强心行血、宽胸理气、清心宁神和通调三焦的功效。改善肤色苍白或晦暗；消除精神紧张，安定情绪，治疗失眠、烦躁，通过调节精神状态达到美容作用。常用穴位：曲泽、内关、大陵、劳宫。

足厥阴肝经：有清肝明目、疏肝解郁、养血润肤的功效。可改善肤色的晦暗；肝血不足引起的夜盲、视物模糊等眼疾；治疗肝气郁结引起的抑郁烦躁、乳房胀痛、黄褐斑、蝴蝶斑等。常用穴位：行间、太冲、期门。

2. 阳经

手阳明大肠经：可调节大肠功能及改善皮肤状况，有清热祛湿、润肤泽色的功效，可改善枯暗无华的肤色，增进皮肤的光泽，防治痤疮、黄褐斑、雀斑、瘾疹、湿疹、风疹、扁平疣等皮肤病，治疗面瘫、面肌痉挛、皱纹、口唇干裂、酒渣鼻等五官疾病；另外，可以调节津液运行，增强肠道传导功能。常用穴位：合谷、阳溪、曲池、迎香。

足阳明胃经：有健脾益胃、隆胸丰乳、润肤悦色和延年益寿的功效。可改善消瘦体质，促进乳腺发育；防治乳腺分泌物的异常，治疗口眼歪斜、面部疔疮痈疖、瘾疹等头面疾病，改善颜面肤色。常用穴位：承泣、四白、地仓、颊车、下关、梁门、天枢、足三里、丰隆、内庭。

手太阳小肠经：有清热利湿、行血润肤的功效。可治疗皮肤疖疮、湿疹、疣；改善面色晦暗干枯；有丰乳、促进乳房发育作用。常用穴位：后溪、支正、颧髎、听宫。

足太阳膀胱经：有调理脏腑功能、补益气血、增强体质的功效。可治疗由于消化功能失调引起的营养障碍，面黄肌瘦；由于内分泌失调引起的肥胖、月经不调、痛经、雀斑、蝴蝶斑；由于肝肾亏虚引起的斑秃、秃顶、眼眶黑。常用穴位：睛明、攒竹、肺俞、心俞、膈俞、肝俞、脾俞、肾俞。

手少阳三焦经：有调和阴阳、通利三焦的功效。可防治疗疖疮、丹毒脓疡等皮肤感染性疾病；治疗痤疮、风疹、瘾疹、酒渣鼻等有碍美容皮肤疾患；治疗目赤肿痛、迎风流泪、颜面水肿和面肌痉挛等头面五官疾病。常用穴位：中渚、外关、翳风、角孙、耳门。

足少阳胆经：有疏肝利胆、行气活血的功效。可改善皮肤皱纹、色斑、面色发绀或晦暗，治疗口眼歪斜、面肌痉挛等面部疾病。常用穴位：瞳子髎、听会、阳白、风池、悬钟。

3. 任脉与督脉

任脉：有调和脏腑气血、固本培元、益气调经的功效。可增强体质，改善肥胖或者消瘦的体形；治疗肤色的暗黄、色素沉着、阴部湿疹等疾病。常用穴位：关元、气海、神阙、中脘、膻中、承浆。

督脉：有补益阳气、醒脑开窍、疏风通络的功效。可增强体质、调节精神，治疗脱发、斑秃、风疹、瘾疹等疾病。常用穴位：命门、大椎、风府、百会、上星、素髎。

五、病因与美容

中医学认为，人体各脏腑组织之间，以及人体与外界环境之间存在着既对立又统一的相互关系，在矛盾运动的过程中，维护着相对的动态平衡，从而保持着人体正常的生理活动。当这种动态平衡遭到破坏，又不能及时调节得以恢复时，就会导致发生面部皮肤疾病。疾病发生的原因是多种多样的，主要有六淫、七情、饮食劳逸、痰饮瘀血以及创伤等。

（一）六淫

六气，指风、寒、暑、湿、燥、火六种正常的自然界气候，正常的六气一般不易使人发病。当气候异常时，六气太过或不及，或非其时而有其气时，六气破坏了人体相对动态平衡，便成为了引起外感病的致病因素，称为“六邪”，即“六淫”。

六淫的致病特点：①多与季节、气候、居住环境有关；②既可单独侵入人体，又可两种以上侵袭人体致病；③受邪途径多侵犯肌表，或从口鼻而入，或两者同时受之；④在发病过程中既可相互影响，又可相互转化。如寒邪入里化热，暑湿日久可化燥伤阴。

（二）七情

七情指喜、怒、忧、思、悲、恐、惊七种情志变化的总称。情志活动失调，引起脏腑气机紊乱，郁而化火，出现烦躁、易怒、失眠、面赤、口苦等，又可导致“六郁”为病。七情变化与脏腑功能间的相互关系可影响气血运行，导致各种皮肤疾病发生。心是五脏六腑之大主，心神受损可涉及其他脏腑。心主血藏神，如思虑劳神过度，常损伤心脾，导致心脾气血两虚，可见因脾气虚而致的黄褐斑，血虚所致的皮肤皲裂、面色萎黄、无光等。肝藏血主疏泄，如长期情绪烦躁易怒，则郁怒伤肝，可出现肝气郁结而致的黄褐斑、痤疮。

（三）饮食劳逸

饮食所化生的水谷精微是化生气血，维持人体生长、发育，完成各种生理功能。饮食过饥，则化生缺乏，终致气血衰少，则形体消瘦，正气虚弱，抵抗力降低，面色苍白或萎黄，皮肤毛发干枯；反之，暴饮暴食，饮食阻滞，或饮食不洁，均会损伤脾胃，聚湿生痰，导致肥胖、黄褐斑、痤疮等病；饮食偏嗜，过食辛辣厚腻则可引发痤疮、皱纹，过食热性食物，易便秘、口疮。

劳逸损伤，劳力过度则成疾，劳神过度则耗伤气血，房劳过度则伤肾，心脾气血虚弱，可见黄褐斑、皮肤皱纹、面色萎黄、无光等皮肤病症；肾精匮乏则出现形体、皮肤早衰。

（四）痰饮、瘀血

痰饮和瘀血是某种致病因素作用于人体后所形成的病理产物，病理产物一旦产生，又能直接或间接作用于人体继而发生多种病症，故又属于致病因素。痰饮由肺、脾、肾及三焦等脏腑气化功能失常，致津液停积而成。痰饮致病病证复杂，可引起黄褐斑、面色萎黄、肥胖、囊肿性痤疮等症。

瘀血致病因瘀阻的部位和形成瘀血的原因不同而异。瘀阻于心，血行不畅，则可见面色黛黑、瘀斑、面色无华等；瘀阻于肝，则可见面色青晦、黄褐斑、肌肤甲错等；瘀阻颜面局部，则可见局部发绀、肿痛，也可引起精神神经症状。

（五）外伤与环境

外伤

各种外伤若伤及颜面，均可使颜面受到损伤。如烧伤、冻疮、虫蛇咬伤、出血。此外，还有动植物类、化学物品过敏等。

环境

不同的地理环境，由于气候条件及生活习惯不同，居住生活环境对肤色也有不同程度的影响，如地处高寒者，颧色红亮，俗称“高原红”；又如“苏州出美女，米脂多丽人”，这是因为苏州有优美的地理环境，气温宜人，生活富裕，冬末春初可食河豚，夏秋吃虾蟹，一年四季均食合乎季节性的新鲜鱼类。陕西米脂虽差一些，那里有着特殊的甘水，所以美女如云，可与江南姑娘媲美。

六、美容的中医治疗原则

（一）调和阴阳

阴阳失调是一种病理，它是对脏腑经络气血、营卫等相互关系失调，以及表里出入、上下升降等气机运动失常的概括。调整阴阳，补偏救弊，达到阴平阳秘，乃临床治疗的根本法则之一。

（二）扶正祛邪

中医把疾病在外部表现的各种症状统称为“标”，把机体素质、抗病能力统称为“本”，在中医美容养颜时，只有把消除症状和提高机体抗病能力结合起来，即“标本兼顾”，才能达到健肤美容的目的。如肝郁化热而致痤疮，治以清热解毒，疏肝理气，活血化瘀，通过泻实而达到祛邪的目的；肝肾不足或气血两虚之斑秃，治以益气补血、滋补肝肾，通过扶正以达到治疗效果。

（三）调整脏腑功能

调整脏腑功能，主要是顺应脏腑的生理特性，调整脏腑的阴阳气血。

脏与腑互为表里，当五脏出现疾病时，可通过治疗腑病而治脏，如心火上炎之目赤肿痛、面部疮疡，可通利小肠，导热下行。六腑出现病变时，也可以治疗脏病，如面部肺热之痤疮，兼有大便秘结，可宣降肺气、宣通肠腑。当然也可脏腑同治，临床上脾病必及胃，胃病必累脾，所以常脾胃同治。

（四）调和气血

美容美颜中调节气病主要是通过气虚则补，气滞则疏，气陷则升，气逆则降实现的，而血病则有补、行、止、凉之异。补气主要是补脾肺之气，而尤以培补中气为重，也需注意补肾。气滞之病又以肝气郁滞为先，有调气、舒气、理气、利气、行气的差别。气陷当用升气之法，多见于外科疮疡的治疗中。气逆则降气，以实为主，亦有虚者。血虚则补，而气能生血，气能摄血，补血之时常配补气药物，血虚与阴虚常常互为因果，故对血虚而兼有阴虚者常配伍补阴之品。

（五）三因制宜

三因制宜是指治疗疾病要根据季节、地区及人体的体质、性别、年龄等不同而制定适宜的治疗方法。

因时制宜

因时制宜是根据时令气候的特点进行治疗。比如夏季，由于紫外线辐射强，面部的黄褐斑会加重，多见阴虚，故治疗多以养阴为主；而冬季，多见阳虚，故治疗以壮阳为主。

因地制宜

因地制宜是根据不同地区的地理和人们的生活习惯的差异进行治疗。如南方湿热，北方寒冷，故喜好不同。对痤疮患者，南方的海鲜，北方的牛羊肉，过多食用均可使痤疮加重，故在治疗过程中还需注意饮食习惯的改变。对湿热型的痤疮，治疗中还需注意清热利湿，如增加清热燥湿的黄连、黄芩、黄柏。

因人制宜

因人制宜是根据人体的体质、年龄、性别和病情的不同来制定适宜的治疗方法。如年轻人，多气盛血旺，加之内分泌不稳定，故面部常见痤疮。久病体虚、营卫不固者，可生扁平疣或风疹。黄褐斑多出现于女性，与其性别特征有关。

第二节 常用中医药美容方法

中医美容需根据个人具体情况辨证治疗损容性疾病，选择药物内服、外用，配合饮食调理、气功疗法、精神调适等美容方法。

一、中药美容

中药美容是主要的美容方法，可分为内服方药和外用药物制品两大类。

（一）内服中药美容方

通过内服中药，达到治疗或美容保健的目的。内服药物剂型多样，涉及丸、散、膏、酒和汤，还可使用溶剂、增稠剂等辅料增加疗效。

丸剂

具有便于保存、便于携带的特点。《鲁府禁方》记载“全鹿丸”长期服用可以“安五脏，和六腑，添智慧，驻容颜”。

散剂

具有服用量少、疗效好、服用方便的优点，珍珠散为历代流传的美容要药，据《清宫秘史》记载，慈禧太后很懂得珍珠可以使皮肤柔润光滑的道理，每隔 10 天，按时服一银匙珍珠粉，故慈禧至老仍容颜红润光泽。

膏剂

具有便于储存的优势，如《本草纲目》中即有“麦门冬煎，补中益气，悦颜色，安神益气，令人肥健，和白蜜，银器中重汤，搅不停手，候如饴乃成。温服日日化服之。”黑须乌发方可“微火煎膏，每日空腹温服半匙”。

酒剂

在治疗头面部损容性疾病的时候，可以借助酒味的辛散功效引药直达头面，同时外用酒具有抗衰老、杀菌的作用。比如悦颜养肌抗老的五加皮酒、仙灵脾酒。

汤剂

具有吸收快、作用强的优点，且可根据临床具体病症灵活处方。《医宗金鉴·肺风粉刺》认为粉刺宜内服枇杷清肺饮，外敷颠倒散，缓缓收功。

（二）外用药物美容方

外用药物可直接作用于面部以及头部等皮肤，通过局部直接接触吸收，达到疏通经络、行气活血、软坚散结、逐邪清污、除皱增白、滋润皮肤的目的。根据剂型不同，外用中药美容方分为粉剂、涂剂、洗浴剂、染剂、漱剂、露剂等类型。

粉剂

根据自身皮肤特点，选用具有清洁、增白等作用药物加工制成干燥粉剂，涂于面部后轻轻按摩洗去或作化妆粉底使用。《万病验方大全》所载之“玉容散”等均有悦面增白的效果。

涂剂

涂剂又名软膏、涂膏，具有不易干燥，易于黏附体表，渗入作用强，可以润泽皮肤，使角质柔软富有弹性等特点。《备急千金要方·面药》中外用剂型以膏脂药居首位，共有39方。《慈禧光绪医方选议》所载之“祛风润面膏”《鲁府禁方》所载之“经仙少女膏”等均属这一类。

值得一提的是，古代已有涂抹于面部的面膜。《肘后备急方》中首创多种面膜调制法，即以新鲜鸡蛋清，或以猪蹄熬渍，或用鹿角熬成胶体状物作面膜，敷贴面部，以治疗面部瘢痕等。

洗浴剂

通过洗面浴身以除面疾、祛除体臭或皮肤病，具有取材方便、制作简单、吸收较快特点。如《本草纲目》中“夏枯草煎浓汁，日日洗之”以治疗汗斑白点，取“香茅，做浴汤，辟邪气，令人身香”。

染剂

用于乌发长发。《本草纲目》中亦有用生地黄、生姜刷染须发，更以蓖麻子仁治疗发黄不黑者。

漱剂

用于香口去臭、固齿除虫牙。如香口去臭用“藿香洗净，煎汤，时时噙漱”，治口臭蠕齿以“细辛煮浓汁，热含冷吐，取瘥”等。

露剂

主要以芳香新鲜药材为原料，含芳香挥发性成分多，其状如朝露，澄明馨香，清冽之气可清达脏腑，在治疗上性专力速。如“韭叶上露，去白癜风，旦旦涂之”。

（三）中药美容的用药特点

剂型多样 方剂多变

无论是内服中药，还是外用中药，根据不同部位、不同作用，各代医家总结、创制出多种剂型，其中面疮、面部瘢痕、香体香衣、洁发、润肤类多以外用为主，乌发生发、驻颜美肤、延年益寿等以内服外用配合使用。

取类比象 以形治形

中医美容中以头面美容方剂最丰富，其中美白更是人们自古至今的追求。美白方一个重要特点是选用大量带白字和白色的药物，如白芷、白术、白蔹、白石脂、白蜜、鸡子白、白附子、冬瓜仁、杏仁、桃仁、白杨皮、白桐叶、桑白皮、白松脂、云苓等药物。

善用动物类药芳香类药物

不少美容方用猪脂、麋脂、羊脂、狗脂、羊胆、猪胰等，制作“面膏”“面药”，利用胰酶去污，此类美容方黏稠度适宜，且有良好的涂展性和穿透性。在古代，人们非常崇尚香药。中医认为面部疾病可因气滞血瘀而生，芳香类药物善走窜，能开窍，通经络，行气血，和荣卫。

二、药膳食疗

药膳食疗美容是美容保健中的重要组成部分，是根据个人美容要求，用某些相适应的药物和食物配制成食品服用。

在药膳方剂中，美容药膳占有相当比重，美容药膳主要有单用和配伍使用，根据不同脏腑选取不同药膳配方。选取大枣、五味子、桂圆、莲子可益气补血、润肤红颜。药粥主要可以补益脾胃、驻颜美肤、延年益寿，《太平圣惠方》所载“药肉粥”，《遵生八笺》载述的“仙人粥”，《本草纲目》记载的枸杞子粥、茯苓粥、牛乳粥、薯蓣粥等都是很有疗效的美容药膳。

另外，人们日常食用的蔬菜、水果都有美容效果，杨贵妃素爱吃荔枝，武则天和慈禧太后也爱食用龙眼和荔枝。

三、针灸美容

针灸美容法是以针刺、灸疗等方法为手段，刺激局部皮肤及穴位，促进气血运行，疏通经络，达到养护皮肤，美化容颜，延缓衰老，治疗面部皮肤病为目的的一种方法。

中医学认为，经络能“行气血而营阴阳”，气血运行，面部红润有光泽，气血运行不畅，则脏腑功能失调，面色晦暗无光、面部松弛，滋生皱纹、色斑等。

四、刮痧美容

刮痧美容是指针对个体差异选择刮痧部位，运用特殊的刮痧板，采用特殊的刮拭方法和不同的刮拭手法，刮拭面部和身体其他部位有关的经穴和全息穴区，疏通经络气血，改善微循环，以内养外，达到消斑除痘、润泽皮肤的目的。

刮痧适用于一般皮肤保养、黄褐斑、痤疮、皱纹、眼袋、黑眼圈、换肤后皮质变厚等。面部刮痧时，需使用有保护作用的面部刮痧油、按摩精华油等作人体表面之间的润滑剂，要求性质柔和，渗透性好，不腻不油。具体操作时，可用刮痧板边缘在面部按肌肉走向朝一个方向刮拭，每天一次，手法宜轻柔，刮到皮肤轻微发热或稍有红晕即可，忌大力刮拭出痧。

五、按摩美容

按摩美容主要是通过采用各种按摩手法作用于身体，美容按摩的重点在头面部。对头面皮肤或某些穴位有规律地、长期地按摩，可以治头发过早变白及病理性脱发，能够调和气血，焕发精神，延缓衰老，防皱，增强皮肤的弹性与润泽，起到健美作用。

六、中医养生美容

养生（又称摄生、道生）一词最早见于《庄子》内篇。中医美容养生，也称“养生美容”或“中医美容保健”。美容与养生关系甚为密切。《素问·上古天真论篇》说：“上古之人，其知道者，法于阴阳，和于术数，食饮有节，起居有常，不妄作劳，故能形与神俱，而尽终其天年，度百岁乃去”。懂得养生之道，则经络疏通、形神共养、阴阳协调，也能使人形体健美、青春永驻。

（一）调养精神

人人都有七情六欲，感情的表露乃人之常情，但如果情志波动过于持久，过于剧烈，超越了常度，则引起机体多种功能紊乱，发生痤疮、黄褐斑、扁平疣、皱纹等与脏腑相关的面部疾病。

调养精神，是指要做到精神内守，精神情志保持淡泊宁静的状态，树立正确的人生观和价值观，保持乐观和自信，保证旺盛的精力。“养生莫要于养心”，神志安定，气血调和，精力充沛，则面色明润含蓄，红黄隐隐，体态优美。

（二）顺应四时

顺应四时气候变化规律，是美容养生的重要环节。春夏阳气发泄，气血易趋向于表，则皮肤松弛，出现多汗等表现。秋冬阳气收藏，气血易趋向于里，则皮肤致密，少汗多溺。顺四时而养，顺应自然规律，注意外界的气候环境变化以及人体自身的变化，采取相应的养生方法，才能避免因四时之不同而产生的对身体、皮肤的损伤。

（三）起居有常

起居有常，按时作息，顺应昼夜阴阳消长规律调节起居非常必要。起居活动也应随着阳气变化的规律合理安排。上午的时间，人体阳气日渐充盛，脏腑组织功能逐渐恢复，是安排学习与工作的良好时机；中午阳气由盛转衰，阴阳交变，可安排适当的休息和午睡；下午阳气渐衰，阴气渐盛，阴阳趋于平衡，可以安排一些消耗性的活动；黄昏之时阴阳盛衰，卫气渐入里，轻松的文娱活动比较合适；夜半，鸡鸣之时，阴盛阳衰，适合敛气收神、入眠恢复。

（四）饮食有节

饮食与人体美容、养生、保健和长寿密不可分，“得谷则昌，绝谷则亡”。饮食过少或过饥，则气血化生不足，可见颜面萎黄，毛发枯槁，神疲懒言，也会引起失眠、心悸等疾病；而饮食过度，脂肪堆积，则会造成肥胖、黄褐斑，如“饮食自倍，肠胃乃伤”“谷气胜元气则肥而不寿”；饮食偏嗜，过食辛辣，会引发痤疮等面部疾病。说明饮食习惯对于维持身材、润泽肌肤十分重要。

（五）劳逸结合

劳，是指劳动，包括体力劳动和脑力劳动；逸，是指休息，两者都是人体的生理需要。

过度劳倦、过度安逸都与内伤有密切联系，劳则气耗失血，逸则气机不畅，都会引起面色失华，精神萎靡，机体功能衰退，影响人体之美。正常的体力劳动可使肌肤筋骨强健，正常的脑力劳动可促使智力发达，故体力和脑力劳动密切结合。必要的睡眠和安逸，又可消除疲劳、恢复体力和脑力。

（六）动静有衡

生命在于运动，是古今中外人所共识。元代朱丹溪提出：“天主生物，故恒于动；人有此生，亦恒于动。”指出自然界的变化规律是“动”多“静”少，即不宜多动，亦不宜多静。运动得当，可以使机体气血和调，经脉畅利，精气流通，饮食易化，二便通畅，有益于维护和增进心身健康和健美。

（七）因质制宜

《灵枢·论痛》中提到：“筋骨之强弱，肌肉之坚脆，皮肤之厚薄，腠理之疏密，各不同。”不同的年龄阶段有不同的美容美体的需求，不同体质的人具体调体养生方法也不同，在美容养生之时应注意辨别自己的体质，根据实际情况作出适合自己的调养方案。

按体质划分，平和质胖瘦适度，唇色红润，面色润泽，毛发乌黑，调以平补阴阳；阴虚质形体瘦小，面色多潮红，唇红微干，调以滋养阴液；阳虚质形体白胖、面色无华，调以温补阳气；气虚质精神萎靡，全身乏力，调以补气养气；血虚质面色苍白、唇色淡白，两目干涩，调以养血补血；阳盛质形体壮实，面赤，大便熏臭，调以清热泻火，适当补阴；血瘀质面色晦滞，口唇色暗，肌肤甲错，调以活血化瘀；痰湿质身体肥胖，食量较大，身重懒动，调以化痰除湿；气郁质面色暗黄，平素急躁，胸闷不舒，调以理气解郁。体质虽然相对稳定，但也会受后天因素的影响，体质的辨识和调理是个复杂的过程。若懂得基于体质调理身体，纠正机体阴阳气血的偏颇，对于强壮身体、调整体态、修饰容颜大有裨益。

第二章 中医药养颜

养颜是使容貌美丽的一门技术，也是一门艺术。养颜是一个综合的系统过程，是一种由里到外的养护。颜面五色反映人体五脏六腑之精气，中国人属于东亚黄种人，肤色在黄色的基础上存在深浅差异，有人偏白，有人偏黄，也有人偏黑，也有青色、红色的面容，但是究竟哪种面色健康，哪种不健康呢？

《素问·脉要精微论篇》言："赤欲如白裹朱，不欲如赭；白欲如鹅羽，不欲如盐；青欲如苍璧之泽，不欲如蓝；黄欲如罗裹雄黄，不欲如黄土；黑欲如重漆色，不欲如地苍。"这段论述指出了面色健康与否应该是什么样的：健康的红色应如丝帛裹着朱砂，是一种红润而不暴露的状态，就好比一个人白里透红而不是满面红赤，这个状态是最好的。同样，有人肤色偏白，这种白应该像鹅的羽毛，白而亮。有的人天生脸色发青，但这种青色应该如璧玉，而我们黄种人最好的肤色应该像丝绸裹着雄黄一样，不是病恹恹的黄，而是黄而明润。即使有一些人肤色偏黑，应该透着光彩而润。如果像赭石一样赤紫、像盐一样白而带灰、像蓝（一种颜料）那样青而沉暗、像黄土一样枯暗无华、像大地一般枯暗苍黑都是不健康的颜色。

《黄帝内经》强调色泽相合，有色而无泽既不美，更不健康。许多女性面色不华，肌肤粗糙，往往源于五脏六腑功能失调，即使经常去美容院护理肌肤，也只是治标不治本，效果维持较短，难掩憔悴。人体气血津液运行和输布无碍，则皮肤有弹性，面容有光泽。

第一节 中医对养颜的认识

一、颜面色泽与五脏六腑的关系

肺主皮毛，开窍于鼻，肺的功能之一是宣发。一是宣发卫气，卫气循行于肌表腠理之间（腠理：指毛孔），能够温煦肌肤，调节汗孔、抗御外邪，促进代谢，是皮肤的屏障，是容颜润泽的先决条件。二是布散津液，外达皮毛，如雾露一般灌溉、濡养肌肤腠理，濡养肌肤，保持皮肤充足的含水量，以使其润泽。

肺气虚弱或肺阴不足，则面色黯淡，毛发无泽；肺气壅滞，化火上蒸，则出现痤疮、酒渣鼻等。肺气不足则卫气虚而皮毛肌肤失养，肌肤不温、皮肤的抵抗力差，如遇风邪外袭，皮肤易瘙痒、干枯无华；肺气郁闭，卫阳郁滞，瘀滞化热或感染邪毒容易生疮疡、斑疹等皮肤疾患。

心藏神而主血脉，其华在面，首先心血盛衰决定面部红润与否。心血不足，面失滋养，则面色苍白；心气虚弱，无力推动血行，则面色晦滞；心主神志功能正常，则表情丰富，容光焕发，少神、失神者则面部呆滞，眼神涣散。

脾为后天之本，气血生化之源，主四肢肌肉。《素问·五脏生成篇》:“脾之合肉也，其荣唇也。”脾主运化，运化水谷津液，滋养四肢百骸，脾开窍于口，其华在唇，脾虚则面色萎黄，口唇色淡，皮肤失去弹性而下垂。

肝藏血，调畅气血运行，若肝血不足，则爪甲干枯，血虚生风则肌肤敏感，瘙痒泛红；肝主疏泄功能失常，则气机郁滞，郁郁寡欢，面青灰晦滞，易生暗斑。

肾藏精，是人体气血阴阳之根本，肾主骨生髓，发为血之余，然根于肾，肾精充足，则齿坚发固，肾精不足，则面焦色黑，发堕齿枯。

六腑以通为用，以降为顺，若六腑传导失常，则糟粕停积于体内，腐败发酵，产生浊气，故见大便秘结，面色垢秽，毛孔粗大，生暗疮。

二、面色不华的病因病机

（一）饮食不节

饮食不节，饥饱失常，脾胃受损，运化失职，精微难以输布皮毛肌腠，则面色不华，肌肤粗糙。

（二）起居失常

《素问·上古天真论篇》言：“起居有常，不妄作劳。”人应顺应天地日月的变化，规律生活，则气血流通畅达，阴阳平和。若昼夜颠倒，熬夜晚睡，则气血难照常运行，周流不畅，则皮毛失养，黯淡无光。

（三）情志失调

《素问·阴阳应象大论篇》提出了不同的负面情绪影响脏腑功能，如“怒伤肝”“喜伤心”“思伤脾”“忧伤肺”“恐伤肾”。长久的不良情绪或突然而强烈的情志刺激，会导致人体气机逆乱，气血难以输荣全身，可见面色黯淡，失去光泽。

（四）劳逸失当

劳累过度，“劳则气耗”，耗气伤阴，气血虚弱，肌肤失于充养，故面焦无泽。动则生阳，过度安逸，阳气不足，温煦失职，皮毛失养。

三、中医辨皮肤色泽异常

“红黄隐隐，明润含蓄”是形容黄种人健康的肤色。现代大多数女性追求“肤白”貌美，已成为一种趋势，美的肤色应当是有光泽的，因此大家追求的白并不是皮肤苍白如纸，而是白里透红有光泽。

另外，随着多元文化的碰撞，以“黑”为美的观念渐渐渗透到亚洲国家，究其本质，追求的是健美，一种既有弹性又有光泽的深肤色，会给人以健康活力的感觉。因此，不论何种肤色，不应只追求“色”，更应追求皮肤的“泽”。因此，内养五脏六腑，外养肌腠皮毛，方能养出美颜。

有三种不健康的肤色类型最常见——苍白、萎黄和黧黑，中医对于这三种肤色有着不同的认识。

（一）面色苍白

苍白是指皮肤白但缺乏红润气色。若面色苍白，首先需注意是否贫血，尤其是育龄期女性，患缺铁性贫血可能性较大，多与月经量异常增多有关；此外，有些正在减肥的女性，不摄入任何肉类，完全素食亦可造成贫血。若发现面色苍白无华，应及时去往医院检查，以明确病因，及早干预。

中医辨面色苍白，可为气血两虚，脾肾阳虚，脾胃虚弱等多个方面，若伴神疲、乏力、心慌、头晕常属气血两虚；若畏风怕冷、手脚不温、小便清长，多为脾肾阳虚；若腹胀时作、食纳欠佳、大便溏软，则以脾胃虚弱为主。

（二）面色萎黄

萎黄是指面色枯萎晦黄而不华，多责之于脾胃虚弱，生化乏源，气血亏虚。

气虚所致的面色萎黄，还伴有容易疲劳，情绪低落，晨起困乏，胃口不佳，大便常数日一次或常易腹泻等表现。

血虚所致的面色萎黄，可与气虚同见，除具上述的一些症状外，还常见冬日怕冷，夏日怕热，手足心热，皮肤干燥无华等。

（三）面色黧黑

黧黑是皮肤出现大片的黑色阴影，不均匀且边缘模糊不清，与夏天曝晒过后变黑有所不同，黧黑没有明显的分界线，使整个人看起来暗沉无光。

中医认为面色黧黑与气虚、气郁、血虚、血瘀等因素有关。

黧黑以两颊部最为明显，可能与肝气郁结有关；若出现在口唇四周，则可能是脾虚；如出现在前额，则可能是肾虚；面色黧黑，不分区域，兼有舌质紫暗，则是典型的血瘀之象。

第二节 养颜方法

一、饮食调理

（一）进食习惯

饮食是养颜的重要方面，《寿亲养老新书·饮食调治》认为“主身者神，养气者精，益精者气，资气者食”。强调了饮食水谷是精、气、神的营养基础，只有机体营养充盛，精、气才会充足，面容才会更加光泽美丽。

首先要多饮水，多食水果蔬菜。人体70%都是由液体构成的，水滋润万物，滋养皮肤，果蔬含有大量的水分，并且富含营养成分，皮肤需要滋养，方能焕发新生。就如同环境需要绿化，人体内环境亦需要绿化，生命之树常青，皮肤则容光焕发。有一类体质需要多饮水和吃蔬果，就是阴虚体质的人，此外，皮肤属于干性者尤需注意多摄取水分。但是需注意的是，应避免临睡前大量饮水或饮食过咸，容易形成眼袋。

其次，中医强调饮食有节体现在三个方面。第一，饮食有节，不要过饿，也不要太饱，要有规律。过度饥饿，胃失充养，饮食过饱，脾运不及，都会损伤脾胃。其二，不挑食不偏食，摄取全面均衡的营养，才能保持身体健康，是使皮肤自然白里透红，并富有弹性和光泽的重要条件。人体体液的pH 7.35~7.45的弱碱状态下时是最健康的，而过食大鱼大肉，容易形成酸性体质，导致皮肤粗糙，没有光泽。所以搭配吃些新鲜蔬果能够保证自身酸碱平衡，让皮肤柔滑、有弹性。其三，中医重视五脏与五味的关系，“五味入胃，各归所喜，故酸归肝，苦归心，甘归脾，辛归肺，咸归肾，久而增气。”五味可以滋养五脏，而过食酸、苦、甘、辛、咸，过犹不及，则损伤脏腑功能。饮食当顺应四时，以和为本，并且食宜细嚼慢咽，忌狼吞虎咽、忌生冷，这样才能保护好脾胃。

（二）饮食宜忌

针对每个人不同的体质，也应有相应的宜忌。体质偏寒者，常手足冰凉，面色苍白或暗黄，尤其是女性，要注意少食属性偏凉的食物，例如冬瓜、蟹、梨子、柚子、西瓜等，冷饮更应忌口；体质偏热者，常生痤疮，毛孔粗大，皮肤油腻，一些辛热食品如油炸食物、辣椒、胡椒等等，都应该避免，否则易诱发痤疮，加重面部色素沉着，女性在经期尤当注意。

此外，吃盐过多的人肌肤容易粗糙发黑，经日晒后会更加明显，且易使面颊长雀斑；乙醇摄入过多，容易引起体内毒素堆积，可使皮肤晦暗，出现痤疮、色素沉着。

（三）饮食疗法

孙思邈在《备急千金要方》中言：“凡欲治疗，先以食疗，既食疗不愈，后乃用药尔。”因此“先食疗，后药饵”成了中医调补的箴言。

中医重视饮食调理，饮食疗法是指人们日常生活中摄食具有保健治疗作用的食物或在食物中加入中药配制而成的食品。将具有药食同源性质的药物制成药膳，可调整脏腑气血，调动自身正气，祛除外邪异气，通过经络调动全身气血，滋养四肢百骸，使人面色红润，肌肉丰满，毛发润泽。食疗熔食物与药物于一炉，起到食疗与药疗的双重作用，下面介绍一些可以养颜的食疗药物及食谱。

玫瑰花

【来源】本品为蔷薇科植物玫瑰 *Rosa rugosa* Thunb. 的干燥花蕾。春末夏初花将开放时分批采收，及时低温干燥。

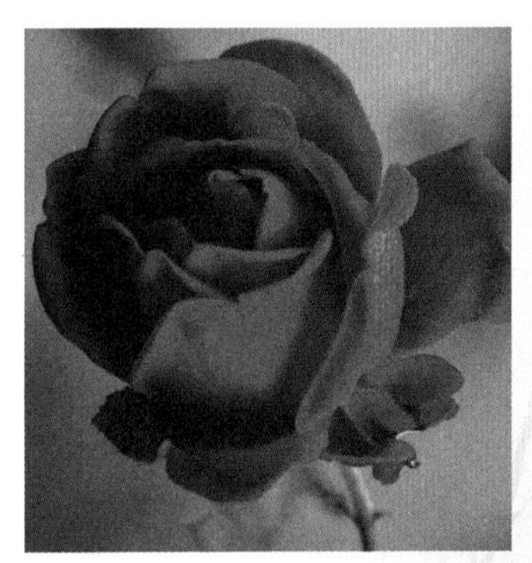

【性味归经】味甘、微苦，性温。归肝、脾二经。

【功能主治】疏肝解郁、理气健脾、活血散瘀、调经止痛。可用于胸胁胃脘胀痛、恶心嗳气、食欲不振、腹痛腹泻等消化系统症状。玫瑰花能理气活血，对月经不调、色斑、褐斑、经前乳房胀痛等症状均有很好的疗效。

【现代药理】玫瑰具有抗心肌缺血作用、利胆、解毒、促进免疫、抗反转录病毒、抗氧化等作用。

【道地药材】原产辽宁、山东等地，现大部分地区都在种植。

【推荐食谱】

玫瑰荷包蛋汤

玫瑰花 5~8 朵，鸡蛋 1 个，鸡血藤若干，冰糖适量。将鸡血藤浸泡 30 分钟，放入锅中加适量清水煮沸，转小火，熬煮 20 分钟，再放入玫瑰花，继续熬煮 10 分钟将汤汁滤出，弃渣，再次煮沸打入鸡蛋，约煮 3 分钟，成荷包蛋后，加入冰糖调味。晾温后，饮汤吃蛋，每日 1 次。可以调气色，养颜美容，尤适于肝气郁结所致面色无华，斑疹黄褐等。

燕窝

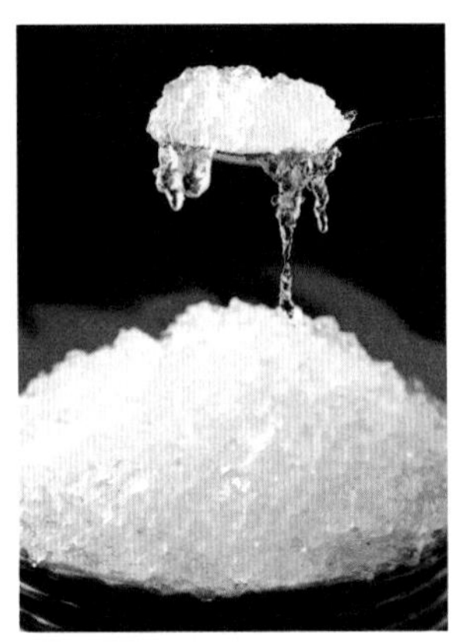

【来源】为雨燕科动物金丝燕 *Collocalia esculenta* Linnaeus 的唾液与绒羽等混合凝结所筑成的巢窝。

【性味归经】味甘，性平。归肺、肾、胃经。

【功能主治】养阴，润燥益气，补中，养颜。肺阴虚之咳嗽、盗汗、咯血等症；胃气虚，胃阴虚所致的反胃、干哑等症；气虚、多汗、尿频等症。

【现代药理】燕窝含有丰富的糖类、有机酸、游离氨基酸以及唾液酸等，现代研究发现其主要有抗病毒、促进细胞分裂和免疫促进等作用。

【道地药材】主产于马来西亚、印度尼西亚、泰国和缅甸等东南亚国家及我国的福建和广东沿海地带。

【推荐食谱】

燕窝枸杞汤

燕窝 5g，枸杞子 15g，冰糖适量。将燕窝用温水发透，撕成条状，冰糖打碎。将燕窝、枸杞子放入炖锅内，加水 300ml，大火煮沸，再以小火炖煮半小时，加入冰糖屑即成。可增加皮肤弹性和光泽。

百合

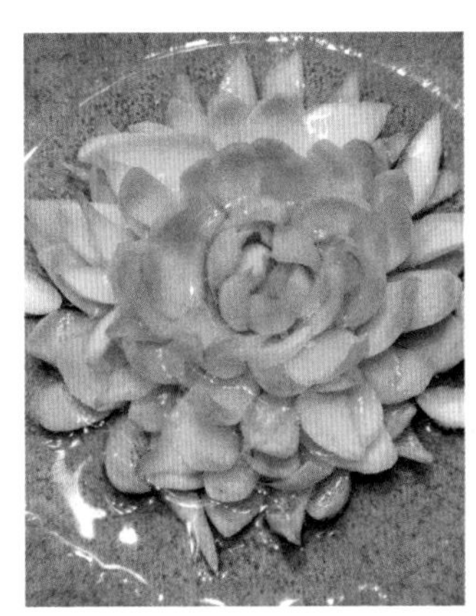

【来源】本品为百合科植物卷丹 *Lilium lancifolium* Thunb.、百合 *Lilium brownii* F. E. Brown var. viridulum Baker 或细叶百合 *Lilium pumilum* DC. 的干燥肉质鳞叶。秋季采挖，洗净，剥取鳞叶，置沸水中略烫，干燥。

【性味归经】味甘、苦，性微寒。归心、脾、肝经。

【功能主治】润肺止咳、宁心安神，凉血，美容养颜。适用于肺燥咳嗽或肺热咳嗽、热病后余热未清、心烦口渴等病症。

【现代药理】百合鲜品富有黏液质，具有润燥清热的作用，黏液质和维生素对皮肤细胞新陈代谢有益，有一定美容养颜作用。

【道地药材】百合产地十分广泛，主产于湖南、四川、河南、江苏、浙江等地。

【推荐食谱】

百合银耳粥

百合 100g，银耳（干）15g，枸杞子 30g，冰糖 30g。百合一片片摘下，洗净，沥干。银耳、枸杞分别泡软，沥干。将银耳去蒂，用手撕成大小适中的块状。放入锅内加水淹满，中火煮约 15 分钟。加入枸杞再煮 5 分钟，再加入冰糖煮溶，放入百合略煮 1 分钟即成。可润益肺气，清热宁心，美肤养颜。

龙眼

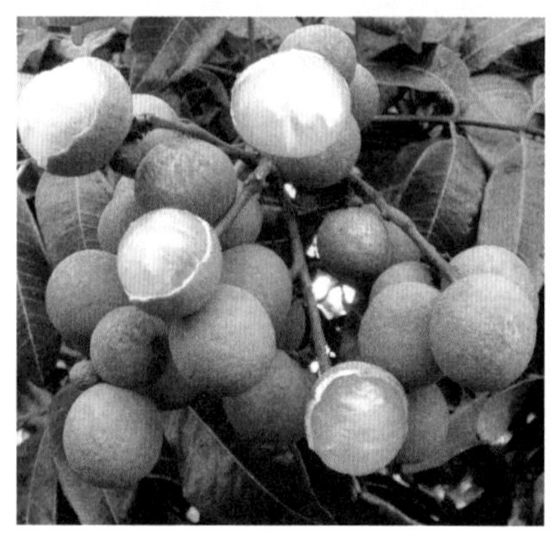

【来源】本品为无患子科植物龙眼 *Dimocarpus longan* Lour. 的假种皮。夏、秋二季采收成熟果实，干燥，除去壳、核，晒至干爽不黏。

【性味归经】味甘，性温。归心、脾经。

【功能主治】养血安神，补益心脾，悦容貌。主治思虑过度，劳伤心脾，气血亏虚，双目无神，面色憔悴不华，视物昏花，口唇色淡；中老年妇女体质虚弱者少量久服可益智宁心，延缓衰老。注：内有痰火，湿盛中满，内有痰湿，形体肥胖者不宜服用。

【现代药理】现代药理研究龙眼肉可以抗衰老、抗应激、调节内分泌等作用。

【道地药材】其原产于广东，而以闽、桂两省为道地药材产区。

【推荐食谱】

龙眼红枣粥

龙眼肉 15g，红枣 3~5 枚，粳米 100g。同煮成粥，热温服。可补脾、养血、使面色红润、富有光泽。

二、中药调理

想要保养自己的皮肤，养出好面色，中医手段多，可以考虑从内服、外治、针灸、刮痧等综合方法进行调理。

（一）单味养颜中药

若想要红颜泽面，可在标本兼顾，补虚固本的前提下，增加补血养血、可以使面色红活滋润的中药，适宜于面色光白不泽，缺少血色之人。

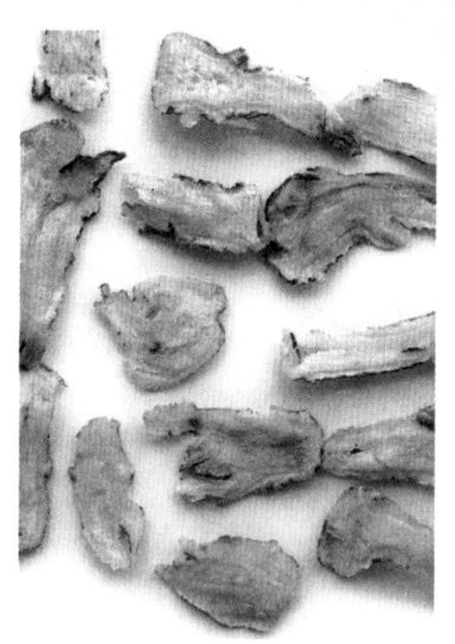

当归

【来源】本品为伞形科植物当归 *Angelica sinensis*（Oliv.）Diels 的干燥根。秋末采挖，除去须根及泥沙，待水分稍蒸发后，捆成小把，上棚，用烟火慢慢熏干。

补血活血。凡血虚、血滞所致之面色晦暗不华或光白不泽，缺少血色者。

【性味归经】味甘、辛，性温。归肝、心、脾经。

【功能主治】补血活血，此外调经止痛，润肠通便。用于血虚萎黄，眩晕心悸，月经不调，经闭痛经，虚寒腹痛，肠燥便秘，风湿痹痛，跌扑损伤，痈疽疮疡。酒当归活血通经。用于经闭痛经，风湿痹痛，跌扑损伤。

补血，活血，化瘀，润肤除斑。用于黄褐斑，老年斑，粉刺，酒渣鼻、瘢痕。

【用法用量】6~12g。

【现代药理】抑菌，抗贫血，养颜。

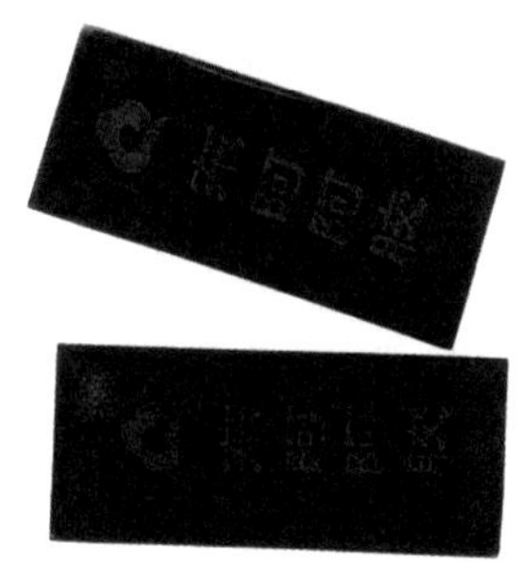

阿胶

【来源】本品为马科动物驴 *Equus asinus* L. 的干燥皮或鲜皮经煎煮、浓缩制成的固体胶。

补精血，调冲任。凡妇女血虚，月经过多，面色不华，唇甲色淡者，服之可润肤增颜。

【制法】将驴皮漂泡去毛，切块洗净，分次水煎，滤过，合并滤液，浓缩（可分别加入适量的黄酒、冰糖和豆油）至稠膏状，冷凝，切块，晾干，即得。

【性味归经】味甘，性平。归肺、肝、肾经。

【功能主治】补血滋阴，润燥，止血。用于血虚萎黄，眩晕心悸，肌痿无力，心烦不眠，虚风内动，肺燥咳嗽，劳嗽咯血，吐血尿血，便血崩漏，妊娠胎漏。

【用法用量】烊化兑服，3~9g。

【现代药理】抗贫血，抗炎，免疫调节。

鲍鱼

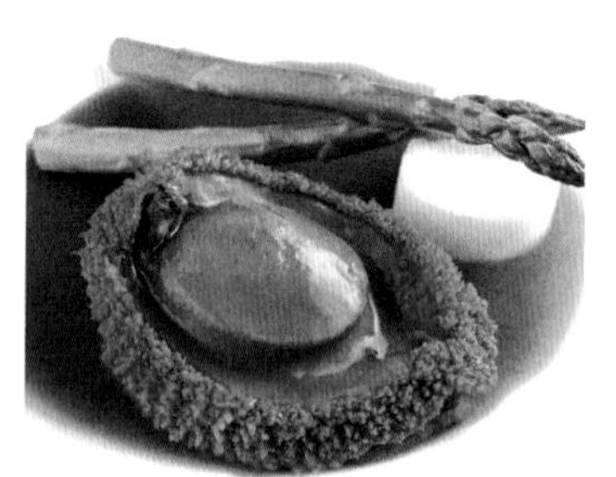

【来源】鲍鱼（Abalone）是一种原始的海洋贝类，单壳软体动物，只有半面外壳，壳坚厚，扁而宽。鲍鱼是中国传统的名贵食材，四大海味之首。

鲍鱼为补血的要药，补血效果明显，气血充盈，容光焕发而养颜。

【性味归经】味辛、臭，性平，无毒。

【功能主治】养阴、平肝、固肾，调经、滋阴补养、强壮腰力、润燥利肠。可调整肾上腺分泌，具有双向性调节血压的作用。

鲍鱼是名贵的海珍品之一，肉质细嫩，鲜而不腻；营养丰富，清而味浓，烧菜、调汤，妙味无穷。

由于一些海水被污染，不建议生吃。

【用法用量】每餐1个。

【现代药理】提高免疫，抗炎，调节血压。

白芍

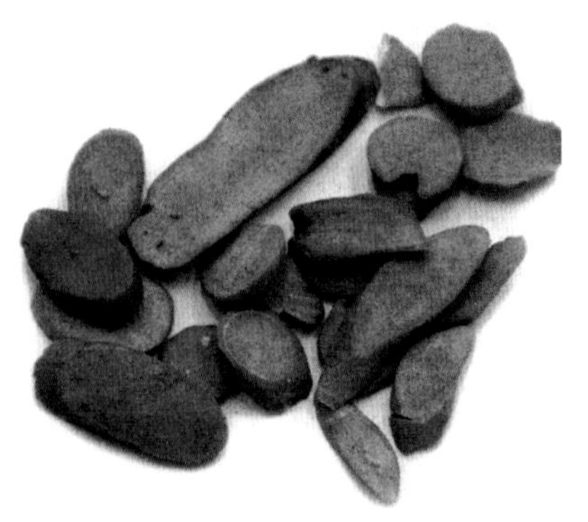

【来源】本品为毛茛科植物芍药 *Paeonia lactiflora* Pall. 的干燥根。夏、秋二季采挖，洗净，除去头尾及细根，置沸水中煮后除去外皮或去皮后再煮，晒干。

补血调经，凡因月经不调、气血不华。

【性味归经】味苦、酸，微寒。归肝、脾经。

【功能主治】平肝止痛，养血调经，敛阴止汗。用于头痛眩晕，胁痛，腹痛，四肢挛痛，血虚萎黄，月经不调，自汗，盗汗。

养血祛斑。用于黧黑斑，面色萎黄。

【用法用量】6~15g。

【现代药理】镇痛，增强免疫，抗缺氧，抗菌，护肝等。

蜂蜜

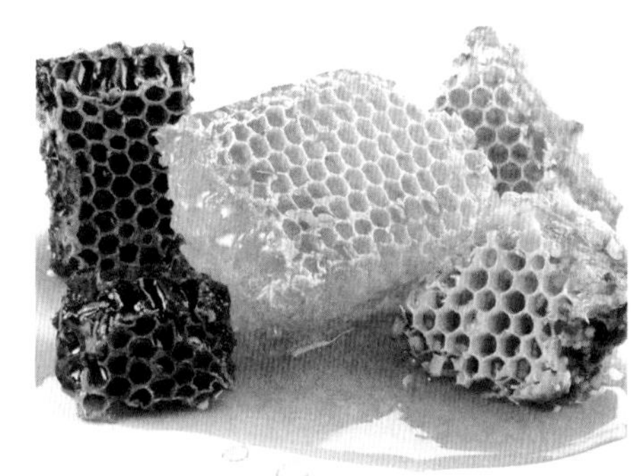

【来源】本品为蜜蜂科昆虫中华蜜蜂 *Apis cerana* Fabricius 或意大利蜂 *APis mellifera* Linnaeus 所酿的蜜。春至秋季采收，滤过。

性滋润，是美容常用品，令人面色红润有泽。

【性味归经】味甘，性平。归肺、脾、大肠经。

【功能主治】补中，润燥，止痛，解毒。用于脘腹虚痛，肺燥干咳，肠燥便秘；外治疮疡不敛，水火烫伤。

养肤化斑。用于皮肤无泽、皱纹、黄褐斑等，多作面膜外用，或配入化妆品中。

【用法用量】15~30g。

【现代药理】抗老延衰，增强体液循环，抗菌解毒等。

山药

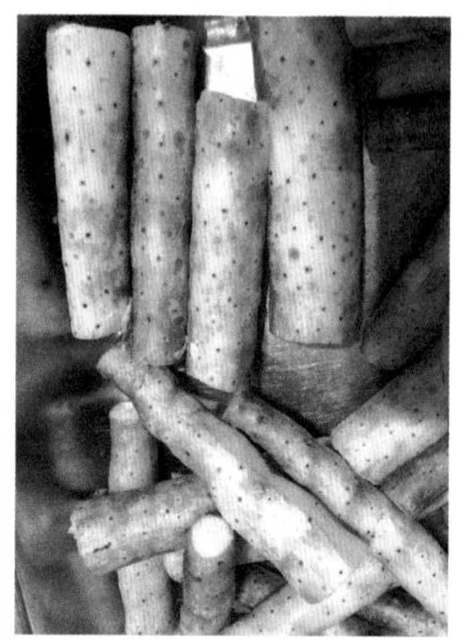

【来源】本品为薯蓣科植物薯蓣 *Dioscorea opposita* Thunb. 的干燥根茎。冬季茎叶枯萎后采挖，切去根头，洗净，除去外皮及须根，干燥；也有选择肥大顺直的干燥山药，置清水中，浸至无干心，闷透，切齐两端，用木板搓成圆柱状，晒干，打光，习称“光山药”。

补气养阴，生精血，壮颜色，润皮毛，尤其适用于脾虚，气不荣或脾虚湿盛所致的面色白或面色萎黄。

【性味归经】味甘，性平。归脾、肺、肾经。

【功能主治】补脾养胃，生津益肺，补肾涩精。用于脾虚食少，久泻不止，肺虚喘咳，肾虚遗精，带下，尿频，虚热消渴。麸炒山药补脾健胃。用于脾虚食少，泄泻便溏，白带过多。

【用法用量】15~30g。

【现代药理】抗氧化，抗衰老，降糖，调节免疫。

（二）中药复方

汤剂是运用最为广泛的剂型，具有比食疗更强的治疗效果，下面介绍两个最经典的方剂。

四君子汤

【处方】人参 15g，白术 15g，茯苓 10g，炙甘草 6g。

【功能主治】益气健脾，适用于气虚导致的面色萎黄。

【用法用量】四味药，以水煎服。

桃红四物汤

【处方】当归、熟地、白芍、川芎各 15g，桃仁 9g，红花 6g。

【功能主治】活血通经，祛瘀止痛，同时改善血液循环，促进黑色素溶解，使得气血更加畅通，进而达到排毒养颜之功。

（三）膏方

自古民间便有“冬天进补，开春打虎”“三九补一冬，来年无病痛”的说法。冬令三九，许多人有进补膏方的习惯。膏方是一种特殊剂型中药，加水煎煮后滤渣，将药液浓缩，再加蜂蜜、饴糖等辅剂而成的膏状剂型，主要在于补虚扶正，养身延年。膏方又称膏滋，“滋”在《正韵》中释为“泽”，在《博雅》释为“润泽”，这也表明了膏方在焕肤养颜方面亦有佳效。因人制宜地服用膏方，女性可在疗身却病的同时，养颜靓肤，通过膏方缓缓图之，以平为期，或补益人体肝肾气血，或活血化瘀，或滋阴润肺，改善面部血液循环，调节女性内分泌。

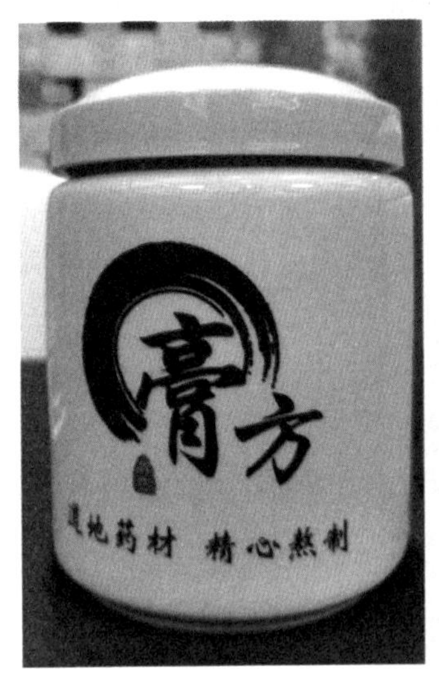

面色红润调理膏方

【处方】红参 30g，黄芪 250g，茯苓 250g，炒白术 120g，山药 250g，炒薏仁 300g，炒陈皮 60g，炒当归 120g，炙远志 60g，制香附 120g，制狗脊 250g，炒续断 250g，补骨脂 250g，炒芡实 250g，台乌药 120g，鹿角霜 250g，白蒺藜 200g，煨肉蔻 120g，西红花 15g，砂仁 60g，鸡内金 150g，紫河车 120g，核桃肉 250g，野生灵芝 250g，九制何首乌 150g，鹿角胶 250g，阿胶 250g，冰糖 250g。

【制法】野生灵芝先煎，入余药煎两汁，砂仁后入，浓缩；红参、西红花、紫河车另煎加入，鹿角胶、阿胶、冰糖收膏。

【功能主治】气行补血。用于美容养颜，气虚血虚均可用。

【用法用量】一次 1 匙，一日 2 次，温开水送服。

扶桑至宝膏

【处方】黑芝麻 120g，嫩桑叶、蜂蜜各 500g。

【制法】嫩桑叶洗净，晒干，连同黑芝麻，一并研为粉末，过筛后备用；蜂蜜加水，煮沸后过滤去渣，浓缩成清汁。此时将桑叶、芝麻粉末搅入，边搅边熬，至完全搅匀，膏质黏稠，停火放凉装瓶。

【功能主治】清热凉血，润养肝肾，用于精血亏少，形体消瘦，头昏眼花，记忆力减退，腰膝酸软，五心烦热，咽干口燥，面部及背部多发痤疮者服用。

【服用方法】一次 1 匙，一日 2 次，空腹用开水冲化服下。

（四）丸剂

丸剂具有缓慢调理、便于服用的特点，在保健美容方面有其独特的优势。

加味逍遥丸

【处方】柴胡、当归、白芍、炒白术、茯苓各 300g，甘草 240g，牡丹皮 450g，栀子 450g，薄荷 60g。

【制法】以上九味，粉碎成细粉，过筛，混匀。另取生姜 100g，煎液泛丸，干燥，即得。

【功能主治】疏肝清热，健脾养血。面部发热发红，情绪郁闷，烦躁易怒，胸闷不舒，失眠多梦。

【用法用量】一次 6g，一日 2 次，或遵医嘱。温开水送服。

补中益气丸

【处方】黄芪（蜜炙）200g，甘草（蜜炙）100g，党参、白术（炒）、当归、升麻、柴胡、陈皮各 60g，生姜 20g，大枣 40g。

【制法】将上述前八味药一起粉碎成细粉，过筛，混匀。将 20g 生姜、40g 大枣加水煎煮两次，滤过。取上述细粉，用煎液泛丸，干燥，制成水丸；或将生姜和大枣的煎液浓缩，每 100g 粉末加 100~120g 炼蜜及生姜和大枣的浓缩煎液，制成小蜜丸；或每 100g 粉末加 100~120g 炼蜜制成大蜜丸，即得。

【功能主治】具有调补脾胃，益气升阳，甘温除热之功效。主治脾胃虚弱、中气下陷。症见食少腹胀、体倦乏力、动辄气喘、身热有汗、头痛恶寒、久泻、脱肛、子宫脱垂等症。临床上常用于素日少气乏力、饮食无味、舌淡苔白、脉虚者；脾胃气虚、身热多汗或素体气虚、久热不愈，以及气虚外感、身热不退者，亦可酌情使用；慢性胃炎、营养不良、贫血、慢性肝炎、慢性腹泻、慢性痢疾。

【用法用量】一次 8~10 丸，一日 2 次，或遵医嘱。温开水送服。

八仙丸

【处方】泽泻 90g，丹皮 90g，附子 90g，茯苓 60g，肉桂 60g，干地黄 240g，山茱萸 120g，干山药 120g。

【制法】上药除肉桂外均焙干，研为末炼蜜丸，如梧桐子大。

【功能主治】补益脾肾，益容颜，阴阳两虚者均可服用。久病虚损，年老元藏虚弱，面容憔悴。

【用法用量】每天早晨空腹用温酒或盐开水服下 30 丸。

牛乳丸

【处方】黄牛乳 240g，生姜汁 120g，椒红末 0.3g，白茯苓 15g，人参末 15g。

【制法】先将生姜汁和牛奶煮熟，再入后 3 味药末，熬成膏，为丸如梧桐子大。

【功能主治】补中养脏、润体悦色。素体脾胃虚弱或久病虚损，气血亏虚，面色不华，毛发无泽，口唇爪甲色淡。

【用法用量】每服 20 丸，饭前温开水下。

人参养荣丸

【处方】人参 100g，白术（土炒）100g，茯苓 75g，炙甘草 100g，当归 100g，熟地黄 75g，白芍（麸炒）100g，炙黄芪 100g，陈皮 100g，远志（制）50g，肉桂 100g，五味子（酒蒸）75g。

【制法】以上十二味，粉碎成细粉，过筛，混匀。另取生姜 50g、大枣

100g，分次加水煎煮至味尽，滤过，滤液浓缩至相对密度为1.25（80℃）。每100g粉末加炼蜜35~50g与生姜、大枣液，泛丸，干燥，制成水蜜丸；或加炼蜜90~100g与生姜、大枣液拌匀，制成大蜜丸，即得。

【功能主治】温补气血。心脾不足，气血两亏，形瘦神疲，食少便溏，病后虚弱。

【用法用量】水蜜丸一次6g，大蜜丸一次1丸，一日1~2次。

三、外治方法

（一）特色方剂

外治养颜，即将中药通过不同的工艺制作成制剂，通过皮肤给药吸收，以达到美容养颜的目的。古籍中对于外治养颜的方法记载众多，下面列举一些特色方剂。

七白膏

【处方】白芷、白蔹、白术各10份，白及5份，白茯苓、白附子、细辛3份。

【制法】上药为细末，以鸡子白（鸡蛋清）调，丸如弹子大，或如人小指状，阴干。

【功能主治】涂之极妙。令人面光润不皱，退一切诸皯黯。

【用法用量】每晚净洗面部，取1丸，用温水于瓷器内磨汁。

桃花面膜

【处方】干桃花5g，鸡血（乌鸡血最佳）10g。

【制法】将干桃花研成细末，加入鸡血，调拌成稀糊状即可。

【功能主治】可令肌肤洁白红润、光滑柔利。

【用法用量】洗脸后，取适量擦涂于面部，15分钟后洗去。

玉容洗面丸

【处方】白芷、羌活、独活、丹皮、山柰、甘松、藿香、官桂各18g，良姜12g，白丁香、香附各30g，公丁香9g，檀香12g，白碱60g，白附子

30g，肥皂（肥厚的皂荚）24g。

【制法】将以上各药，粉碎成细粉，加入炼蜜，制成蜜丸，重6g。

【功能主治】面生黑点、粉刺、游风、雀斑，皮肤瘙痒，无光，容颜不润，鼻红赤，面白屑，汗斑黑等症，当用此丸洗之。此丸其间用香药，皆光明润泽之品，每日洗面如皂用之，久则面如童颜，较之同类而芳香清远，究其主治而经验最良，谓之玉容，诚不诬也，诸药共奏美容悦颜、滋润皮肤之功。

【用法用量】取适量洗面用。

暗疮面膜

【处方】桑白皮、枇杷叶、赤芍、生石灰、黄柏、薄荷叶各等份。

【制法】烘干后共研为细末，加30%淀粉，用冷水调成糊状。

【功用】用于面部暗疮。

【用法用量】取适量涂于面部，20分钟后洗去，每周12次。

养颜紧肤液

【处方】蛋清1个，牛奶50ml，珍珠粉0.6g。

【制法】蛋清加在50ml牛奶中，匀速调打至蛋清与牛奶混合液，再加珍珠粉0.6g，再调打至均匀。

【功能主治】养颜润肤，美白紧致。

【用法用量】每晚洁面后，取适量拍敷在脸部，待20分钟感觉脸上液体吸收并有收紧状，脸上已经没有湿黏感觉，再用手掌搓面10次，则可清水洗去。需放置冰箱保存，变质不可再用，若有个体差异过者慎用。

（二）针灸养颜

1. 针刺

针刺技术是通过针刺体表经穴，促进经络气血畅通，改善微循环，加强表皮细胞的新陈代谢，以增加肌肉的饱满和弹性，红润面色。刺激督脉、手太阴肺经、足阳明胃经、足太阴脾经等穴可以促使皮肤柔嫩光泽，肌肉健美。

督脉：百会、大椎、命门、腰阳关。

手太阴肺经：列缺。

足少阳胆经：瞳子髎、阳白。

足阳明胃经：承泣、足三里。

手少阳三焦经：丝竹空。

足太阴脾经：血海。

任脉：中脘。

手阳明大肠经：曲池、合谷。

2. 艾灸

每个女人都希望自己的皮肤"白里透红、与众不同"，但有些人由于气血不足，阳气虚弱，面部常苍白无泽。这是由于脾胃功能较差，食入难以消化，不能充分吸收，长此以往，食欲减退，气血生成少，难以滋养脏腑，灌溉肌肤，所以脸上看起来没有血色和光泽。

补气养血的保健要穴"足三里"是必不可少的操作穴位。足三里穴是足阳明胃经的腧穴，号称人体的第一保健穴位，民间也有"拍击足三里，胜吃老母鸡"一说。《黄帝内经》中多次提到足三里的功效，如《灵枢·五邪》中说："补三里以温胃中……邪在脾胃，则病肌肉痛，阳气有余，阴气不足，则热中善饥。阳气不足，阴气有余，则寒中肠鸣腹痛。阴阳俱有余，若俱不足，则有寒有热。皆调于三里"。艾足三里，既能保健，促使饮食尽快消化吸收，强人体免疫功能，扶正祛邪，又能消除疲劳，恢复体力，使人精神焕发，面容润泽。

此外还可配合其他穴位补气养血，治疗可采用艾条温和的方法，具体操作方法如下：取足三里、血海、肠腧穴、脾腧穴、肾腧穴。让受术者俯卧在床上，术者点燃艾条，在距离上述穴位皮肤 2cm 处施灸，先灸背部的穴位，后下肢部位的腧穴，每个穴 3~5 分钟。隔天灸治 1 次、10 次为一个疗程。

除艾条温和灸外，还可以采用温灸盒配艾条灸的方法：取膻中、气海、足三里穴，受术者仰卧在床上，术者将点燃艾条的温灸盒放在受术者的膻中和气海穴上，可灸 20~30 分钟。另外再将一根艾条点燃后，温和灸足三里，可灸 10~15 分钟。隔日施灸。

以上两种方法对于女性面色苍白或萎黄有效，但应耐心长期坚持。在采用艾灸疗法治疗的同时，还应注意身体锻炼，增强体质。

3. 耳穴压豆

美容养颜的耳部选穴，可以根据病变的部位，结合中医基础理论、现代医学知识和临床经验等进行。美容耳穴的选取一般每次以 2~4 穴为宜，可用于养颜的耳穴列举如下。

（1）耳与脏腑经络的联系

耳与脏腑的关系相当密切。利用耳廓诊治疾病在我国有着悠久的历史，历代医学文献也有介绍用望触耳郭以诊断疾病、刺激耳郭以防治疾病的记载。据《黄帝内经》《难经》等书的记载，耳与五脏均有生理、病理上联系。《灵枢·经脉》篇具体记载了耳部经脉分布情况，其中手、足三阳经都直接或间接通于耳部，六阴经虽不上头面，但通过经别合于阳经而与耳郭相通，奇经八脉中亦有三条经脉与耳联系。

（2）耳穴的选择

美容养颜的耳部选穴，可以根据病变的部位，结合中医基础理论、现代医学知识和临床经验等进行。可用于养颜的耳穴列举如下。

额：在对耳屏外侧面的前部。主治额部色素沉着、痤疮，失眠、多梦。

肾：在对耳轮下脚下方后部，即对耳轮上、下脚分叉处下方。主治脱发、少白头、头发稀少、水肿、面部色素沉着。

肝：在耳甲艇的后下部。主治面部色素沉着、近视、斜视、爪甲软、爪甲无华。

脾：耳甲腔的后上部。主治颜面浮肿、面色无华、眼睑下垂、肥胖、皱纹、肌肉松弛。

肺：耳甲腔中央周围处。主治皮肤干燥、枯槁，声音嘶哑，痤疮，酒渣鼻，面色素沉着，皮肤瘙痒，荨麻疹，扁平疣，便秘。

心：在耳甲腔正中凹陷处。主治面色晦暗、面色白、面部黑变病，失眠，口舌生疮。

耳背肝：在耳背中外部。主治面部色素沉着、近视。

耳背肾：在耳背下部。主治脱发、少白发、面部色素沉着。

耳背心：在耳背上部。主治面部晦暗，面部黑变病，失眠、多梦。

（三）刮痧养颜

1. 刮痧的意义

目前很多医院、保健机构和美容机构都在开展刮痧美容这一项目。面部刮痧可以排毒养颜，现代研究发现其有抗炎、抗氧化，延缓面部皮肤细胞老化，使皮肤细腻有光泽等作用。

面部刮痧一般采用直接刮法，工具需要水牛角刮痧板，其他材质的刮痧板也可以应用，介质可选用红花油或者更温和的精油，没有刺激性、不引起过敏的油性介质即可，亦可以不使用刮痧油，但需要注意力度。头面部刮痧的顺序一般先刮头部，再分刮眼睛、鼻旁、口角、双耳等处，最后刮脸面。

2. 分部刮拭操作方法

受术者采取坐式或平卧式，闭上双眼，术者以热毛巾擦洗受术者被刮部位的皮肤，然后在要刮拭的部位涂上油性介质。

（1）眼睛　受术者闭眼，术者用刮痧板边角对着两眼上，从内眼角向外眼角轻轻刮磨 10~20 次。

（2）鼻旁　术者用拇指按住鼻孔，左右轮换，用刮痧板边角刮摩两旁迎香穴处，左右分别 10~20 次。

（3）口角　术者以刮痧板边角沿着口角四周，分别轻轻刮摩，其上下左右分别刮摩 10~20 次。

（4）双耳　术者以刮痧板边，角刮两耳珠之前方耳门上，从上到下刮摩，左右两耳分别刮摩 10~20 次。

（5）脸面　用刮痧板平刮，由眼目朝下，或是由鼻、口角向外耳处刮，反复操作 10~20 次。

3. 注意

面部刮拭时一定要注意手法要轻柔，不可过度刮拭或勉强出痧，以免损害面部的美观，施术过程中始终注意与受术者进行交流。

四、形神共养

（一）睡眠养颜

睡眠对美容养颜具有重要性，现代研究发现，充足的优质睡眠能够改变人的容貌。睡眠紊乱不利于体内的阴阳平衡，这种平衡被打乱会影响整个机体的气血运行，常反映在肌肤状态上，导致皮肤黯淡或惨白，出现眼袋、黑眼圈。从西医的角度来说，睡眠不足时，身体会释放出很多应激的激素，会消耗皮肤中的胶原蛋白，让皮肤失去弹性，人也更容易衰老。

中医睡眠对时辰有要求，一日有十二个时辰，人体内的气血周流、涨退节奏，从子时（23 点至凌晨 1 点）到午时（11 点至 13 点），阴阳各经气血盛衰有着不同的变化，对养颜的意义也各有不同。古代养生注重“睡子午觉”，下面着重介绍子时和午时这两个时间段的睡眠对于养颜的重要性。

子时为足少阳胆经最旺的时辰，胆主决断，为中正之官，这个时间段进入深睡眠，胆经旺盛清净，利于身体的新陈代谢和毒素排出，故清晨醒来能够头脑爽利，气色红润。许多年轻人喜欢熬夜追剧打游戏，损伤肝胆之气，白天面色发青，急躁易怒。要想拥有高质量的睡眠，要在晚上十点开始睡觉。睡觉前一定要注意洗净颜面，女性尤其注意不带妆入睡，否则非常不利于皮肤的呼吸。

午时为阳始弱，阴始盛，由阳转阴的时辰，气血运行十分不稳定。午时心经当令，此时最旺，手少阴心经的主要作用是保证心脏供给各脏腑的血液顺利运行，有利于机体气血循环，此时闭目养神，即使不能入睡，也有利于气血平稳运行，故有“午时一小憩，安神养精气”一说。一项调查发现绝大多数的名老中医和长寿之人均有午休的习惯，而现在年轻人却往往忽视午睡的作用，很多快节奏工作挤占了休息时间，或者在饭后刷手机短视频，这样非但不能得到休息，反而劳神，耗伤心经气血。心主血脉，其华在面，下午工作时没有精神，气色不佳，有的人则表现为颜面潮红。因此中午小憩片刻，对养心、美容十分有利。

（二）叩齿咽津养颜法

1. 叩齿咽津的意义

古人认为吞唾咽津可以濡润孔窍，滋养五脏，滋润肌肤，活了140多岁孙思邈的长寿秘诀之一就是“每晨醒时，叩齿三十六遍”。《备急千金要方》:“言人当朝朝服食玉泉、琢齿，使人丁壮有颜色，去三虫而坚齿。”玉泉意为唾液，唾液为肾精所化，咽而不吐，有滋养肾精的功效。

叩齿能健齿，肾主骨，在液为唾，齿为骨之余，牙齿有赖于肾中精气充养，叩齿可催生唾液，以充肾精，人自然面容润泽明亮。叩齿的同时面部肌肉也得到锻炼，面部血液循环得以加强，进一步滋养面部肌肤，起到养颜的功效。另外，头发生长需要精血滋养，精血充盈，头发就会长得快且光泽，因肾藏精，其华在发，叩齿可以令肾精充盈，进而滋养我们的头发。

2. 叩齿吞津养颜法的功法练习要点

（1）静坐闭目，内视反听，意守丹田。

（2）轻叩牙齿36次或81次。

（3）舌抵上腭，使津液慢慢在口中聚集，注意产生的津液不要急着吞下。

（4）等唾液盈满整个口腔时闭上双唇，从舌底所产生的津液漱口数次。

（5）漱津后，将满口津液分三小口吞下，吞下时稍用力，使之汩汩有声，同时用意念诱导唾液沿任脉下落至丹田。

（6）意守丹田，片刻后擦手、擦面、抹耳轮。

（三）擦面美颜诀

擦面美颜诀见于清朝徐文弼的《寿世传真》，是通过面部的自我按摩，达到美容养颜的目的。其具体如何实施，见下面的步骤。

每天起床或午睡醒之时，缓慢睁开双眼，先将两手拇指的指背相合，摩擦生热，然后分别用指背揩擦左右眼皮各九次。闭上双眼，眼珠轮转，向左转九次，向右转九次。紧闭双眼片刻，然后睁开双眼，眼珠再分别向左右各九转。如此可祛除风热，永无眼病。随后又将拇指背擦热，趁热迅速上下擦揩鼻子，共三十六次，具有润肺之效。再用两拇指末节关节按两眼外角边小穴中，各三十六次。然后，如法按两眼近鼻两角处，各三十六次，此可明目。

随后，两掌相合，摩擦极热，用热掌分别自上而下顺揩面部，抹九十次，要诀是整个面部高低各处都要擦摩到。再将舌上津液舔在掌上，两掌摩擦，稍热即如前法擦面九十次（按：用舌上津液舔在掌上之法仅供参考，较不卫生，双手搓热即可）。只要在睡醒时稍迟下床，便可行之，较为简易。做完此功，但觉神清气爽，能使面容光泽，不生黑斑，这就是它的妙处所在。长期坚持，诸效必现。

（四）情志与养颜的关系

情志对于颜面的作用在生活中随处可见，譬如人总说恋爱中的女性会变漂亮，家庭和睦的女人气色佳。七情指喜、怒、忧、思，悲、恐、惊七种情绪变化，是与生俱来的、不受意识控制的、对外界的正常反应。

七情当发即发，并不会伤人，而只有在七情太过时才能产生疾病，如长期持续的忧愁思虑，或暴喜大怒，就会内伤脏腑，脏腑气血功能紊乱，往往可以表现在面色上。七情对五脏的负面影响主要为怒伤肝，喜伤心，思伤脾，忧伤肺，恐伤肾。

五脏与容颜有直接关联。心主血脉神明，心血失养，面色淡白无华，心气虚滞，唇紫面暗；肺主宣发肃降，肺气虚，皮毛失于温养则憔悴枯槁。脾主运化统血，开窍于口，其华在唇，脾失健运，唇色淡白无华而失润；肝主疏泄藏血，肝血不足，两目干涩，目光暗淡无神，肝气郁滞，面色晦暗；肾主藏精，其华在发，肾气不足，发枯不泽。

中医基础理论指导下，通过调心来理情绪，改善心理状态，消除或减轻不良情志对人体的影响，从而达到预防疾病、美容养颜的目的。中医认为“人是形神统一的整体”，情志与形体之间相互联系、相互影响，过极的情志会损伤形体，在一定的条件下对内脏功能、气机升降、精血盛衰产生影响，最终会导致疾病。因此可以通过精神调养，调动正气，以达到扶正祛邪、延年益寿、美容养颜的目的。

（五）情志美颜的方法

《黄帝内经》中谈到“心主神明”，说的是人体的心参与了人的意识、思维活动，在病理上还有“七情观念、辨证论治”，因人而异的取穴，才能达到美容的目的。

过极的情志对人的内心和外形的伤害。经过长达数百年的发展，到了明清时期中医心理学得到进一步充实和提高，尤其在心理治疗方面收集整理了大量资料，为后世的研究工作提供了依据。随着科技进步以及人们思想的变化，在中医心理学已进入了一个新的发展阶段，逐步形成了独立的理论体系，为情志美容的实施提供了重要条件。

心主神明，神为身之主，主明则下安，“若要护形当先护神，若要强身当先调心”。中医心理治疗和心理调养是情志美容的主方法，它们都与中医心理学有着密切的联系。中医的心理调养是指修身养性，保养精神，从而提高人体自身的抗病能力，达到养颜美容的目的。换句话说良好的心态是情志美容的关键。

情志不畅时最常见的就是食欲减退，因此进食时人的情绪状态，对食欲、食量和食物的消化吸收有显著的影响。《寿世保元·卷二》提出“脾好音声，闻声即动而磨食。”此时，进食中听到轻快的乐曲，也能够调整心绪，并且有助于脾的运化功能，以起到改善心情和促进消化吸收的双重作用。

情志美容的重要性就是正确地把握情志活动的限度，从而避免疾病带来的外形外貌的损害，使形美达到一种更高的境界。一脸愁容，必然影响到皮肤的光彩。神清才能气爽，良好的心态，乃美容悦颜的前提。因此学会自我调适是当下生活节奏中必不可少的技能，平素可以多与亲朋好友交流，多去户外走走，多与自然环境接触，与天地融合，感受自然与人的融为一体，从而愉悦身心，获得心灵的成长。若七情较强烈，难以排解，也可寻求专业人士进行心理疏导。

第三章 中医药润肤

《诗经·卫风》描写齐女庄姜出嫁卫庄公的盛况，其中以“手如柔荑，肤如凝脂，领如蝤蛴，齿如瓠犀；螓首蛾眉。巧笑倩兮，美目盼兮”的诗句着力刻画了庄姜美丽的容貌。“肤如凝脂”即描写庄姜的皮肤似凝结的脂肪般光润。唐代诗人白居易在《长恨歌》中以“春寒赐浴华清池，温泉水滑洗凝脂”来形容杨贵妃皮肤之细腻光滑。由此可见，皮肤是否光润细腻是古人衡量美貌的重要标准之一。

古往今来，尽管审美标准不断发生着变化，但人们对于“美”的向往与追求从未停歇。《香奁润色·序》云：“夫天生佳人，雪肤花貌，玉骨冰肌，若西子、杨妃辈，即淡扫蛾眉，自然有动人处，果何假脂粉以污其真哉？是润色为不必也。然而良工必借利器而后其事善，绘事必加五彩而后其素绚，故佳人之修其仪容，洁其服饰，譬如花之得滋，玉之就琢，而其光莹为益增，是润色又所必假矣。”爱美之心人皆有之，但并非人人都如杨贵妃、西施等人一般“肤如凝脂”“雪肤花貌”“天生丽质”，古人认为，通过一些美容方法，包括化妆修饰、着装服饰等，修整自身仪容，可以达到悦色增容、提升气质的目的。

“清水出芙蓉，天然去雕饰”是古人朴素的审美思想，我们追求容颜美，也应当去伪存真，运用正确的方法美容，使自己拥有润泽丰满的面容，细腻健康的皮肤。现代医学认为，健康的皮肤拥有充足的水分和脂质，并保持水油平衡。当皮肤水分不足或脂质含量降低时，皮肤问题也随之产生，干燥、粗糙、皲裂、暗淡、长斑、皱纹，甚则患一些皮肤病，如皮炎、瘙痒、痤疮等。

因此，拥有健康皮肤最重要和最基础的步骤就是补水保湿，润肤泽面。所谓润肤，即滋润皮肤，保持皮肤的水分和脂质，使皮肤充满活力。

第一节 中医对润肤的认识

一、病因病机

面容润泽白皙，光滑红润，细腻光洁，无明显皱纹、色斑及瘢痕等，是容颜美的标志。中医认为人是一个有机的整体，构成人体的各个组成部分之间，在结构上是不可分割的，在功能上是相互协调、相互为用的，在病理上是相互影响的。颜面、皮肤、五官、须发、爪甲等均为整体的一部分，阴阳平衡，脏腑调和，通过经络将气血津液运送散布于面，使气血充盈，滋养皮肤，则皮肤白嫩、面色红润。反之，脏腑功能失调，气血阴阳紊乱，则皮肤晦暗干燥，缺乏弹性，松弛下垂，出现皱纹、角化、色素沉积等。

（一）脏腑与润肤

中医认为“有诸内必形诸外”。脏腑功能正常，则肌肤红润、健康；脏腑功能失调，则肌肤呈现出粗糙、晦暗等。

《黄帝内经》将五色分属五脏，五脏对毛发、皮肤、肌肉、血脉、筋膜、骨骼等形体组织各有所主。明末清初著名医家李中梓说：“五色之欲者皆取其润泽，五色之不欲者皆恶其枯槁”，说明皮肤以润泽为健美，枯槁为病色。脏腑调和，则皮肤润泽健康；脏腑失调，则面色萎黄，肌肤粗糙，斑点丛生或皱纹累累。

中医认为脾主肌肉，肺主皮毛，所以皮肤健康与脾肺二脏关系更为密切。肺主皮毛，调通水道，肺将水谷精微输布于皮毛，滋养周身皮肤、毛发、肌肉，其中宣发到体表的卫气发挥“温分肉、充皮肤、肥腠理、司开阖”的作用。温煦、充实、滋养皮肤，防御外邪入侵。

肺的宣发功能正常，则皮肤滋润光滑有弹性；反之则皮肤干燥，毛发憔悴枯槁，面色少华。脾主运化，为气血生化之源，可将饮食水谷精微化生为气血，滋养荣润皮肤。脾气健运，气血充盈，皮肤才得以滋养；脾运障碍，气血不足，不能荣润于颜面，则精神萎靡，面色萎黄，或色如尘垢，枯暗不华。

（二）气血津液与润肤

气血津液的盛衰直接关系到人体的容貌。正常情况下，气血津液源源不断化生并输送到体表器官，滋润皮肤，充养肌肉，润泽毛发，抵御外邪的侵袭，则皮肤润泽细腻且富有弹性、肌肉丰满毛发亮泽。如果气血津液亏虚，则肌肤晦暗不泽。补气养血是养好皮肤关键之所在。

皮肤的水分属中医学理论“津液”的范畴。准确地说，皮肤的水分属于“津”，散布于体表、孔窍之津，滋养皮肤，保证其水分的充足，使肌肤丰润而富有弹性。皮肤缺水属于中医学“伤津”范畴。津液生成、输布、排泄中的任何一个环节发生问题，都会导致津液代谢的失常，影响其濡养皮肤的功能，导致皮肤水分的不足。正常情况下，津液充足，则皮肤饱满湿润，富有弹性，不易老化；若津液不足，则皮肤易于干瘪起皱、脱屑瘙痒。

（三）经络与润肤

《灵枢·海论》曰：“夫十二经脉者，内属于府藏，外络于肢节。”经络内连脏腑，外络肢节，沟通脏腑与体表的联系，使人体成为一个有机的整体。同时经络又是气血的通路，气血是人体生命活动的物质基础，气血之所以能够到达颜面，通达全身，发挥其濡养肌肤、抗御外邪的美容作用，则必须依赖于经络的传输。因此人们常通过针灸、按摩、气功等方法以刺激经络，促使气血流通，从而达到美容的目的。

二、皮肤干燥与肤质

基因、年龄、环境、生活条件等方面的差异，导致人的肤质千差万别，肤质类型包括油性皮肤、干性皮肤、中性皮肤、混合性皮肤、敏感性皮肤等。

认清自己的肤质是护肤保养的第一步，在护肤时根据皮肤的不同情况，做到有的放矢，科学护肤，有助于皮肤维持健康状态。

虽然中性皮肤是相对健康理想的皮肤，但皮肤是否健康并不以皮肤类型为唯一标准。不论什么类型的皮肤，只要细腻平滑，洁净无瑕，柔软而有弹性，红润而有光泽，即是健康的皮肤。反之，皮肤纹理粗糙、毛孔粗大、缺乏弹性，甚至生出痤疮、色斑、暗沉、皱纹等，则很难给人美的感觉。

人的肤质并非终生不变，随着年龄的增长，环境的变化，生活习惯的影响，肤质也会在无形中发生变化。各型皮肤易向干性皮肤转化是皮肤衰老的一般规律。在正常情况下，皮肤角质层中水分保持量约为10%~20%，则皮肤紧致而富有弹性。当皮肤开始衰老，角质层中自然保湿因子（NMF）减少，皮肤水合能力下降，使皮肤细胞的水分减少，导致细胞皱缩、老化，皮肤水分低于10%，则皮肤干燥、粗糙，甚至出现细纹。

运用中医药美容方法，调和五脏，益气养血，补水保湿，润肤养颜，可以有效延缓皮肤衰老，推迟皱纹出现。

三、皮肤干燥的辨证分型

1. 肺胃津伤型

皮肤干燥，鼻咽干燥，干咳无痰，口渴欲饮，大便干结，小便短少，舌干少津，脉细数。

2. 肝肾阴亏型

皮肤干燥皲裂，眩晕、胁痛、耳鸣，咽干口苦，腰膝酸软，五心烦热，毛发干枯不荣，肌肉消瘦，遗精盗汗，舌红少苔，脉细数。

3. 心火炽盛型

皮肤干燥，心烦失眠，面赤口渴，口舌生疮，便秘尿黄，舌红，苔黄，脉数。

第二节 调理肤质方法

一、饮食调理

（一）药食同源

“民以食为天”，饮食物的合理摄取，保证了机体各脏腑组织器官的正常新陈代谢。早在2000多年前，《黄帝内经·素问》中就有“五谷为养，五果为助，五畜为益，五菜为充”的平衡膳食原则。均衡的饮食，是保持健美肌肤所不可缺少的要素。皮肤受到食物中精微物质的滋养，才能健美红润，光彩照人。反之，如果饮食不当，则会出现各种皮肤问题。

药食同源，历史悠久。药膳是在中医学、烹饪学、营养学理论指导下，将中药与某些具有药用价值的食物相配而做成的美食。按食物制作的方法可分为炖、焖、煨、蒸、煮、熬、炒、卤、烧等烹调形式，包括粥、饮、酒、蜜饯、膏、羹、各种米面食品及菜肴等品种。将食药结合，“寓医于食”，食助药力，药借食威，相辅相成，相得益彰，集治疗保健于一身，养内以扶正固本。药膳美容可以通过调理气血、滋养脏腑而达到美容润肤和养颜疗疾的目的。

（二）食疗方法

1. 药膳

地仙煎

【配方】山药350g，杏仁500g（去皮尖），生牛乳700ml。

【制法】将杏仁研细，入牛乳和山药搅拌取汁，用瓷瓶密封，汤煮一日。

【功用】润养肌肤，益津液，润燥。令人颜色悦泽，骨髓坚固，行及奔马。用于肌肤粗糙无华、一切燥症、腰膝疼痛及腹内一切冷病。

【用法用量】每日服一汤匙，空腹酒调服。

乌麻散

【配方】黑芝麻。

【制法】将黑芝麻淘洗干净，甑蒸，令蒸汽充入于黑芝麻之间，取出，曝干，以水淘去沫，再蒸，如此反复三次；用开水烫脱其皮，筛净，炒香为末，白蜜或枣膏为丸，如鸡蛋黄大小。

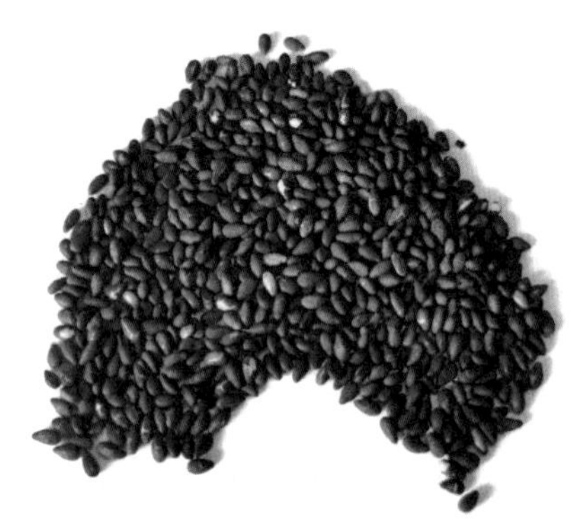
黑芝麻

【功用】补肝养血，润泽皮肤。用于防治皮肤粗糙，使皮肤细腻润泽。

【用法用量】每次服 6g，温酒调下，每日 2 次。

黄豆浆

【配方】黄豆 70g，水 1.2L，糖适量。

【制法】黄豆提前用清水浸泡 10 个小时，泡至发软，将泡好的黄豆与清水放入豆浆机榨成豆浆，过滤豆浆，加入适量白糖搅匀调味。

【功用】滋润皮肤，美白淡斑，益气养血，通利大便，降血压，降血脂等。

玉竹排骨汤

【配方】玉竹 15g，白芷、枸杞子各 10g，排骨 300g。

【制法】先将排骨洗净，放入沸水中烫过捞出，沥干水分。将药物洗净，与排骨一同放入砂锅，加适量水，用小火炖熟，加食盐调味，即可食用。

【功用】滋阴润肺，养颜润燥。

百合玉竹牛肉汤

【配方】牛肉 300g，玉竹 30g，百合 10g，桃仁 5g，生姜少许。

【制法】将牛肉洗净后切成片，用开水烫过备用；百合、玉竹分别洗净备用；桃仁用开水烫一下，去衣备用；将上述材料一起放进砂锅中，加清水适量，用大火煮沸大约 5~10 分钟，改用文火煮 2 个小时，加入调料调味后可食用。

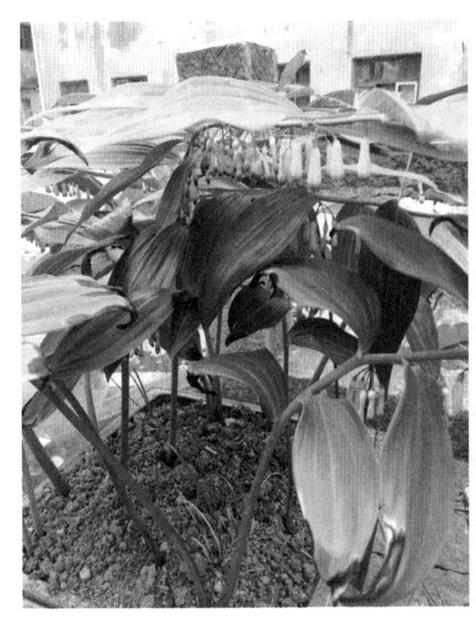
玉竹

【功用】滋阴养血，润肤增白。

莲藕熟地猪骨汤

【配方】猪脊骨 800g，熟地 50g，莲藕 500g，桂圆肉 20g，红枣少许。

【制法】猪脊骨洗净后斩成段，用调味料事先腌制一下，备用；熟地、莲藕、桂圆肉、红枣洗净备用；将猪脊骨放进油锅中翻炒 5 分钟，然后把剩下的材料放进去，加水，用大火煮沸，改用文火煮 2 个小时，加入调料调味即可食用。

【功用】养血和血，润色美颜。

木瓜猪脚汤

【配方】猪脚 2 只，木瓜 150g，肉苁蓉 20g，红枣少许。

【制法】将猪脚刮洗干净，斩成块备用；木瓜去皮，洗净切成块，与肉苁蓉、红枣（去核）、猪脚一起放进砂锅中，加适量的清水，用大火煮开，再用小火煮 2~3 个小时，饮用时加入调味料即可。

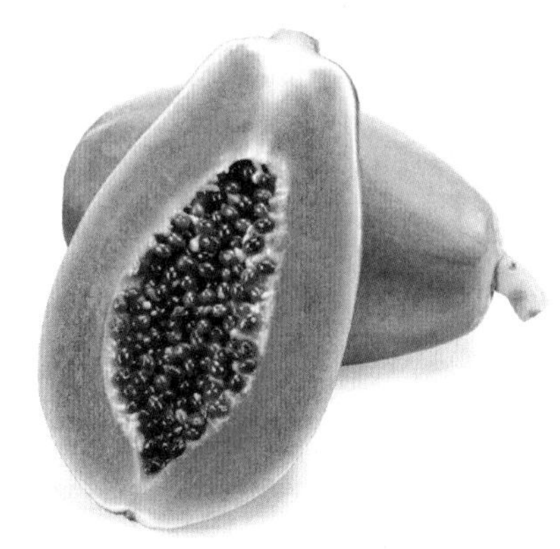
木瓜

【功用】滋补肝肾，润肤养颜。

冰糖燕窝炖乳鸽

【配方】燕窝 25g，乳鸽 2 只，冰糖 30g。

【制法】乳鸽杀后去毛及内脏，去骨，肉切丝；燕窝浸发去杂毛，将鸽和燕窝、冰糖放入炖锅内，文火炖 3 小时即可食用。

【功用】补气润肺、滋阴养颜。用于气血不足之面色无华、肌肤不润、形容憔悴者。

菊花白果美容羹

【配方】银杏果（白果）10 粒，白菊花 4 朵，雪梨 4 个，牛奶 200ml，蜂蜜适量。

【制法】将去皮去心的银杏果、雪梨粒放入锅中，加清水适量，用大火烧沸后，改用文火煲至银杏果烂熟，加入菊花瓣和牛奶，煮沸，用蜂蜜调匀即成。

【功用】祛疾养颜，滋润皮肤。

【注意事项】烹调前或食前先将银杏果去壳、去膜、去心，以免中毒。每人每次食用量宜 20~30 粒。

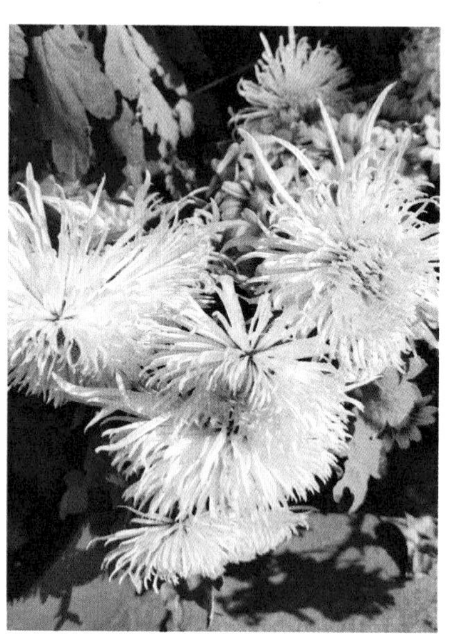

菊花

阿胶枣麻露

【配方】红枣肉 500g，阿胶 250g，胡桃肉、桂圆肉、黑芝麻（炒熟）各 150g，冰糖 100g，香雪酒 800ml。

【制法】将红枣、桂圆肉、胡桃肉、黑芝麻共研碎，将阿胶置于香雪酒（黄酒亦可）中浸 12 天，将阿胶酒倒入瓷器内与诸药搅匀，同时加冰糖，

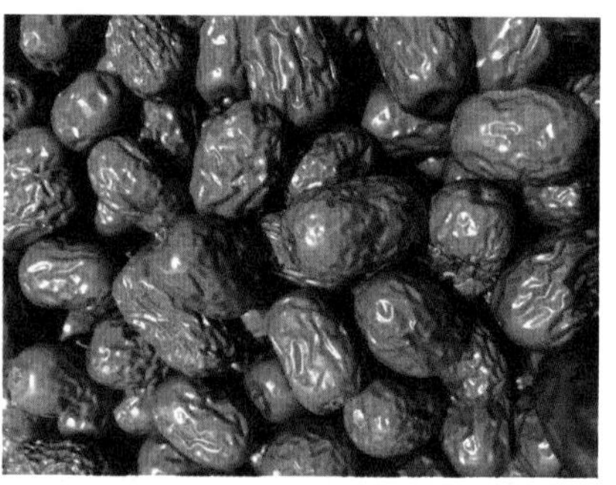

大枣

再蒸至冰糖完全溶解时，取出，冷却，置冰箱内保存。

【功用】补血养血，悦颜美肤，消除颜面部皱纹，乌发生发。

【用法用量】每日清晨服 2~3 汤匙，开水冲服。

莲实美容羹

【配方】莲子 30g，芡实 30g，薏仁米 50g，桂圆肉 10g，蜂蜜适量。

【制法】先将莲子、芡实、薏仁米用清水浸泡 30 分钟，再将桂圆肉一同放入锅内，用文火煮至烂熟，加蜂蜜调味食用。

【功用】养颜去皱，润肤增白。

2. 药粥

核桃粥

【配方】黄豆 20g，白及 10g，大米 60g，核桃仁（捣碎）30g，冰糖适量。

【制法】黄豆与白及炒熟，磨成粉状，备用。煮粥时取大米、核桃仁（捣碎），再加入黄豆白及粉，适量冰糖，熬成糊状，每日服用 1 次。

【功用】营养肌肤，抗衰老，益智补脑，止咳化痰，润肠通便等。

燕窝粥

【配方】糯米 100g，燕窝 10g（干品）。

【制法】先用温水将燕窝浸润，去杂质和毛质，然后用清水洗净，与糯米用文火煲 2 小时即可食用。

【功用】益气养阴，滋养皮肤。适用于气阴不足，皮毛干燥，口干咽燥，大便不通，神疲乏力者。

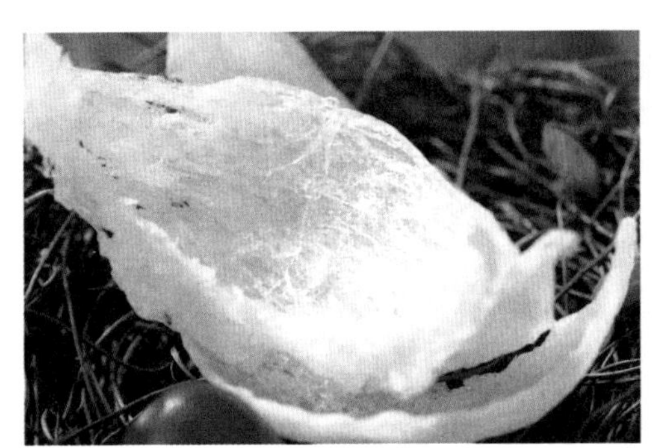

燕窝

红枣菊花粥

【配方】红枣 50g，梗米 100g，菊花 15g。

【制法】将红枣、粳米、菊花一同放入锅内加清水适量，煮粥。待粥煮至浓稠时，放入适量红糖调味食用。

【功用】悦容增颜。健脾补血、清肝明目。长期食用可使面部肤色红润，起到保健防病、驻颜美容的作用。

珠玉粥

【配方】生山药 100g，生薏苡仁 100g，龙眼肉 15g，粳米 100g。

【制法】先将生薏苡仁、粳米煮熟，再将去皮捣碎的生山药和龙眼肉同煮为粥。

【功用】补益心脾，养颜润燥。用于劳伤心脾，气血虚弱，面色萎黄，纳差，心悸，睡眠不佳者。

3. 药茶

润肌养颜茶

【配方】生山楂 20g，生地 12g。

【制法】将两物切碎，加水煎煮，略加少许蔗糖或蜂蜜。

【功用】能使肌肤柔嫩、爽滑，面色红润。

【用法用量】代茶徐徐饮服。

枸杞党参茶

【配方】枸杞子 10g，党参 5g，大枣 2 枚。

【制法】将诸药置砂锅中，加水适量，煎沸 20 分钟，滤渣取汁。

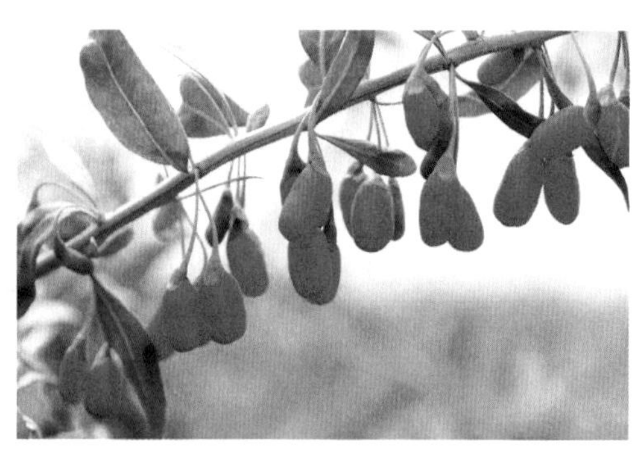

枸杞

【功用】滋肾养肝，益气养血，润肤养颜。适用于肾阴不足，气血亏虚所致的皮肤干燥，面色无华，神疲乏力，月经量少，腰膝无力等。

【用法用量】代茶温饮，每日 1 剂，药渣可再煎服用。

红枣茶

【配方】红枣 5 枚。

【制法】将红枣放入瓷杯中，以沸水冲泡，然后盖严闷 5~10 分钟。

【功用】补中益气，养血安神，润肤养颜。适用于气血不足之面色无华，神疲懒言，皮肤干燥，心悸失眠等。

【用法用量】代茶温饮，饮水吃枣，每日 1~2 剂。

4. 药酒

驻颜润肤酒

【配方】红枣、核桃仁各 120g，蜂蜜 100g，杏仁 30g，酥油 60g，白酒 1L。

【制法】先将杏仁去皮尖，入水煮 2 分钟，晾干，再与诸药同置白酒中，将酥油、蜂蜜溶化后兑入白酒中拌匀，密封浸泡 7 日后饮用。

【功用】可益脾气，补肺肾，润肌肤。

【用法用量】每日 2 次，每次 50ml，空腹饮用。

桃花白芷酒

【配方】桃花 250g，白芷 30g，白酒 1L。

【制法】阴历三月三日或清明前后，采集东南方向枝条上花苞初放不久的桃花，与白芷同浸于酒中，容器密封，1 个月后即可使用。

【功用】润肤祛斑，治面色晦暗或因妊娠产后面暗等症。一般使用 30~60 天后，面部黑斑可消失，面色变红润光泽。

【用法用量】每日早晨或晚上饮酒 1~2 盅，同时倒少许酒于掌中，双手对擦，待手发热后，来回擦面部患处。

酸枣葡萄酒

【配方】火麻仁 240g，酸枣仁、黄芪、天冬、茯苓、水牛角、五加皮各 90g，防风、独活、肉桂各 60g，牛膝、葡萄干各 150g，白酒 4.5L。

【制法】将上药研成粗末或切片，用纱布袋包好。置酒坛中，加白酒浸泡 5~7 日，滤去药渣，澄清，装瓶备用。

【功用】润五脏，泽肌肤。适用于肌肤粗糙，心神不安等，并能治疗脚气。

【用法用量】每日 2 次，每次饮服 10~20ml。

二、中药调理

中药美容主要分为外用和内服两大类，剂型多种多样，具有内外兼治，疗效持久，安全简便等优点。

外用包括粉剂、液剂、软膏、糊剂、面膜等，常用于扑、搽、涂敷于面部或洗面。中药面膜，是将中药研磨成末，能够滋润皮肤角质层，促进血液循环，增强皮肤对营养物质及药物的吸收。面膜干燥后形成薄膜，可使面部皮肤紧绷，消除皱纹。也有单用新鲜蔬菜、水果汁涂面者。

内服法传统剂型有丸、散、膏、丹、汤剂，新剂型有片剂、冲剂、胶囊、口服液等。有些药物可药食两用，或常与食物同用，可用作食疗。

1. 洗面方

金国宫女八白散

【处方】白丁香、白僵蚕、白蒺藜、白牵牛、白及各 90g，白芷 60g，白附子、白茯苓各 15g，皂角 3 个，绿豆少许。

【制法】皂角去皮、弦，与其他药共研细末，和匀。

【功能主治】润泽肌肤，祛风止痒，除斑增白。久用可使面白如玉，兼治面有黑斑，或生痤痱及粉刺之类。

【用法用量】可每日早晚取少许此药粉调入温水中清洗面部。

玉女桃花粉

【处方】益母草 300g，煅石膏 60g，滑石、蚌粉各 30g，胭脂 3g。

【制法】益母草曝干烧灰，以稠米汤和丸如鹅卵大，熟灰火炼一昼夜，火勿令焰，焰即黑。取出捣碎，再炼二次，加入余药，共研为粉。放麝香 1 枚，入器收之。

【功能主治】润肤增白，悦泽容颜。可治面部的粉刺、瘢痕。

【用法用量】早晚洗面用。

现代研究表明，益母草含有多种微量元素，其中硒具有增强免疫细胞活力、预防动脉粥样硬化等作用；锰能防衰老、抗疲劳、抑制癌细胞的增生。此外，方中辅以煅石膏、蚌粉敛疮生肌，滑石润滑肌肤，胭脂泽面红颜，麝香芳香辟秽。诸药合用，共奏润肤增白、悦泽容颜之功，同时可兼治面部的粉刺、瘢痕。

玉容西施散

【配方】绿豆粉 100g，白附子、白及、白蔹、白僵蚕、白芷、天花粉各 50g，甘松、山柰、香茅各 15g，零陵香、防风、藁本各 6g，皂角 1 挺（一长块）。

【制法】皂角去皮、弦，将各味药研细末，过筛贮瓶备用。

【功能主治】清热祛风，润肤增白，令面色如玉。主治面部雀斑、黄褐斑等色素斑，兼治痤疮。

【用法用量】每次用 10g，使用前先用热水洗脸，然后倒药粉于手中，加少量水在掌中调匀，轻轻揉擦面部，等到微有热感即停。用温水洗净后，再涂护肤霜，不涂也无妨。

莹肌如玉散

【处方】绿豆、楮实子、白及、白丁香、砂仁、升麻各 15g，甘松 21g，山柰 9g，皂角 1500g，糯米 500g。

【制法】将所有配方研成细末，调匀，瓶装密封备用。

【功能主治】润泽肌肤，去垢除斑。主治粉刺、色斑、皮肤粗糙等。

【用法用量】每日洗脸时倒入 10g 于水中，化开后洗脸。

藿香散

【处方】广明胶、白丁香、丁香各 20g，藿香叶、零陵香、皂角、檀香、沉香各 30g，白芷 60g，龙脑 7.5g，糯米 100g。

【制法】广明胶碎炒如珠，皂角去

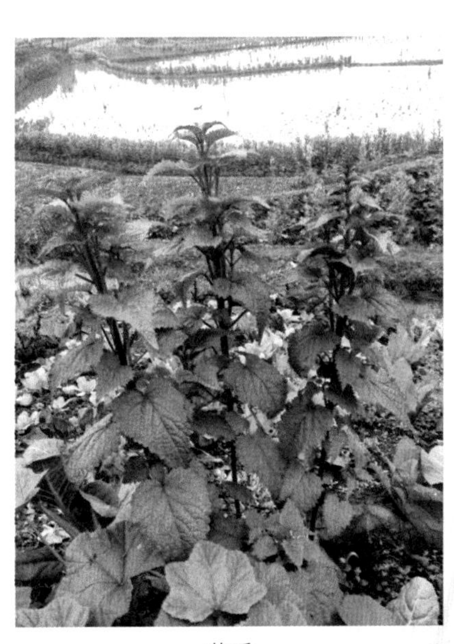

藿香

皮子，龙脑另研。诸药共研细末，和匀。

【功能主治】润肤泽面，去黑洗䵟。主治皮肤干燥，面部皯䵴。

【用法用量】每日如常使用，洗䵟发手面。

御前洗面药

【处方】糯米100g，黄明胶、白及、白蔹、藁本、川芎、细辛、甘松各30g，大皂角240g，白芷、白檀香各60g，白术、茯苓各45g，沉香15g，楮桃儿90g。

【制法】糯米碾作粉子；黄明胶炒成珠子；大皂角火炮去皮；藁本、川芎去皮；细辛去土叶；甘松去土。除糯米外，余药共研成细末，加入糯米粉，拌匀，密闭储存。

【功能主治】润肤泽面，祛风除斑。主治皮肤干燥、皲裂，黑斑等。

【用法用量】洗面。

十花美容散

【处方】李花、梨花、樱桃花、白蜀葵花、白莲花、红莲花、旋覆花、秦椒各180g，桃花、木瓜花、丁香、沉香、青木香、钟乳粉各90g，珍珠、玉屑各60g，蜀水花30g，大豆末20g。

【制法】上为极细末，瓶装。

【功能主治】用于滋润面肤，香肌。使面容红润白嫩，光洁如玉。兼治面部痤疮粉刺。

【用法用量】每日用于洗手面。

滋润手面方

【处方】杏仁、花粉各30g，猪胰3具，红枣10枚（去核）。

【制法】用竹签挑去猪胰的血丝、筋膜，与其他药用好酒浸于瓶中，浸泡1天，盛于大瓷器中，密贮备用。

【功能主治】滋润皮肤，悦白面容，去皱防裂。用于润肤防皱、防裂，亦可治疗面部黑斑、粉刺、酒渣鼻。

【用法用量】早晚搽洗面部。

2. 敷面方

七白膏

【处方】白芷、白蔹、白术各 30g，白及 15g，白茯苓 9g（去皮），白附子 9g（生用），细辛 9g（去叶土）。

【制法】将以上药物研磨成细末，以鸡蛋清调丸，如弹子大小，阴干。

【功能主治】润肤增白。正常皮肤保健之用；干性皮肤，皮肤粗糙、有皱纹、晦暗亦可用之。

【用法用量】每夜洗净脸后，用温水化开涂面。

千金白面方

【处方】牡蛎 90g，土瓜根 30g。

【制法】将牡蛎与土瓜根研磨成细末，用白蜜调匀。

【功能主治】清热散结，润肤增白。可以治疗面部皯黯、皱纹，令人颜面润泽光白。

【用法用量】每晚临睡前取适量涂面，第二天早上起来后用温水洗去。

【注意事项】白天避免风吹日晒，否则影响疗效。

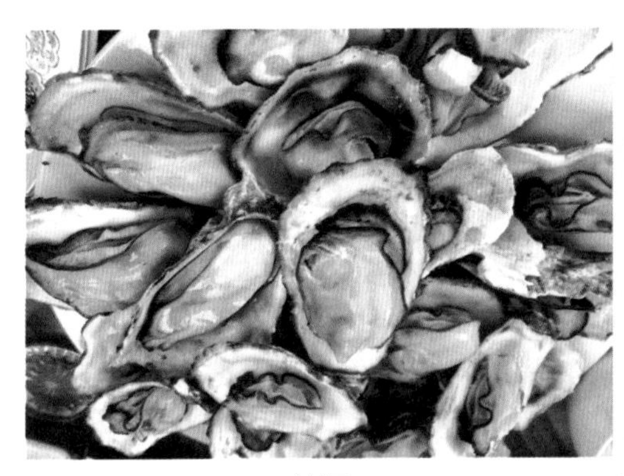

牡蛎

润肤膏

【处方】当归、黄蜡各 15g，紫草 3g，香油 120ml，奶酥油 60ml。

【制法】当归、紫草放入香油、奶酥油内，浸泡 2 日，文火熬焦去滓，加黄蜡，待黄蜡溶化尽，用布滤过，不时用柳枝搅令成膏。

【功能主治】滋润肌肤，使之光滑。

【用法用量】用油膏抹皮肤，每日 2 次。

麝香面膏

【处方】麝香 15g，猪胰 3 具，瓜蒌瓤 150g，蔓菁子、桃仁、酥各 90g。

【制法】猪胰切块，桃仁汤浸去皮尖。诸药细研，绵裹，以酒2L，浸三宿。

【功能主治】润肤增白，去皱添香。治面部黑晦、无光，令洁白滑润，光彩耀人。

【用法用量】每夜涂面。

落葵散

【处方】落葵子若干。

【制法】洗净蒸熟，烈日中晒干，去皮取仁，细研，蜜调。

【功能主治】润泽肌肤，令颜色如芙蓉，可预防皮肤枯涩。

【用法用量】临卧敷面，次早用桃花汤洗去。

千金面脂

【处方】白芷、冬瓜仁、商陆、川芎各90g，玉竹、细辛、防风各45g，当归、藁本、藤芜、土瓜根、桃仁各30g，木兰皮、辛夷、甘松香、麝香、零陵香、白僵蚕、白附子、栀子花各15g，猪胰三具。

【制法】先将猪胰用水浸泡6天，每天换水1次，其后用酒浸渍，待溶消后除支筋膜。土瓜根去皮，其他药薄切，绵裹，用猪胰汁渍一宿，再用微火煎煮，待白芷色黄，滤去药渣膏即成，最后加入麝香搅匀，收入瓷器中储存备用。

【功能主治】悦泽人面，耐老容颜。

【用法用量】取脂液涂面。

【注意事项】本方含有麝香，无论内服或外用均能引发滑胎，故孕妇禁用。

3. 内服方

琼玉膏

【处方】人参750g，生地黄8kg，白茯苓2kg，白蜜5kg。

【制法】将人参、白茯苓研成细末，白沙蜜用生绢滤过，生地黄取自然汁（捣时不用铜铁器），取汁后去药渣，将四味药合并一处拌匀，装入瓷瓶或瓷罐内封存，用净纸20~30层封严。用大铝锅一口，盛装净水，再将瓷瓶或瓷罐放入铝锅内，隔水煮熬，先用武火，后用文火。经72小时炖熬后取出，用蜡纸数层包严瓷瓶口，入水中浸过，取出后再放入原铝锅内炖熬24小时即成。

【功能主治】益气养阴，润肤增白。用于气阴不足之证，形容消瘦憔悴，皮肤干燥，唇裂口干，毛发干枯，大便闭结，气短乏力者，本方可长期服用。亦可用于干性皮肤的秋冬保健。

【用法用量】每次服6~9g，早晚各1次，米酒或温开水调下。

玉竹润肤膏

【处方】玉竹1000g，白蜜250g。

【制法】将玉竹磨成粗末或切片加水煎煮3次，然后弃渣取汁浓缩，加白蜜250g调成膏状装瓶。

【用法用量】每日早晚空服30g，白开水冲服。

容颜不老方

【处方】生姜480g，大枣240g，甘草90g，茴香120g，白盐60g，丁香、沉香各15g。

【制法】上药共捣成粗末，和匀备用。

【功能主治】令人容颜不老。

【用法用量】每日清晨以沸水泡服10~15g。

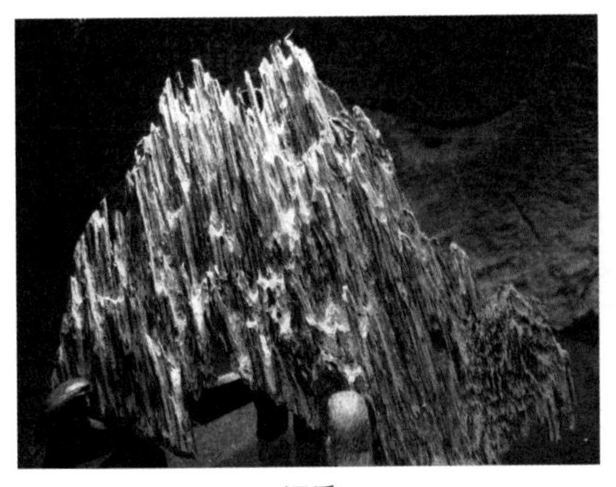

沉香

五芝地仙金髓丹

【处方】人参60g，生白术60g，云苓90g，甘菊60g，枸杞60g，生地黄180g，麦冬90g，陈皮60g，葛根60g，蔓荆子60g，神曲90g。

【制法】上药为细末，炼蜜为丸，如绿豆大。

【用法用量】每服9g，白开水送服。

【功能主治】充实五脏，润泽肌肤。

【附记】本方以人参、白术、云苓益气健脾、充养肌肤；枸杞、大生地、麦冬养阴滋液、润养肌肤；甘菊、蔓荆子疏风散热，其中甘菊可疗皮肤死肌，蔓荆子能令人光泽滋润；配以陈皮、神曲理气消滞，以防滋腻太过。常服此方，可充养五脏，润肤泽面，常葆青春。

胡桃丸

【处方】补骨脂、杜仲、萆薢、胡桃仁各 120g。

【制法】先将补骨脂、杜仲、萆薢三味粉碎成细末，次入胡桃膏拌匀，再捣千余下，为丸，如梧桐子大。

【功能主治】有益精补髓，强筋壮骨，延年益寿，滋润肌肤，悦心明目。主治皮肤不荣少华。兼治白癜风、银屑病等皮肤病。

【用法用量】每次服 30~50 丸，空腹温酒或盐汤送下。

沃雪汤

【处方】生山药 45g，牛蒡子 12g（炒捣），柿霜饼 18g。

【制法与用法】先煮山药、牛蒡子，汤成去滓，再入柿霜饼泡溶，饮食之。不拘时。

【功能主治】清补肺脾，丰肌泽肤，止咳平喘。凡因肺脾气阴不足而引起的虚热，劳嗽，饮食懒进者，皆可辅饮此汤。

【附记】山药、柿霜饼味甘而补益肺脾；牛蒡子清肺止嗽，又可下气平喘。故本方除可润泽肌肤外，对虚劳之咳喘亦颇为相宜。

薯蓣饮

【处方】生怀山药 120g（切片）。

【功能主治】润肺补脾，滋润肌肤，益肾固肠。凡因肺阴虚亏而引起的劳瘵发热，或咳喘，自汗乏力，以及由于脾肾气虚水道不利等，皆可饮用。

【用法用量】用水煮汁两大碗，代之以茶饮，不拘时，徐徐温饮之。

【附记】山药是美容养颜的佳品，元代李杲说“治皮肤干燥以此物润之。”李时珍也曾写道：“山药能润皮毛。”可见山药有很好的滋养皮肤、美容养颜的效果。山药补益力虽缓，然药性平和，为药食两用之品，《神农本草经》载其“久服耳目聪明”，有“轻身，不饥，延年”之功，故为美容保健之良品，经常服用，能延年驻颜。现代研究表明，山药主要含有薯蓣皂苷元、皂苷、黏液质、胆碱、淀粉、糖蛋白、游离氨基酸、维生素C等多种成分，具有一定的降血糖作用，可以抗氧化，预防和减少色斑，还可增强机体免疫功能，改善体质。

滋燥养容汤

【处方】酒当归6g，生地黄、熟地黄、白芍、黄芩、秦艽各4.5g，防风3g，甘草1.5g。

【功能主治】养阴润燥，活血祛风。主治皮肤干燥、皲裂、瘙痒，毛发干枯不泽，头皮屑多，爪甲枯燥无光泽。也可用于血虚风燥型银屑病、慢性荨麻疹，服用化疗靶向药后皮肤干燥、脱屑、皲裂等。

【用法用量】水煎服，每日1剂。

菟丝天冬汤

【处方】菟丝子30g，天冬、金毛狗脊各15g，冬瓜皮、威灵仙、陈皮各10g。

【功能主治】滋阴补肾，润泽肌肤。使面容光滑。

【用法用量】水煎服，每日1剂。

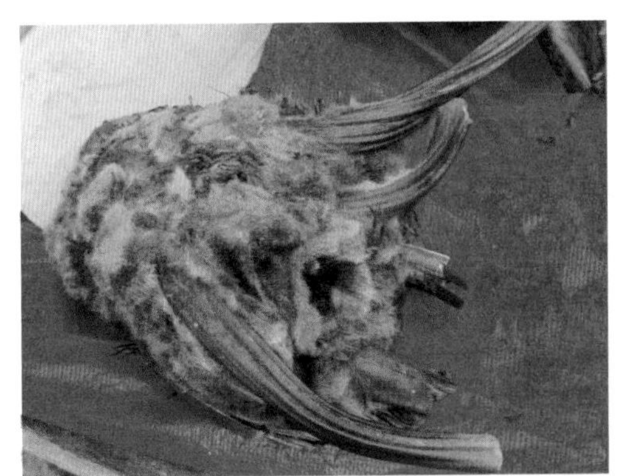

金毛狗脊

莲子龙眼汤

【处方】莲子、芡实各30g，薏苡仁50g，龙眼肉8g，蜂蜜适量。

【制法】将以上药加水500ml，微火煮1小时即成。

【功能主治】健脾益气，补血润肤，白面美容。用于荣润面容，使粗糙、黝黑的皮肤逐步变得洁白润滑、细腻，还能消除或减少部分皱纹。

【用法用量】用少许蜂蜜调味，1次服完，将莲子与汤同吃。

人参润肤汤

【处方】人参、黄芪、白术、炙甘草、当归、肉桂、陈皮各30g，白芍90g，熟地、五味子各22g，茯苓10g，远志15g，生姜2片，大枣3枚。

【功能主治】益气补血，养心宁神。具有温补气血功效。用于心脾不足，气血两亏，形瘦神疲，食少便溏，病后虚弱。

【用法用量】水煎服，每日 1 剂。也可丸制，为“人参养荣丸”，每服 9g，每日 2~3 次，温开水送服。

当归补血汤

【处方】黄芪 30g，当归（酒炒）6g。

【用法用量】水煎服，每日 1 剂。

【功能主治】益气生血。

【附记】本方是补气益血的代表方。通过益气补血，可使人气血充足，容颜自然红润光泽。

4. 洗浴方

永和公主药澡豆

【处方】白芷 60g，白蔹、白及、白附子、茯苓、白术、鹿角胶各 90g，桃仁、杏仁各 25g，沉香 30g，麝香 15g，大豆面 250g，糯米 100g，皂荚 5 只。

【制法】桃仁、杏仁汤浸去皮，麝香细研。以粟米（小米）煮饭，取其清汁制成浆水 3 大盆，烧沸，纳鹿角胶溶于浆水中，复与糯米，和胶清煮作粥，薄摊晒干，和药一匙，捣细为散，取大豆面重新和，搅拌均匀。又取白酒半盏、白蜜 60g，加热，令蜜消。即一匙倾入澡豆内，拌之令匀，晒干。

【功能主治】润泽肌肤，祛斑增香。经常用之擦洗面部和双手，可使人肌肤白净、细腻而富有光泽。

【用法用量】常以适量澡豆洗手面。

【注意事项】本方含有麝香，孕妇禁用，以防流产。

崔氏澡豆方

【处方】白芷 210g，川芎、葳蕤（玉竹）、白术、冬瓜仁、皂荚末各 150g，蔓荆子 100g，栀子仁、瓜蒌仁各 150g，荜豆（豌豆）150g，猪脑 50g，桃仁 50g，鹰屎 3 枚，商陆 90g。

【制法】诸药捣末，冬瓜仁、桃仁、栀子仁、瓜蒌仁分别捣如泥，猪脑、鹰屎合捣令相得，然后下诸药。更捣令调，以冬瓜瓢汁和为丸。

【功效主治】爽洁润肤，祛斑除皱。

【用法用量】每洗面，用浆水，以此丸当澡豆用讫，敷面脂如常妆饰，朝夕用之，亦不避风日。

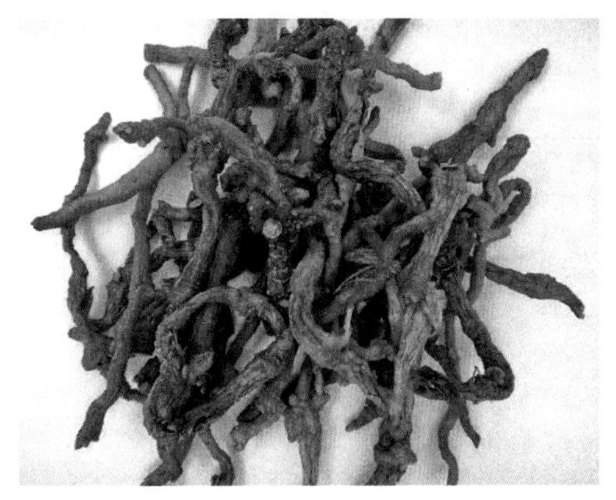

玉竹

千金翼澡豆方

【处方】丁香、沉香、青木香、钟乳粉、珍珠、玉屑、蜀水花、木瓜花各90g，茉莉花、梨花、李花、红莲花、樱桃花、旋覆花、白蜀葵花各120g，麝香1株。

【制法】捣诸花，别捣诸香，珍珠、玉屑分别研成粉，合和大豆末7合，研之千遍，极细，密贮勿泄。

【功能主治】润泽肌肤，增白添香。

【用法用量】常用洗手面，作妆。

三、针灸、按摩等外治方法

《灵枢·邪气脏腑病形》曰:“十二经脉，三百六十五络，其血气皆上于面而走空窍……其气之津液，皆上熏于面。”经脉均循行于面，其气血津液又荣养、滋润于面，使面部皮肤莹润、细腻、富有光泽。反之，经脉衰竭，气血津液不能滋养于面，则表现面枯焦竭之象。

针灸美容，是以中医经络学说为基础，通过针刺、艾灸的方法适当刺激某些特定穴位，并运用迎、随、补、泻的手法以激发经气，可使人体的新陈代谢旺盛，面部的血液循环加快，激发经络气血的运行，借以协调脏腑，疏通经络，调理气血，濡养面部肌肤，达到美颜润泽的目的。

不同于治疗疾病，针灸美容更侧重于滋养、调节，施针、选穴多以具有补益调和功效的穴位为主。气血调和，则可以发挥对五脏六腑、四肢百骸的营养作用，令皮毛得以滋养，肌肤得以润泽，除了保持面部的红润、光泽外，还可以消除皮肤粗糙，延缓衰老，防皱除皱。

（一）体针

1. 配穴 1——保湿润肤

【取穴】天牖、印堂、阳白、四白、太白、复溜、养老、合谷。

【操作方法】天牖、复溜、养老、合谷均可用 28 号 1.5 寸毫针刺入 0.8 寸左右，养老还可以斜向外关刺入近 1.5 寸，印堂以 30 号 2 寸长毫针直上或向两额角做伞面透刺，得气留针 30 分钟。阳白、四白均用 30~34 号，1~1.5 寸毫针，以 30° 角轻快地刺入皮肤浅层，然后将针柄沿皮缓缓推入。阳白穴先向上星方向透入 1 寸，得气行针 30 秒后，提针至皮下，再向印堂方向透入，得气留针。四白向上或向眼角透至目眶，酸胀为度。太白以艾条悬灸为宜，亦可以温针灸。灸时，坐床上，两足底相对并拢，悬灸 30 分钟，以温热而不灼人为度。

2. 配穴 2——缓解皮肤干燥

【取穴】天牖、复溜、养老、合谷、足三里。

【操作方法】穴位常规消毒后，选用 28~30 号 1 寸毫针，常规针刺，行平补平泻法。每日或隔日 1 次，10 次 1 个疗程，疗程间隔 5~7 天。脾胃虚弱配脾俞、胃俞；肾气不足配关元、肾俞、太溪；肝肾阴虚配肝俞、肾俞、三阴交；肝气郁结配膻中、期门、太冲。可缓解皮肤粗糙，使皮肤红润光泽、白皙柔滑、富有弹性。

3. 配穴 3——润肤增白

【取穴】足三里、合谷、公孙、太冲、神门、心俞、肝俞、脾俞。

【操作方法】每次选取穴 2~4 个，留针 30 分钟，10 次为 1 个疗程。

4. 配穴 4——润肤除皱

【取穴】心俞、肝俞、肾俞、行间、三阴交、照海、足三里、合谷、中脘、风池、丝竹空、太白、迎香、承浆等。

【操作方法】留针30分钟。隔日1次，10次为1个疗程。

5. 配穴5——红润肌肤

【取穴】心俞、小肠俞、肝俞、神门、关元、太溪、血海、膈俞、太冲、合谷、内关等。

【操作方法】每次选取4~6穴，留针30分钟。隔日1次，10次为1个疗程。

（二）润肤三角灸

【取穴】取三角灸穴，以脐眼为上角点，以绳量取两口角间长度，以腹中线为对称轴做等边三角形，所得三点即是。

【操作方法】在三个角位点上各烧置枣核大艾炷3壮，以皮肤红热而不起泡为度。每周1~2次，四季之始各灸1个月。若体质虚弱，腰部酸痛，面灰暗泛黑色，加灸第17椎下5~7壮。三角灸穴是任脉与足少阴、足太阴、足阳明等经脉会聚之处，施以灸罐等可以温元阳，理中、下二焦，鼓动阳明胃多气多血之经脉，上行颜面，润面华颜。

（三）耳穴压籽

【取穴】选取耳穴肺、风溪、耳尖、肾上腺。

【操作方法】每次贴一侧耳穴，2~3天换贴另一侧，两耳交替，疗程与针灸同步。

四、按摩润肤法

皮肤具有丰富的毛细血管网、淋巴管和末梢神经网、皮脂腺，汗腺等，具有保护、代谢、吸收、调节体温、感觉传导等功能。按摩能清除皮肤表层的衰老细胞，改善皮肤的呼吸，有利于腺体的分泌，促进血液和淋巴液的循环，增加皮肤的光泽度和弹性。现代研究表明，用力按摩可使皮肤产生一种叫组胺的物质，这种物质能活跃皮肤的血管和神经，引起毛细血管扩张，加大血液的流速和流量，从而使苍白、萎黄和缺乏弹性的皮肤改变颜色，恢复弹性，提高对温度和机械性刺激的抵抗力。因此穴位按摩可以改善皮肤粗糙、晦暗无光、面色萎黄、雀斑、皱纹等多种皮肤问题。

蜂蜜中加入一定比例的有活血化瘀、通经活络、祛风润燥、解毒除湿等作用的中药，如白芷、当归、金银花，进行面部按摩，可以改善局部血液循环及营养状况，增强皮肤的防御能力及新陈代谢，增加表皮细胞的活力，预防和治疗各种色素斑、皮肤过敏，能够保护皮肤水分，增强皮肤弹性。

1. 皮肤粗糙按摩法

（1）沿膀胱经和督脉经，自大椎至尾骶骨之间中线或旁开 1.5 寸用手掌或毛刷作 5 次以上沿经推擦，并用示、中指在肺俞、心俞、三焦俞、肾俞、命门穴上作点按，每穴各 15 次左右。

（2）在头面部穴位及皱纹区域作轻快按摩。

2. 皮肤晦暗按摩法

（1）沿督脉由上而下用手掌或毛刷推擦 5~10 次。

（2）在足少阴肾经由下而上用手掌或毛刷作推擦 5~10 次。

（3）在足阳明胃经由上而下用手掌或毛刷轻擦 5~10 次，并在足三里穴按揉 1 分钟。

（4）在足阳明胃经头面部穴位及区域作轻柔的按揉和抚摩，如四白、地仓、颊车、头维等穴。

3. 皮肤苍白按摩法

（1）摩腹。以缓摩、顺摩的补法，时间宜长一些，10~15 分钟为宜。

（2）取背部脾俞、肝俞、肾俞为重点，用平稳着实的按揉法，每次 1 分钟左右。

（3）捏脊。自长强穴至大椎穴行 5~7 次，在脾俞、肝俞、肾俞穴上按揉 50 次。

五、刮痧润肤法

1. 配穴 1——调理气血，濡润肌肤

【取穴】中脘穴、滑肉门穴、合谷穴、三阴交穴。

【操作方法】

（1）对所要进行刮痧的皮肤进行彻底清洁。

（2）用长方形水牛角刮痧板的尖端点中脘穴以及滑肉门穴、合谷穴、三阴交穴，每穴点按 30 下。

（3）用长方形水牛角刮痧板对合谷穴以及中脘穴、滑肉门穴、三阴交穴进行刮痧。

（4）用长方形水牛角刮痧板沿背部膀胱经刮拭，由轻到重，直至出痧。

以上程序隔日 1 次，15 次为 1 疗程，疗程间可休息 5 日。

2. 配穴 2——养护皮肤，预防衰老

【取穴】中脘穴、天枢穴、气海穴、足三里穴、三阴交穴。

【操作方法】

（1）对所要进行刮痧的皮肤进行彻底清洁。

（2）用长方形水牛角刮痧板的尖端点天枢穴以及中脱穴、气海穴、足三里穴、三阴交穴，每穴点按 30 下。

（3）用长方形水牛角刮痧板对足三里穴以及中脘穴、天枢穴、气海穴、三阴交穴进行刮痧。

（4）用长方形水牛角刮痧板沿背部膀胱经刮拭，由轻到重，直至出痧。

以上程序隔日 1 次，15 次为 1 疗程，疗程间可休息 5 日。

第四章 中医药美白

从古至今，追求皮肤白皙一直是不少人的目标，民间也有“一白遮三丑”的说法，说的是皮肤白皙的人，外貌上的很多缺点都能被遮盖掉，皮肤白皙的重要性可见一斑。

《汉乐府》名篇《陌上桑》中曰“为人洁白皙，鬑鬑颇有须，盈盈公府步，冉冉府中趋。座中数千人，皆言夫婿殊。”讲的是采桑女罗敷对自己丈夫才貌双全的盛赞。诗歌中明确提到了其丈夫皮肤“洁白”，留给后人无尽的遐想。

目前，美白化妆品的种类和数量在不断增加，人们使用天然的、合成的化学物质美白皮肤，其中包括以涂盖而达到美白效果的化妆品和减少皮肤色素沉着的化妆品。发展至今，市场流通的美白产品主要分为化学类、天然植物类和生物类。

化学类美白剂效果显著，一般以直接破坏黑色素细胞为主要作用途径，但其多具有一定的细胞毒性或对人体具有一定损伤。生物类美白剂来源安全，效果客观，但生产周期较长、产率低、成本高。而天然植物类美白剂来自天然，安全性好，且资源丰富又易得、成本低。

中医药美容有其坚实的理论基础和众多优点，千百年来已被广泛应用于美白护肤。中医药美白，就是在中医理论指导下，运用多种中医药治疗手段，调理脏腑、平衡阴阳，以达到皮肤美白的目的。

第一节 中西医对肤色的认识

一、中医对面色的认识

脸是一个人的门面，人们对面色的关注在一定程度上甚于身体其他部位。一个人的正常面色，要依据此人的体质、年龄，外在时令等多方面的因素综合判断，中医有“常色者，无病之色也”的认识。常色，今天理解为人体健康时面部皮肤的色泽，包括“色”和“泽”两部分。

中国人的正常肤色可以用“红黄隐隐”来描绘，解释为面色红润，隐现于皮肤之内。这种表述将“黄”定为正常肤色，其立论的依据是中国人属黄色人种，大家理论上能理解，心理上却不一定能接受，更多的是希望自己皮肤白皙。古代医家没有提出一个类似于今天“红黄”这样固定的常色，而多以“缟”“白”“罗”形容为皮肤之色。

明代张景岳说：“缟，素帛也。以缟裹五物者，谓外皆白净而五色隐然内见也。”清代黄元御说：“缟，素绢也。……五脏之色，不甚外显，皆如以素绢裹之者，此平人也。”《脉要精微论》：“赤欲如白裹朱，黄欲如罗裹雄黄，即此义也。”清代汪宏说：“夫缟者，白绢也。绢之白，犹肤之白也。绢之光明润泽，犹肤之光明润泽也。光明者，神气之著。润泽者，精血之充。……缟者，肤色也……肤色之白，以包乎其外焉。”“白”通“帛”，“缟”“帛”“罗”，皆指白色的丝织品。可以看出，中医认为，肤之本色是“白色”，而非“黄色”。此亦符合我国的传统文化，清代学者刘鹗在写《老残游记》时曾用“如帛裹朱”来形容人的气色之美：“眉似春山，眼如秋水；两腮醲厚，如帛裹朱，从白里隐隐透出红来”。

二、影响肤色的因素

人们觉得皮肤不白，一部分人是觉得皮肤比较黑而不白，另一些人则是觉得皮肤发黄故而不白。在具体了解如何美白前，我们先来看一下为什么我们的皮肤不白。

人体皮肤的颜色受遗传和外界环境因素的影响，与皮肤中的类胡萝卜素、血红蛋白和黑素的含量和分布均有关，其中与黑素的合成和分布关系最为密切。黑素的合成是一个很复杂的过程，有多种酶的参与，酶在其中的作用可以理解为黑素合成的调节按钮，若起到加速合成作用的酶被抑制，黑素合成减少，则皮肤黑素量相应减少，皮肤颜色便能变浅、变白。肤色的形成是一个很复杂的过程，受多种因素的影响，主要有以下几大因素。

（一）遗传因素

不同人种或相同人种不同个体之间，其胡萝卜素、血红蛋白和黑素的含量和分布均不同，肤色也就各不相同。父母双方皮肤均较白，则子女原本的皮肤也相对白皙；若父母一方白皙，一方偏黑，则子女的肤色多为二者的中和。

许多色素性疾病均有家族史，如白化病、白癜风、雀斑、黄褐斑等，这是肤色受遗传因素影响的另一个表现。

（二）内分泌因素

内分泌对黑素的合成与抑制起到举足轻重的作用，其本身又受多种因素的影响，如精神因素、睡眠状况等。情绪不佳、疲劳等均会影响人体内分泌平衡，导致内分泌紊乱，削弱对黑素分泌、合成、运输等各环节的调节作用，从而影响肤色。

（三）氨基酸和维生素

酪氨酸、赖氨酸和色氨酸等是黑素合成所必需的氨基酸，缺乏可影响黑素合成。维生素A缺乏可使毛囊角化，黑素合成增加；烟酸缺乏可增加皮肤对光的敏感性，而促进黑素合成；维生素C是还原剂，能使黑素代谢的中间产物形成还原型的无色素物质，使黑素合成减少，肤色变浅，有增白功效；维生素E是抗氧化剂，可协同维生素C减少黑素的合成；类胡萝卜素摄入过多则可使皮肤呈黄色。

（四）紫外线

紫外线（通常用UV表示）是太阳光中波长最短的一种光波，约占太阳光总能量的6%，也是太阳光中对人体伤害的主要波段。UV引起皮肤色素沉着是表皮内黑素增加或再分布的结果，是皮肤美白的大敌，因此，晒太阳能使皮肤变黑。特别是靠近赤道处的太阳中紫外线更强，能使人变得更黑，如海南三亚的人们普遍皮肤较黑。

（五）微量元素

铜、锌离子在黑素合成中起辅酶作用，铜离子的数量与黑素的形成能力成正比，血清铜水平增高可促进黑素的合成，铜、锌缺乏则可使动物皮肤、毛发变白。

（六）微生态失衡

近年来有人对黄褐斑色斑区菌群的分布情况进行研究，发现一些产色素微球菌尤其是产生褐色、橘黄色的微球菌显著增加。适当的温度能促进产色素微球菌产生色素，并加快增殖。

（七）炎症

皮肤炎症也会影响肤色，其炎症反应中炎症细胞释放的炎症因子也会使黑素合成增加。这是炎症性皮肤病（最常见的如面部痤疮，俗称青春痘）好转后常留下色素沉着的原因。

（八）药物和化妆品

某些药物，如抗癫痫药和米诺环素等光敏药，以及含有银、汞、铋、砷、铅、金等金属的药物可诱发皮肤色素沉着。某些化妆品亦含有光敏物或重金属，以上药物和化妆品若使用不当，均可诱发皮肤色素沉着。

三、局部肤色问题

（一）黑眼圈

“黑眼圈”或“熊猫眼”并不是一种正式的医学术语，只是现代人根据其外观形态给予的命名，西医称之为“眶周着色过度症”，是指双侧眶周上下眼睑皮肤外观颜色较正常皮肤相对深，呈青黑或紫黑色、环形，一般以下眼睑为主，状如熊猫眼为特征。外观给人以一种消极、悲伤、疲劳之感。

中医古籍对于此病有记载，将其描述为“目黯黑”“睑黡”“目胞黑”等。《目经大成》首先提出此病证名，并描述其症状“两目无别弊，但上下外睑煤黑，有如淡墨沉于旧棉纸。望之若米家山水，烟雨空蒙”，且提出了“目黯黑”这一症名。

西医认为遗传体质、睡眠不足或过度疲劳、静脉曲张、外伤、色素沉着、化妆品色素渗透、妊娠及月经、营养不均衡、饮用咖啡、吸烟、饮酒、慢性鼻炎、哮喘、湿疹、药物、情绪、皮肤缺水或干燥等均可导致“黑眼圈”的形成。

中医对“黑眼圈”的病因病机认识则根据中医眼科“五轮学说”来阐述。从部位来说，眼胞部位在脏属于“脾”，脾主生化，若脾虚则致生化不足，故气血不能上营于目，目无气血之滋养，则成黯黑。如脾气虚弱，则痰湿内生，而阻塞经络，皆使眼睑内血流不畅，也可出现眼圈青黑。且肺主宣发肃降，通调水道，脾主运化。肺脾气虚，则津液输布失常，痰浊内停，蓄于胞睑，阻滞络脉，而致目周青黑。而“肝”开窍于目，且“久病入络”，“肝藏血”“脾统血”“心主血”，肝气瘀滞而血行不畅。《眼科集成》曰“气郁血滞，伏火邪风，挟瘀血而透于眼胞眼堂，隐隐现青黑之色气”。就经络来说，“心经”有支系上系“目系”，若心脉血行不畅，则血液凝滞于目周，所以此病与心也有关。

另外，“乙癸同源、木火相生”，肝肾需兼顾。肝经直接上系于目，肝血虚、肝阴虚均可致目失所养。肝开窍于目，在色为青。肾藏精，在色为黑，其精气通过对任脉的充盈而上荣于目，任脉从咽喉部上行后，经过两侧面颊至目眶下，若肾阴虚所致双目失养，则可浮现肾之本色黑于目周。

《医宗必读》:“水虽制于脾，实则统于肾，肾本水脏，而元阳寓焉。命门火衰，既不能自制阴寒，又不能温养脾土，则阴不阳而精化为水，故水肿之证多属火衰也。”过度房劳可致肾阳虚衰，肾的气化功能失司，体内水饮停留于体内，体表可集聚于眼下，生为眼袋，色黑，则为黑眼圈。饮食不洁，作息颠倒，引起脾阳亏虚，脾主运化，运化失司，水饮内停，若水饮聚于胞睑，则为黯黑色。

所以，要治疗“黑眼圈”，不仅仅是一个简单的疾病，需要五脏辨证，与心、肝、脾、肺、肾皆有关。

（二）脖子、皮褶处黑

一些白白胖胖的孩子，脖子、胸部、腋下、腹股沟褶皱处、肘关节、手背的指关节等处的皮肤总是黑黑的，皮肤粗糙，就像几年没洗澡积存的污垢一样。家长协助清洗却洗不干净，究其原因，其实是肥胖的孩子容易得一种叫黑棘皮病的疾病，它以皮肤色素增生，变成黑色、棕色或褐色为特征，伴有皮肤过度角化、疣状增生。调查显示，肥胖儿童患黑棘皮病的比例约为 5%~10%，重度肥胖儿童为 50%~70%。黑棘皮病是高胰岛素血症和胰岛素抵抗的皮肤标志，主要与肥胖儿童存在高胰岛素血症有关。可以说黑棘皮病是儿童 2 型糖尿病的预警信号，是 2 型糖尿病的前期状态，虽然肥胖儿童从出现黑棘皮症状直到发展为 2 型糖尿病尚需要一定时间，但是肥胖儿童如果已经患此病，说明问题已经比较严重，必须及时治疗。在医生的指导下积极控制体重，合理饮食和增加运动，有效减肥。多数孩子的情况能够逆转，安全地渡过这个关口。

（三）臀部局部发黑

一些长期久坐办公的人或者长期卧床的人会发现屁股两边有对称性的两个黑印，摸上去还有点粗糙，大多在洗澡时发现，明明脸上还是白白净净的，这是为什么呢?

其实不论男女，骨盆的下方都有两个大结节，这两个大结节叫作坐骨结节，是让我们能坐下来并且保持稳定的关键。当我们坐下时，两个结节刚好位于大家发现黑印的地方。由于年复一年、日复一日地挤压，这部分皮肤为了保护自己，角质层会不断增厚。角质层本身是透明的，但增厚之后会自然而然地与原先的肌肤产生色差。若平时穿着的裤子不够透气，布料粗糙，反复摩擦也会加重这一情况。另一方面，久坐时屁股上血液流通较差，很容易出现局部缺血，所以时间久了就慢慢黑了起来。

（四）牙齿不白

牙齿是人体最硬的器官，除担负切咬、咀嚼等功能外，还起着保持面部外形和辅助发音的作用。从组织结构来看，牙齿主要由牙本质、牙釉质、牙骨质和牙髓四部分组成。牙本质存在于牙齿内部，牙釉质存在于牙齿外部，同时口腔中牙釉质表面还覆盖着一层由唾液蛋白、碳水化合物和脂类组成的薄膜。随着年龄的增长，牙釉质受到持续的外界机械摩擦或化学作用的影响会变得越来越薄，同时某些破损部位也会使牙本质暴露从而导致整颗牙齿颜色变深。此外，人们吸烟、饮茶、喝咖啡及食用有色的食物时也会导致牙齿逐渐染色。

四、中医美白原理

皮肤白皙是众多人的追求。除了天生的皮肤黑外，从中医角度看，不白往往是身体健康欠佳，脏腑气血失调，处于亚健康状态的表现。所以，美白不但要注重局部皮肤的美白护理，还要强调内外结合的整体调理。因此中医药美白也受到了很多人的欢迎，常见的美白方法如下。

（一）取象比类，以色治色

以色治色理论是在中医取象比类法理论指导下创立的皮肤病直观论治法，即是以药物之外观色泽反其皮损颜色的治疗方法。常有以黑治白，以白治黑之分。

在中医药美白方面，常运用白色的药物来达到美白的效果。如白丁香、白僵蚕、白附子、白牵牛、白芷、白及、白蒺藜、白茯苓、白术、白蔹、白檀、天花粉、滑石、轻粉、白梅、白矾等。其中黑白既指药物的颜色也指五色对应的五脏。《素问·五脏生成篇》说："色味当五藏，白当肺、辛，赤当心、苦，青当肝、酸，黄当脾、甘，黑当肾、咸。"张景岳在《景岳全书》中更是提到"以五色分五脏，其理颇通"。

中医五行学说"金（肺）水（肾）相生"的原理，以及"白色入肺、黑色入肾"的五色配五脏理论，用黑色类药物治疗色素减退性皮肤病，用白色类药物治疗色素增加性皮肤病，是有理论依据的。

中医药运用以白治黑，发挥美白效果的较多，从中医象形学来说，带白的药物一般具有增白润色的作用。其一，从五脏五色与五行相生相克关系的理论来探讨中药色象的治疗学原理，用白色类药物治疗色素增加的皮肤病：白色药入肺，肺金生水，以消肾水本色之病（黑）；又肺主皮毛，可使药物走表而达肌肤。五色、五脏与五行之间的关系，充满了辩证法的思想。其二，白色药物可用"以白掩黑"来阐述白色药物的遮瑕功能。其三，从白色药物药性来看，大部分入肺、胃、肝、大肠经，与皮肤病发病所涉及的主要脏腑相吻合，因此白色药物可悦泽人面、长肌润肤、驻颜美容。

（二）整体调理

西医美白多采用外治法以治标为重，虽有疗效快的优点，但毒副作用明显，且疗效很不稳定。中药美白采用整体调理，以治本为主，毒副作用小，疗效也相对稳定。中医认为，皮肤是机体的一部分，它与脏腑、经络、气血等有着密切的关系，只有脏腑功能正常，气血充盈、经脉通畅，肌肤才会自然光洁白皙。美白类中药主要以增白肤色为主要功用，通过活血化瘀、疏肝理气、补益脾肾、祛风解毒来达到美白的效果。通过调节体内环境从而改善皮肤的颜色质地，这是一个非常传统，但是有效的方法。

第二节 美白方法

一、饮食调理

（一）美白食物

明代医学家李时珍：“饮食者，人之命脉也。”如何正确地饮食不仅关系到人们的健康，更影响其气血、体质。久而久之人们的外貌、形态也会发生变化。天然食物中含有各种不同的美容营养素，如可防晒的、可促进胶原蛋白产生的、可避免色素沉淀的、可美白的等。只要掌握营养与美容知识，了解美丽与营养的关系，进而改善肌肤容颜，在充分享受生活的同时，也能追求美丽。下面介绍一些具有美白功效的常见食物。

1. 樱桃

樱桃自古以来就是美容果。樱桃汁能帮助面部皮肤嫩白红润、祛皱清斑。樱桃不仅富含维生素 A，而且含铁极其丰富，是山楂的 13 倍、苹果的 20 倍。除了含铁量高之外，它还含有平衡皮质分泌、延缓老化的维生素 A，帮助活化细胞、美化肌肤。

2. 石榴

娇艳欲滴的红石榴已经被证实具有很强的抗氧化作用。它含有一种叫鞣质酸的成分，可以使细胞免于受环境污染、UV 射线的危害，滋养细胞，减缓肌体的衰老。有研究表明，鞣质酸在防辐射方面比红酒和绿茶中含有的多酚更“厉害”。

3. 橄榄

早在古希腊时代，橄榄树就是生命与健康的象征，除了可以作为健康食品食用之外，更有突出的美容功效。由树叶到果实，橄榄树全身都能提炼出护肤精华。橄榄叶精华有助皮肤细胞对抗污染、紫外线与压力引致的氧化；而橄榄果实中则含有另一强效抗氧化成分——酚类化合物，它与油橄榄苦素结合后，能提供双重抗氧化修护。

4. 葡萄

葡萄含有大量葡萄多酚，具有抗氧化功能，能阻断游离基增生，有效延缓衰老；它还含鞣质酸、柠檬酸，有强烈的收敛效果及柔软保湿作用。另外，葡萄果肉蕴含维生素 B_3 及丰富矿物质，可深层滋润、抗衰老及促进皮肤细胞更生。

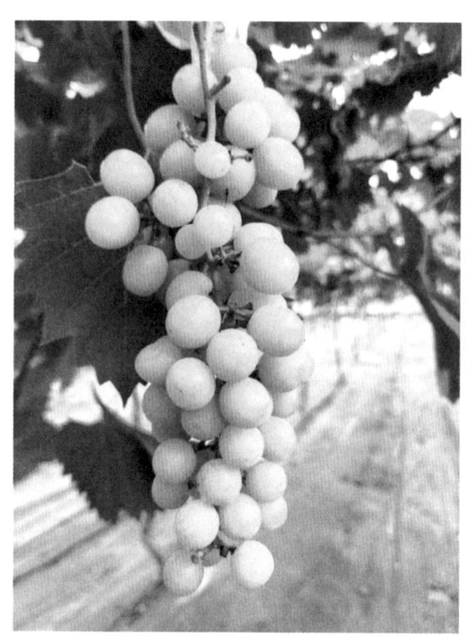

葡萄

5. 柠檬

柠檬中含有维生素 B_1、维生素 B_2、维生素 A 等多种营养成分。此外，还含有丰富的有机酸、柠檬酸，具有很强的抗氧化作用，对促进肌肤的新陈代谢、延缓衰老及抑制色素沉着等都十分有效。

6. 杏

杏不仅具有明艳的外表，而且富含糖类、果酸、膳食纤维、黄酮类物质、维生素 A 及铁、磷、锌等矿物质元素，苦杏仁苷（维生素 B_{17}）含量尤其丰富，具有良好的柔润滋养效果。

7. 柚子

研究证实，长期吃柚子能令女性比男性看起来年轻。现在，柚子中含有的一种柠檬酸已被普遍应用于护肤领域。这种成分能帮助死皮细胞代谢和排出，从而使皮肤恢复光滑、重现光彩。

8. 草莓

草莓富含抗氧化剂维生素 A 和维生素 E。除此之外，任何含维生素 A 的营养品都是出色的“皮肤修复者”，它能促生一种胶原质的组织，而这种组织能保持皮肤水嫩润滑。

9. 芒果

芒果含有β-胡萝卜素。而身体可以把β-胡萝卜素转换成维生素A，维生素A是使皮肤自愈的根本营养素。

10. 木瓜

木瓜蛋白酶作为一种表皮脱落剂，能消除坏死的细胞，提升皮肤润滑效果。

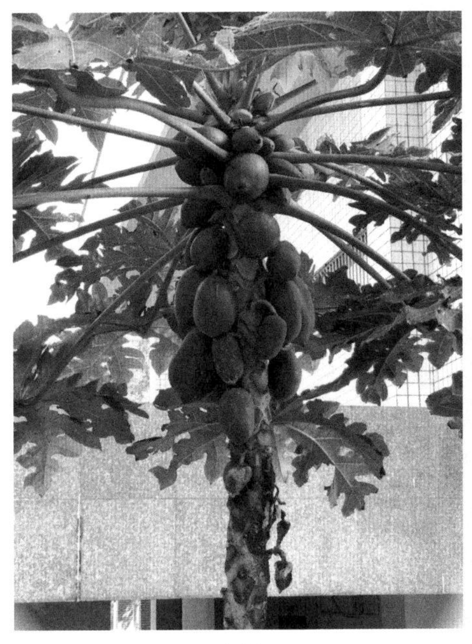

木瓜

11. 红枣

红枣为中国自古相传的补养佳品，食疗药膳中常加入红枣补养身体、滋润气血。红枣中含有丰富的维生素和铁等矿物质，能促进造血，防治贫血，使肤色红润。加之枣中丰富的维生素A和环磷酸腺苷能促进皮肤细胞代谢，使皮肤白皙细腻，防止色素沉着，达到护肤美颜效果。

12. 银耳

银耳在中国历代医书中都记载有润肺滋阴的作用，特别适合广大女性朋友食用。中医认为肺主人之皮毛，所以长期服用可以达到滋润皮肤的作用。现代医药研究更发现，银耳含有丰富的植物胶质和真菌多糖，有祛斑和提高免疫力的功效。

13. 杏仁

杏仁中含有丰富的脂肪油可使皮肤角质层软化，中医也认为肺主人之皮毛，杏仁有宣肺润肺的功效，所以杏仁有显著的润燥护肤作用。同时，杏仁里富含的维生素E还有很好的抗氧化、抗衰老的作用。

14. 豆类

豆类食物因其中富含易吸收的植物蛋白质而为大家所熟知，其实豆类中还含有一种其他食物中少有的异黄酮的物质。这种物质有与雌性激素相似的结构，可以弥补女性体内雌性激素的不足，稳定激素水平，从而起到改善皮肤弹性和水分的作用。

15. 番茄

番茄含有丰富的番茄红素。番茄红素可以有效地清除人体内的自由基，保持细胞正常代谢，预防衰老。同时，番茄红素还可大大改善皮肤过敏症状，消除因皮肤过敏而引起的皮肤干燥和瘙痒感。

16. 胡萝卜

胡萝卜被誉为“皮肤食品”，能润泽肌肤。胡萝卜含有丰富的果胶物质，可与汞结合，使人体里的有害成分得以排出，肌肤看起来更加细腻红润。它含有的胡萝卜素，可以抗氧化和美白肌肤，预防黑色素的沉淀，并可以清除肌肤的多余角质，它也含有抗氧化不能少的维生素E。

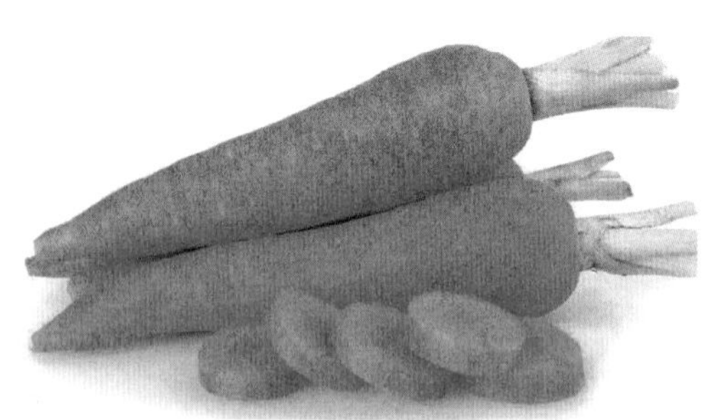
胡萝卜

17. 黄瓜

黄瓜味道鲜美，脆嫩清香，备受瘦身人士的推崇。而且它富含人体生长发育和生命活动所必需的多种糖类和氨基酸，以及丰富的维生素，为皮肤、肌肉提供充足的养分，可有效地对抗皮肤老化，减少皱纹的产生。所含丰富的果酸，能清洁美白肌肤，消除晒伤和雀斑，缓解皮肤过敏。

18. 红薯

红薯中丰富的膳食纤维和果胶能刺激消化液分泌及肠胃蠕动，从而起到通便排毒的作用。另外，现代科学研究发现，红薯中还含有一种很强的抗氧化物质花青素，它能清除体内的自由基，从而达到抗衰老、抗辐射、保护皮肤的作用。

19. 蜂蜜

蜂蜜不仅能供给皮肤养分让皮肤具有弹性，消除色素沉着，还能杀灭或抑制附着在皮肤表面的细菌，促进上皮组织再生。同时，蜂蜜有很强的抗氧化作用，每日早、晚各服天然成熟蜂蜜20~30g（大约一到两汤匙），就可增强体质、滋容养颜，使女士们更健康美丽。

20. 牛奶

牛奶营养丰富，含有高级脂肪、各种蛋白质、维生素、矿物质，特别是含有较多B族维生素，它们能滋润肌肤，保护表皮、防裂防皱，使皮肤光滑、柔软、白嫩，从而起到护肤美容的作用。

（二）美白药膳

中医认为“有诸内必形诸外”，表明肌肤可以呈现出内脏功能状态，如若脏腑功能正常，则肌肤红润、健康；如若脏腑功能失调，则肌肤呈现出粗糙、晦暗等。气血是滋养皮肤，促使面容保持良好状态的基础。因此应注重机体内调，确保脏腑功能正常，保持容颜不衰。

甘蔗木瓜猪蹄汤

【配方】甘蔗30g，木瓜1个，猪脚1只，枸杞少许，姜片适量，盐少许。

【制法】①猪蹄切块飞水捞出，甘蔗去皮切段，荸荠切开，姜切片，木瓜切丁；②锅中放清水开锅后，放入猪蹄滚开后改小火，放入姜片煲40分钟；③放入甘蔗、荸荠再煲10分钟后放入木瓜、枸杞，最后加少许盐调味即可。

【功用】增加肌肤的弹性。猪脚含有丰富胶质，每天持续摄取5g的胶原蛋白可增加肌肤的弹性，减少细纹，让肌肤看起来更年轻。

猕猴桃色拉

【配方】猕猴桃3个，虾仁5个，奶酪粉30g，鸡蛋1个，色拉酱30g，油适量。

【制法】①猕猴桃洗净去皮，对半切开，用挖球器挖出果肉后，做成猕猴桃盅；挖出的果肉切丁；鸡蛋打入碗中搅匀成蛋汁备用；②虾仁洗净，挑去泥肠，依序蘸裹蛋汁之后再蘸奶酪粉，放入热油锅中炸至呈金黄色捞出，沥干油备用；③猕猴桃盅内放入虾仁、猕猴桃肉，淋上色拉酱即可。

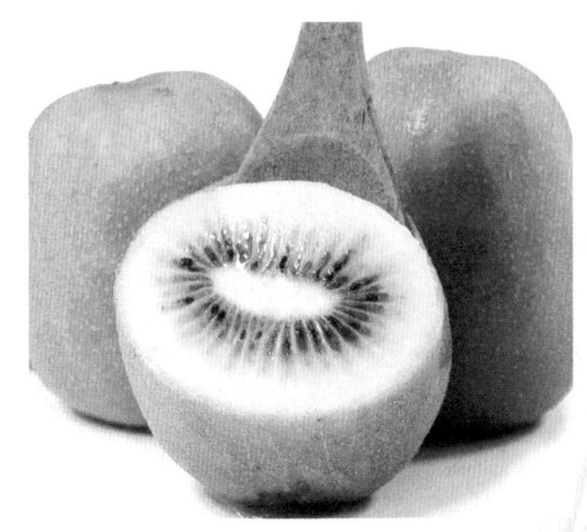

猕猴桃

【功用】帮助肌肤排毒。水果含有丰富的维生素，多吃水果可以帮助肌肤排毒，而猕猴桃有很高含量的维生素C，可干扰黑色素生成，有助于消除皮肤暗沉，让肌肤更明亮。

红糖糕

【配方】烫面200g，红糖适量。

【制法】①烫面按成小圆片；②像包汤圆一样团成小球，按成圆饼状；③制好的小圆饼表面涂抹一层油备用；④锅烧热后注入半锅油，烧至五成热时，下入糖糕生坯；⑤糖糕浮起时，关火再以余温炸5分钟左右，捞出沥油即可。

【功用】加速代谢和美白。红糖被视为美肤圣品，它含有的氨基酸和微量元素可以帮助肌肤排毒，加速痘痘和粉刺的代谢修复，美白肌肤。

蜂蜜红枣茶

【配方】干红枣150g，冰糖50g（或黄片糖），蜂蜜200ml，水350ml。

【制法】①干红枣洗净，将枣切开挖核；②将去核红枣和冰糖放入锅中，加水；③大火煮沸后盖上盖子，转小火煮至汤水收干；④用打蛋器将锅内的红枣搅拌成泥，继续煮至水分收干，成非常黏稠的枣泥状；⑤将枣泥盛入容器中，晾凉后倒入蜂蜜搅拌均匀，密封好放入冰箱保存；⑥饮用时，取适量蜂蜜枣泥，冲入温开水调匀即可。

【功用】使皮肤细嫩有光泽。蜂蜜含有大量易被人体吸收的氨基酸、维生素及糖类，可使皮肤细嫩有光泽；红枣具有活血养颜的功能，能改善冬天手脚冰冷的状况。

薏苡仁牛奶粥

【配方】薏苡仁15g，红豆15g，冰糖20g，低脂鲜奶100ml。

【制法】①用冷水将薏苡仁、红豆浸泡数小时；②将薏苡仁、红豆放入电锅中煮熟备用；③将冰糖放入电锅中，拌至冰糖溶化后，加入低脂鲜奶，拌匀即可食用。

【功用】美白滋润肌肤。薏苡仁加上牛奶，可以让肌肤美白效果更加突出。牛奶滋润肌肤，薏苡仁帮助排水。

二、中药调理

（一）单味中药

白芷

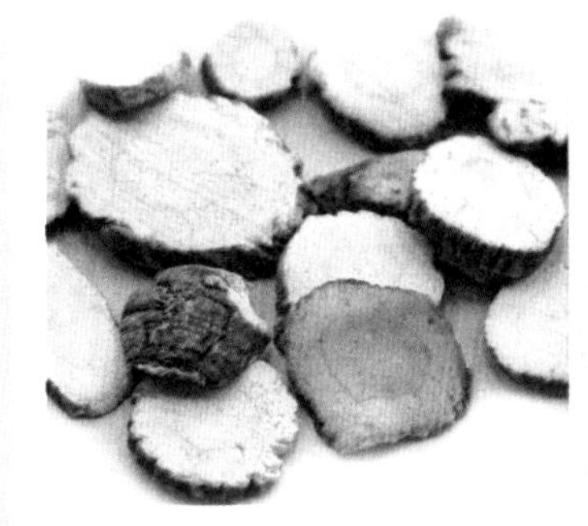

【来源】本品为伞形科植物白芷 *Angelica dahurica*（Fisch.ex Hoffm.）Benth. et Hook.f. 或杭白芷 *Angelica dahurica*（Fisch.ex Hoffm.）Benth.et Hook.f. var. formosana（Boiss.）Shan et Yuan 的干燥根。夏、秋间叶黄时采挖，除去须根及泥沙，晒干或低温干燥。

【性味归经】味辛，性温。归肺、胃经。

【功能主治】解表散寒，祛风止痛，宣通鼻窍，燥湿止带，消肿排脓。用于感冒头痛，眉棱骨痛，鼻塞流涕，鼻鼽，鼻渊，牙痛，带下，疮疡肿痛。

【现代药理】所含的欧前胡素可通过抑制黑素细胞中酪氨酸酶活性或阻断黑素合成信号的传导，治疗预防色斑和黄褐斑，同时还有抗菌、抗过敏作用。白芷素具有显著的活血作用，尤其擅长改善面部血液循环，外用可使面部肌肉丰满，皮肤红润，从而起到美容的效果。自古白芷被称作美容要药，古代美容方多用之。但白芷中欧前胡内酯是一种光敏性物质，在阳光中紫外线的照射下可能会使皮肤产生光敏性皮炎，因此用含有白芷的方药要避免阳光直射。

【道地药材】白芷主产于河南、河北，杭白芷产于浙江、福建、四川等地。白芷产于河南长葛市、禹州市者习称“禹白芷”，产于河北安国者习称“祁白芷”。以选条粗壮、质重、粉性足、香气浓郁者为佳。

【应用】白芷为常用中药，有解表散寒、祛风止痛、燥湿止带、消肿排脓功效，具有美白、生肌润泽及减肥的美容功效。

（1）治黄褐斑　白芷不拘多少，去粗皮，研细末过筛，以洁净猪油和匀，洗面后涂脸，早晚各一次，每次一小时，亦可用于皮肤黑变病。

（2）祛斑增白　白芷、白茯苓、当归、红花、白蒺藜、夜明砂等研末，取适量粉，加蜂蜜调成糊状，外敷患处，每周1~2次，对于祛斑增白效果明显。

白及

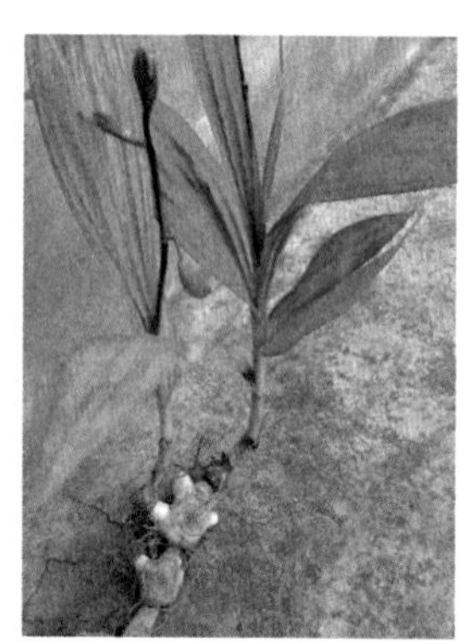

【来源】本品为兰科植物白及 *Bletilla striata*（Thunb.）Reichb.f. 的干燥块茎。夏、秋二季采挖，除去须根，洗净，置沸水中煮或蒸至无白心，晒至半干，除去外皮，晒干。

【性味归经】味苦、甘、涩，性微寒。归肺、肝、胃经。

【功能主治】收敛止血，消肿生肌。用于咯血，吐血，外伤出血，疮疡肿毒，皮肤皲裂。

【现代药理】白及来源于兰科植物白及的干燥块茎，具有祛斑美容、滑肌润面、生发、治疗粉刺的功效。主要含有联苄类、萜类、多糖类及含挥发油等成分。白及富含挥发油、黏液质，抑菌效果较好，外用涂擦，可除斑、消除脸上痤疮留下的瘢痕，让肌肤光滑无痕。

【道地药材】主产于华东、中南、西南及甘肃、陕西等地。以贵州产量最大，质量最好。

【应用】除斑，洁齿，增白润肤。用于黄褐斑，雀斑，粉刺，皮肤皴皱，手足皲裂等，常外用，也常加入面膜中，作悦皮润肤之用。

（1）治黄褐斑　三白退斑膏：白及与浙贝母、白附子研末，调入雪花膏中，早晚各擦一次，逐渐改善面部斑点；或用白及、白芷、白附子、白茯苓、白僵蚕、白蒺藜各9g，皂角3g，共研末，每晚温水洗面后，将药粉用水调成糊状，敷于患处，1~2 小时揭去，祛斑效果较好。

（2）润肤泽面　常与白附子、冬瓜子、白芷、细辛、当归、防风等同研细末，调敷面部，持久使用，可润白皮肤。

白术

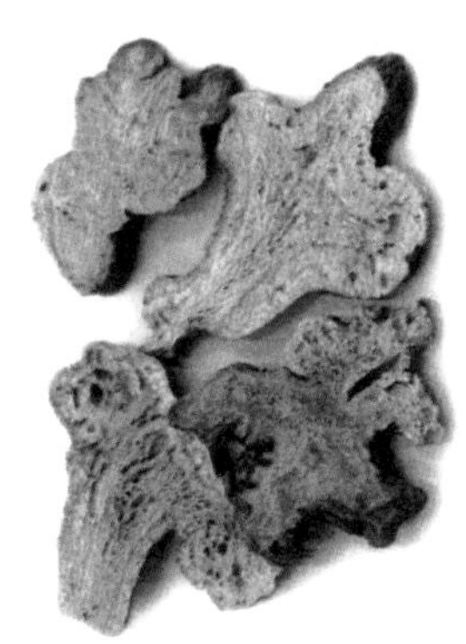

【来源】本品为菊科植物白术 *Atractylodes macrocephala* Koidz. 的干燥根茎。冬季下部叶枯黄、上部叶变脆时采挖，除去泥沙，烘干或晒干，再除去须根。

【性味归经】味苦、甘，性温。归脾、胃经。

【功能主治】健脾益气，燥湿利水，止汗，安胎。用于脾虚食少，腹胀泄泻，痰饮眩悸，水肿，自汗，胎动不安。

【现代药理】白术为菊科植物白术的干燥根茎，具有润肤美白、抗衰老、保湿的功效。可增强免疫力，扩张血管，抗凝血，抑制真菌，抗衰老，抗氧化，降脂，降糖。含有的苍术醇、苍术酮可使机体免疫功能提高，滋补强壮，使肌肤丰满无褶皱，对皮肤致病真菌有一定的抑制作用。《药性论》称："用白术蘸酒（或醋），均匀涂抹脸上，可治雀斑。"

【道地药材】主产于浙江、安徽等地。以个大、质坚实、断面黄白、香气浓者为佳。

【应用】驻颜消斑，久服轻身延年，面色萎黄，面部色斑，面部不泽，须发早白。外用祛斑方常加入，如白醋浸白术。外搽对雀斑也有作用。

（1）治雀斑　醋浸白术方（《肘后备急方》），用米醋浸白术，7 天后用浸泡过白术的醋擦有雀斑的面部。坚持每天擦拭，日久可退雀斑。

（2）祛斑美白　将白术粉、白芍粉、白茯苓各少许，用食醋少许，清水适量浸 20~30 分钟，然后涂于脸面，待水分吸收后洗去，祛斑增白效果明显。

珍珠

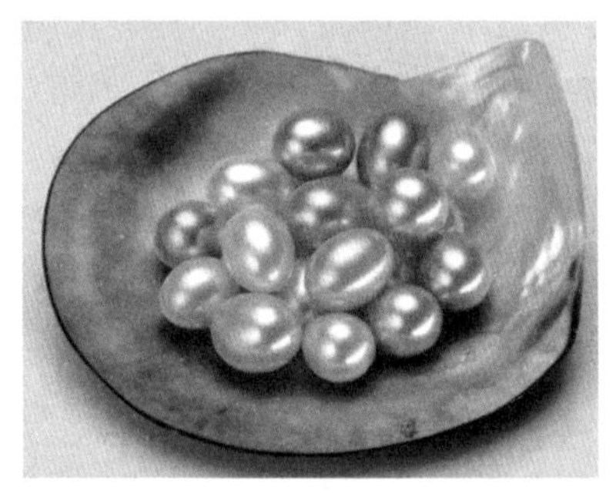

【来源】本品为珍珠贝科动物马氏珍珠贝 *Pteria martensii*（Dunker）、蚌科动物三角帆蚌 *Hyriopsis cumingii*（Lea）或褶纹冠蚌 *Cristaria plicata*（Leach）等双壳类动物受刺激形成的珍珠。自动物体内取出，洗净，干燥。

【性味归经】味甘、咸，性寒。归心、肝经。

【功能主治】安神定惊，明目消翳，解毒生肌，润肤祛斑。用于惊悸失眠，惊风癫痫，目赤翳障，疮疡不敛，皮肤色斑。

【现代药理】抑制自由基，降低脂褐素，抗辐射，抗衰老。珍珠具有抗衰、润肤、白面除斑的功效，含 20 余种氨基酸和蛋白质，大量碳酸钙和微量元素。氨基酸和蛋白质对肌肤有较好的营养和滋润作用，加上微量元素，有抑制脂褐素和清除自由基的作用。润肤白面，驻颜防衰。用于面部皮肤衰老，面部色斑，内服外用均可。现多配入各种养颜方中，起消斑增白之用。目前珍珠粉通过酶解、水解，能增加人体吸收，可配入保健品和化妆品中。

【道地药材】海珠主产于广东廉江；淡水珠主产于浙江、江苏等地。以纯净、质坚、有彩光者为佳。

【应用】

（1）润肤白面　珍珠研极细末，以牛乳和匀，每日敷面，可祛黄褐斑、色斑、酒渣鼻等。

（2）祛斑增白　祛斑面膜粉：将珍珠、白芷、白附子、白僵蚕、当归、泽泻、冬瓜仁、益母草，共研细粉，用时取适量用温水调成糊状，涂于面部待 40 分钟后温水洗去，每周一次，12 次为一个疗程，祛斑效果较好。

（3）珍珠菱角羹　珍珠粉 1g，菱角 50g，冰糖 10g。菱角洗净，煮熟，去壳，剁碎；冰糖打碎成屑。珍珠粉、冰糖、菱角同放炖锅内，加清水 150ml，置武火上烧沸，再用文火炖煮 25 分钟即成。每 2 日 1 次，单独食用。除烦止渴，润肤美容。适合肌肤不润者食用。

蒺藜

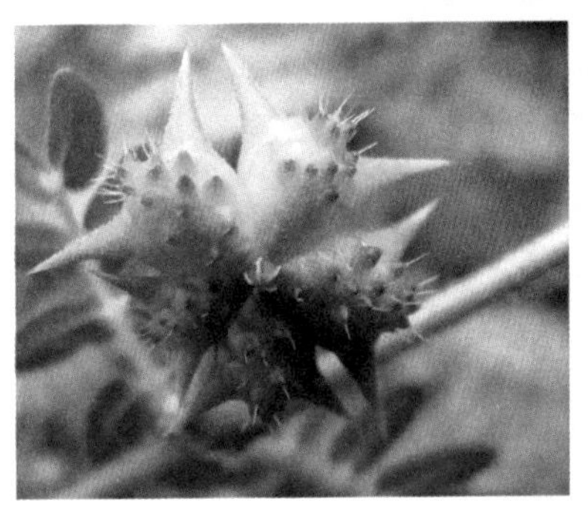

【来源】本品为蒺藜科植物蒺藜 *Tribulus terrestris* L. 的干燥成熟果实。秋季果实成熟时采割植株，晒干，打下果实，除去杂质。

【性味归经】味苦、辛，性平。归肝经。

【功能主治】平肝解郁，活血祛风，明目，止痒。用于头痛眩晕，胸胁胀痛，乳闭乳痈，目赤翳障，风疹瘙痒。

【现代药理】蒺藜能抗动脉硬化，抑制谷氨酸酶，使皮肤变白，能消除自由基和抗脂质氧化，达到抗遗传损伤，延缓衰老的作用。具有祛斑增白、抗皱、保湿的功效，蒺藜提取物低浓度对黑色素细胞、酪氨酸酶有抑制作用。有行气活血，祛斑白面，固牙黑发之功。用于色斑、瘢痕、酒渣鼻，也可配行气活血药，治疗气血不和所致的白癜风。久服明目轻身，可防止牙齿动摇，既可内服也可外用。

【道地药材】主产于河南、河北、山东、安徽等地。以色绿、饱满者为佳。

【应用】治面部黑斑、酒渣鼻。酒渣鼻方（《千金翼方》）：白蒺藜 30g（微炒，去刺），栀子仁 30g，豆豉 30g，木兰皮 240g，共研为末，用醋浆水和之如泥。每晚睡前涂擦，次日早晨，用温水洗净，祛除面部黑斑效果明显。

茯苓

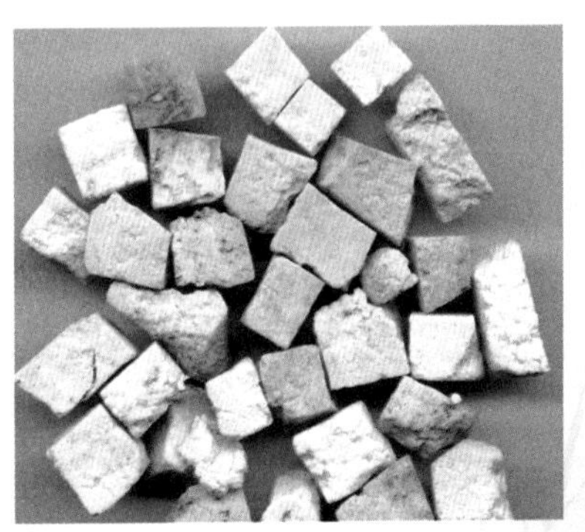

【来源】本品为多孔菌科真菌茯苓 *Poria cocos*（Schw.）Wolf 的干燥菌核。

【性味归经】味甘、淡，性平。归心、脾、肾经。

【功能主治】利水渗湿，健脾，宁心。用于水肿尿少，痰饮眩悸，脾虚食少，便溏泄泻，心神不安，惊悸失眠。

【现代药理】茯苓具有驻颜泽面、祛斑增白、除皱抗衰老等美容功效。含有的茯苓多糖能增强细胞免疫功能，促进新陈代谢，茯苓多糖和茯苓三萜能增强超氧化物歧化酶活性、降低过氧化物酶活性，起到抗氧化、抗衰老的作用；羟脯氨酸能增加皮肤内的胶原纤维起到延缓皮肤衰老的作用；三萜类成分可能是美白活性成分。

【道地药材】主产于云南、安徽、湖北、河南、四川等地。产云南者称“云苓”，质量较优。多于7~9月采挖，挖出后除去泥沙，堆置“发汗”后，摊开晾至表面干燥，再“发汗”，反复数次至现皱纹、内部水分大部分散失后，阴干，称为“茯苓干”；或将新鲜茯苓按不同部位切制，阴干，分别称为“茯苓块”和“茯苓片”。以体重、质坚实、外皮色棕褐、纹细、无裂隙、断面白色细腻、黏牙力强者为佳。

【应用】历代医家认为，茯苓补而不峻，利而不猛，既可扶正（健脾补中、养心安神），又可祛邪（利水渗湿），故将其列为益寿上品。《本草纲目》称它有“安魂定魄，不饥延年”之功。

（1）治面部黑斑　茯苓、白石脂等份，上二味为末，煎之沸涂之，一日3次，长期使用，祛斑效果明显；将白茯苓研成极细末，用白蜂蜜调成膏状。每夜用以敷面，晨起则洗去，主治面色暗黑、色素沉着斑、色斑。

（2）增白润肤　茯苓、冬葵子、柏子仁、瓜瓣各30g，上药为散，每次服2g，每日3次，食后酒送下，具有令面光白的作用。

白蔹

【来源】本品为葡萄科植物白蔹 *Ampelopsis japonica*（Thunb.）Makino 的干燥块根。春、秋二季采挖，除去泥沙及细根，切成纵瓣或斜片，晒干。

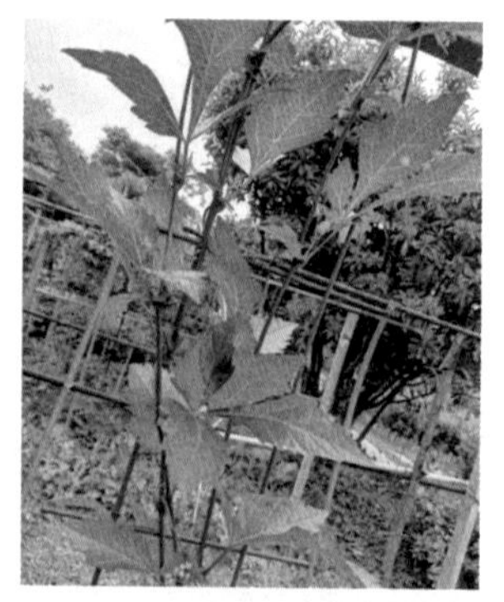

【性味归经】味苦、辛，性微寒。归心、胃、肝经。

【功能主治】清热解毒，消痈散结。用于痈疽发背，疔疮，瘰疬，水火烫伤。

【现代药理】主要含有多酚、蒽醌类等化学成分。药理实验研究表明，白蔹的主要活性为抗菌性，并有抑制黑色素形成等作用。

【道地药材】主要分布于华北、东北、华东、中南及陕西、宁夏、四川等地。

【应用】白蔹具有非常好的美白作用，对于消除皮肤斑点、消除皮肤痘痘有着立竿见影的效果。《药性论》曰：“可治面上疮疱而美白肌肤。”

白附子

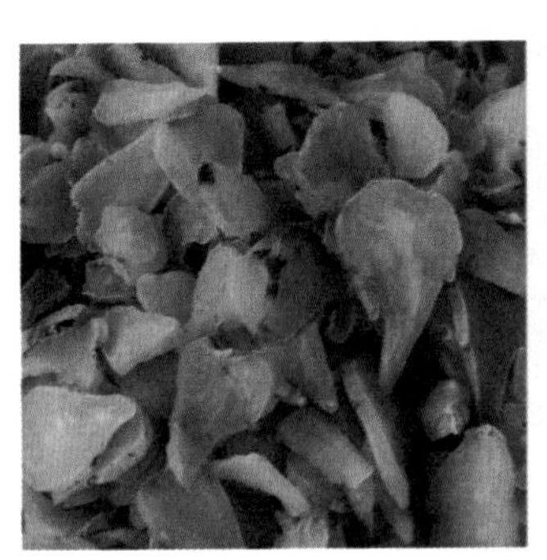

【来源】本品为毛茛科植物乌头 *Aconitum carmichaeli* Debx. 子根的加工品。6月下旬至8月上旬采挖，除去母根、须根及泥沙，习称“泥附子”，加工成下列品种。

（1）选择个大、均匀的泥附子，洗净，浸入食用胆巴的水溶液中过夜，再加食盐，继续浸泡，每日取出晒晾，并逐渐延长晒晾时间，直至附子表面出现大量结晶盐粒（盐霜）、体质变硬为止，习称“盐附子”。

（2）取泥附子，按大小分别洗净，浸入食用胆巴的水溶液中数日，连同浸液煮至透心，捞出，水漂，纵切成厚约0.5cm的片，再用水浸漂，用调色液使附片染成浓茶色，取出，蒸至出现油面、光泽后，烘至半干，再晒干或继续烘干，习称“黑顺片”。

（3）选择大小均匀的泥附子，洗净，浸入食用胆巴的水溶液中数日，连同浸液煮至透心，捞出，剥去外皮，纵切成厚约0.3cm的片，用水浸漂，取出，蒸透，晒干，习称“白附片”。

【性味归经】味辛，性温；有毒。归胃、肝经。

【功能主治】祛风痰，定惊搐，解毒散结止痛。用于卒中痰壅，口眼歪斜，语言涩謇，痰厥头痛，偏正头痛，喉痹咽痛，破伤风；外治瘰疬痰核，毒蛇咬伤。

【现代药理】主含次乌头碱和化学结构尚未确定的关附甲素、关附乙素、关附丙素、关附丁素和关附戊素以及 β- 谷甾醇、油酸、亚油酸、棕榈酸等。具有抗心律失常、消炎镇痛等作用。

【道地药材】四川江油为道地产地。

【应用】取其捣碎成细粉，以酒拌和，用来敷面，可治粉刺和雀斑。

白僵蚕

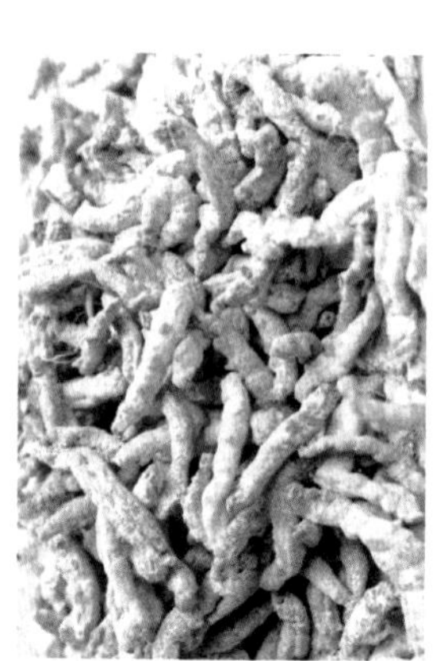

【来源】本品为蚕蛾科昆虫家蚕 *Bombyx mori* Linnaeus. 4~5 龄的幼虫感染（或人工接种）白僵菌 *Beauveria bassiana*（Bals.）Vuillant 而致死的干燥体。多于春、秋季生产，将感染白僵菌病死的蚕干燥。

【性味归经】味咸、辛，性平。归肝、肺、胃经。

【功能主治】祛风定惊，化痰散结。用于惊风抽搐，咽喉肿痛，皮肤瘙痒，颌下淋巴结炎，面神经麻痹。

【道地药材】僵蚕主要分布于四川、广西、江苏、浙江、安徽及山东、甘肃等地。主产地为四川中江、金堂、西昌、宜宾、攀枝花，浙江的海宁，广西环江和安徽岳西。尤以四川产为质好。

【应用】润肤悦色，增白消斑。用于各种色斑，尤其是黄褐斑。内服外用均可。也常用于痤疮、酒渣鼻等具有色沉病变等外用方中。外用具有润白皮肤的作用，用于面部不泽等。

（二）中药复方

七白方

【处方】白术、白芷、白及、白蔹、白茯苓、白芍、白僵蚕、珍珠粉各等份。

【制法】以上各药，打成细粉，比例各为相同一份，加入蒸馏水或清水（偏油性加酸奶，偏干性加牛奶）将其搅拌成糊状。涂在脸上，等20~30分钟后洗去。

【功能主治】美白养颜润肤。对于消除皮肤斑点、消除皮肤痘痘有着立竿见影的效果。由于天生或者后天暴晒或者过度使用护肤品而造成的出现皮肤黑、黄、多斑、痘痘、粉刺、暗疮等皮肤特征以后，使用七白方能够有效解决这些问题。

【用法】取适量涂于面部，20~30分钟后洗去。

美白面膜

【处方】当归、桃仁、丹参、白芷、白附子、白及各等量，玫瑰、乳香精油各2滴，蛋清半个。

【制法】①将以上6种中药粉各50g，混合后装瓶备用；②然后取瓶中混合好的中药粉1小匙，放入碗中；③加入蛋清适量调成糊状；④再加玫瑰和乳香精油各2滴混匀。

【功能主治】美白淡斑、紧实除皱。适用于暗沉、黑斑、细纹、松弛、衰老的肌肤，四季皆宜。

【用法】用小刷子将面膜均匀地涂于脸上，20~30分钟后洗净，每周2~3次。

【注意事项】皮肤敏感者要先涂抹于耳后15分钟做测试，如果皮肤过敏慎用。

七白膏

【处方】白芷、白蔹、白术各10份，白及5份，细辛、白附子、白茯苓各3份。

【制法】将以上各药物研成细末后，用鸡蛋清调成如弹子大小的小丸，阴干。

【功能主治】祛除黑斑，润肤防皱。适用于脾胃气弱，肌肤失养导致的面色晦暗或黧黑斑，还可防治疮疡等皮肤疾病。

【用法】每天晚上睡前用本品温水化开涂面。涂面前先用温水将脸洗干净。

丹参栀面膜

【处方】丹参10g，黄芩15g，栀子15g，银花15g，蜂蜜适量。

【制法】将以上四味药，切片，加10倍量水浸泡30分钟，煮沸30分钟，滤过，再加8倍量水煮沸30分钟，滤过。合并滤液，加热浓缩至稠膏状，调入蜂蜜成稀糊状。

【功能主治】本面膜有抗菌消炎，活血化瘀的功效。适用于面部黑斑、粉刺、疮痘等。

【用法】先用温水洁面，除去面部油脂、尘垢，再敷涂丹芩栀面膜，30分钟后清水洗去。每天早、晚各1次。

杏仁膏

【处方】取杏仁45g，雄黄、白瓜子、白芷各30g，零陵香15g，白蜡90g，麻油200ml。

【制法】杏仁开水烫去皮、尖。上药除白蜡、麻油外，并入乳钵中研细。先纳药末和油至锅中，文火煎至油稠成膏状时，再加入白蜡，继续加热搅匀，盛瓷器中即成。

【功能主治】祛风解毒，润肤白面。可治局部黑斑。

【用法】取适量涂搓面部后，扑美容粉。

玉容散

玉容散在历史上存在同名异方，《普济方》中名之"玉容散"。方中白附子辛温升散，善引药力上行，祛除头面之风痰湿邪，畅达经络，故古方中常以其去"面上百病"（《名医别录》）；川芎一味辛散温通，有活血化瘀之功，为血中气药，善治气滞血瘀所致的面鼾、面疱、粉刺等疾患；茯苓淡渗利湿，可消散因水汽滞留颜面而生的雀斑、黑暗；牡蛎长于滋阴降火，化痰软坚，能润皮肤、除黑斑；密陀僧功能消肿解毒，生肌敛疮，为治"面上斑黑"之常用之品。原书中记载该方之美容治疗效果为"不过五六度，一重皮脱，黑差矣。"

玉容散一

【处方】白附子、密陀僧、牡蛎、茯苓、川芎各60g。

【制法】以上 5 味打成细粉，和以羊乳。

【功能主治】祛风活血，润面除斑。治面黑暗、皮皱皴，雀斑、黑暗、黑斑，面上斑黑等症。

【用法】每夜涂面，以手摩之，旦用浆水洗。

玉容散二

【处方】白僵蚕 15g，白附子 15g，白芷 15g，山柰、硼砂各 15g，石膏 25g，滑石 25g，白丁香 5g，冰片 5g。

【制法】将以上各药烘干，打成细粉。

【功能主治】白面润颜。治面部色斑。

【用法】临睡用少许水和，搽面。

玉容散三

【处方】白及 75g，白蔹 25g，白僵蚕（生）25g，成炼钟乳粉 25g，白附子（生）12g，冬瓜子 12g，韶脑（另研）12g，楮桃儿 10g，麝香（另研）5g。

【制法】将以上各药，打成极细粉，用玉浆调，匀稠即可。

【功能主治】白面祛斑除痕。治面部诸暗及瘢痕。

【用法】临卧涂患处，明早用温淡浆水洗去。

玉容散四

【处方】白芷、白术、白及、白茯苓、白扁豆、白细辛、白僵蚕、白莲蕊、白牵牛、白蔹、白鸽粪、甘松、团粉、白丁香、白附子、鹰条各 20g，防风 10g，荆芥穗 10g，羌活 10g，独活 10g。

【制法】将以上各药烘干，粉碎成极细粉，分装备用。

【功能主治】白面嫩肌。治面部诸斑、肤暗。

【用法】洗面，一日 3 次。

玉容散五

【处方】白牵牛、团粉、白蔹、白细辛、甘松、白鸽粪、白及、白莲蕊、白芷、白术、白僵蚕、白茯苓各 30g，荆芥、独活、羌活各 15g，白附子、鹰条白、白扁豆各 30g，防风 15g，白丁香 30g。

【制法】将以上各药烘干，粉碎成极细粉，分装备用。

【功能主治】白面祛斑。黧黑皯黯（又名黧黑斑）。初起色如尘垢，日久黑似煤形，枯暗不泽，大小不一，小者如粟粒赤豆。

【用法】每用少许，放手心内，以水调浓，擦搓面上，良久，再以水洗面，早晚日用 2 次。

玉容散六

【处方】皂角（去皮）1500g，升麻 400g，楮实子 250g，甘松 25g，山柰 15g，砂仁（连皮）25g，天花粉 50g，白芷 50g，白及 50g，糯米 1500g（另研），白丁香 25g，绿豆 50g（另研）。

【制法】将以上各药烘干，粉碎成极细粉，分装备用。

【功能主治】馨香，去垢腻。面生小疮，或生痤疮、粉刺，并皮肤瘙痒。

【用法】适量洗面。

玉容散七

【处方】香芷 5g，肥皂 50g，细辛 7g，甘松 12g，荆芥 25g，木贼 15g，白丁香 10g，杏仁 15g，花粉 25g，蕤仁 25g，藿香叶 15g，全虫 25g，山柰 15g，密陀僧 25g，玄明粉 15g，轻粉 10g，硫黄 5g，铅粉 50g，苏合油 25g（后入），冰片 5g。

【制法】将以上各药烘干，粉碎成极细粉，分装备用。

【功能主治】白面润肤。妇女面无光彩，颜色白而不润泽。

【用法】临睡调匀，擦面过夜；次日清早用煮酒 1 杯冲热水洗去，再拍玉容粉。

三白汤

【处方】白芍、白术、白茯苓各 10g，甘草 5g。

【制法】加 10 倍量水煎煮 30 分钟，滤过，再加 8 倍量水煎煮 25 分钟，滤过，合并滤液，浓缩至 1∶1，即可。

【功能主治】补气益血、美白润肤祛斑。适于气血虚寒导致的皮肤粗糙、萎黄、黄褐斑、色素沉着等。

【用法】每天一剂，三次服用完毕。

白芍、白术和白茯苓是传统的润泽皮肤、美白的药物，它们与甘草一起还可以延缓衰老。在中医理论中，白芍味甘、酸，性微寒，有养血的作用，可以治疗面色萎黄、面部色斑、无光泽；白术性温，味甘、苦，有延缓衰老的功效。白茯苓味甘、淡，性平，能祛斑增白。

三、针灸美白

针灸美白是根据针灸面部经络穴位，调节面部肌肉的收缩和舒张，改善机体的微循环，增加面部皮肤的营养，促进面部色斑的吸收，及痤疮创面的愈合和痘印的消退，达到美白悦色，驻颜减皱的效果。

针灸美白的针刺有双向调节作用，既能抑制皮脂腺分泌，减少皮肤油腻，又能促进皮脂分泌，防止皮肤干燥。针刺还能增强面部肌肉弹性，消除眼角的鱼尾纹和额头的皱纹，又可消除色素斑和粉刺。

针灸美白能通过针灸补益脏腑气血，调阴阳、通经活络等中医美容手段达到滋养肌肤、增白悦颜和抗老减皱的目的，针灸美白能使皮肤白皙光润悦泽，莹洁红润，富有弹性。

目前多采用温针灸来进行美白治疗，这是因为温针灸疗法在取穴进针后，会把艾团放在针柄上点燃，通过针体将热力传入穴位，所以温通经脉、行气活血的作用更强，更有助于提高身体正气。运用温针灸疗法，一是要辨证选取穴位，可取肝经、肾经循行的要穴以及一些具有调畅气机、强壮保健的穴位如天枢、关元、气海、足三里等；二是每次治疗时都可采取温通督脉的疗法，即选取督脉循行要穴和膀胱经诸腧穴，多经多穴进针上艾条，火力足，温通力强，行气活血祛瘀见效快；三是应持续坚持完成 3 个月的疗程，每周治疗 2 次，一般情况下，治疗 1~2 个月后皮肤颜色开始提亮，色斑淡化，3 个月后可有明显收效。

四、刮痧美白

女性常常会由于生气、着凉等原因导致气滞血瘀，气血不通，反映到脸上就形成了色素沉着，肤色暗淡。若想美白必先化瘀，通过刮痧可以疏通经络、调理气血，通过新陈代谢淡化皮肤的色素沉着。

方法：先在背部涂抹活血化瘀的红花油，然后用水牛角做成的刮痧板，反复刮拭约 20 分钟，后背会出现紫红色的大片血点，即是痧。

疗程：1 周 2 次，10 次 1 个疗程。但要依据个人体质决定治疗时间的长短。

禁忌：刮痧后皮肤充血容易感染。需要注意保暖，最好在春天或秋天进行刮痧，不能直接裸露。避免游泳和洗澡时淋浴过热。

五、局部美白

（一）黑眼圈美白

1. 中医辨证论治

中医对黑眼圈常从痰饮阻络、气滞血瘀、肝肾阴虚、阳虚水泛 4 个证型论治。

（1）痰饮阻络

【证候】目胞周围皮肤青黑晦暗，眼睑虚浮，发沉难睁；伴头身困重、倦怠乏力、胸痞多痰、纳呆或肢体水肿；舌淡苔白腻，脉滑。

【治法】祛痰化湿，兼健脾益气。

【方药】

①补脾汤加减　潞参 4.5g，白术 12g（土炒），茯苓 9g，白芍 9g（炒），川芎 15g（炒），当归身 9g（土炒），白蔻仁 8g（研），陈皮 6g，炙黄芪 15g，炙甘草 6g，扁豆 9g（炒）。

②正容汤加减　黄芪 15g，人参 15g，白术 10g，茯苓 15g，橘皮 15g，半夏 10g，神曲 15g，麦芽 15g，黄柏 6g，干姜 3g，泽泻 10g，苍术 10g；或参苓白术丸口服。

（2）气滞血瘀

【证候】睑周围皮肤青黑发黯，面黄肌瘦，或胸闷心悸、胸胁胀痛、肌肤甲错，妇女可有痛经闭经、经血色暗有块；舌紫暗有瘀点或瘀斑，脉涩或弦细。

【治法】理气活血。

【方药】

①血府逐瘀汤加减 桃仁12g，红花10g，当归10g，生地黄10g，川芎10g，赤芍10g，牛膝10g，枳壳6g，桔梗6g，柴胡2g，甘草2g。

②开郁行血汤加减 柴胡12g，香附18g（醋炒），川芎10g，赤芍10g，防风10g，栀子10g，茵陈10g，麦门冬12g，天门冬15g。

（3）肝肾阴虚

【证候】胞睑周围青黑，头晕目眩，健忘失眠，耳鸣，咽干口燥，腰膝酸软，齿摇发落，男子遗精，女子月经量少；舌红少苔，脉细数。

【治法】补益肝肾

【方药】六味地黄丸加减：熟地黄15g，山萸肉10g，山药15g，泽泻10g，茯苓15g，牡丹皮10g，酸枣仁10g，丹参10g，红花10g。肾虚精亏明显者，可用右归丸或左归丸加减。

（4）阳虚水泛

【证候】眼胞周围暗黑无光泽，面色㿠白，体胖，形寒肢冷，或纳呆、腹胀便溏；舌胖而淡、边有齿痕，脉沉滑。

【治法】温阳利水。

【方药】内补黄芪汤加减 黄芪（盐水伴炒）、麦冬（去心）、熟地黄（酒伴）、人参、茯苓各10g，甘草（炙）、白芍（炒）、远志（去心，炒）、川芎、官桂、当归（酒伴）各5g。

2. 针灸治疗

《灵枢》云："十二经脉，三百六十五络，其血气皆上于面而走空窍，其精阳气上走于目而为睛"阐述面部尤其是眼为全身经络气血上注之处，又有足太阳筋脉为"目上纲"，足阳明之筋脉为"目下纲"。针刺用于黑眼圈，局部取穴可以疏通面部经络，调和气血，促进局部的气血运行；同时，由于十二经脉都直接或间接地联系于面部，故针刺局部穴位，也可达到调整整体经气，化瘀通络，消除黑眼圈之功。西医学研究黑眼圈是由于局部真皮黑色素沉积或眶下水肿等循环障碍引起，针刺可改善局部微循环，促进表皮细胞新陈代谢以消除斑点，并能增强皮肤弹性。

中医学认为，黑眼圈多由血瘀或痰饮阻于局部或肝肾阴虚，肝肾的本色外露。眼周皮肤是人体最薄的皮肤区域，只有 0.4mm，是其他部位皮肤的四分之一，且眼周缺少皮脂腺、汗腺，若加上平时用眼过度，造成眼部疲劳，更易引起眼周循环差，造成黑眼圈的形成。现代医学研究认为艾灸所采用的艾叶味辛、苦，生温熟热，是纯阳之品，有温通经络，活血化瘀散结之功效。通过热疗产生的临床作用有：使局部组织升温，加强酶反应和扩张微血管，从而加强自动性充血和吞噬作用；加强排汗，促进新陈代谢，改善营养，刺激细胞的生长和再生。故用于黑眼圈的治疗亦取此意。

（1）蜂王浆外敷结合眼周穴位按摩治疗

【具体操作】以双拇指指端螺纹面依次分别置于双攒竹穴、睛明穴、上明穴、太阳穴四穴处按下时吸气，呼气时还原。以稍有酸胀感为佳。重复 5~7 次。以中指指端螺纹面依次分别揉上述四穴处，顺时针、逆时针方向各 8 次。

【频次】治疗每晚 1 次，每次 10 分钟，10 天 1 个疗程。

（2）眼部刮痧结合火疗

【具体方法】在眼周取穴：攒竹，鱼腰，丝竹空，瞳子髎，承泣，睛明。眼部刮痧步骤：使用两块水牛角鱼形刮痧板钝侧面分别由睛明沿下眼睑刮拭瞳子髎处提拉；使用刮痧板鱼尾边缘刮拭睛明至攒竹；使用刮痧板钝侧面由攒竹沿上眼眶刮拭至瞳子髎处提拉；使用刮痧板鱼尾揉刮眼部各穴位；使用刮痧板鱼嘴面由攒竹沿上眼眶转动至瞳子髎处提拉；使用刮痧板平面平抹上下眼睑。每步骤重复 5~8 遍，刮痧结束后施眼部热疗。

【频次】重复 3~5 次，隔日一次。以 1 个月为 1 疗程。

（3）主刺耳穴

【具体操作】耳廓严格常规消毒后，耳针用 0.22mm × 7mm，美容针用 0.22mm × 13mm 及 0.25mm × 25mm 配合应用，再用王不留行子及磁粒根据不同症状贴于一侧耳穴。取穴：主穴，耳针取眼或目、肝、肾、神门、脾、肾。失眠多梦：枕、神门。体针取太阳、印堂、四白、合谷、三阴交。失眠体针加安眠穴、足三里。若见脾胃虚弱或肝郁气滞而见湿热带下，消化不良，耳针加脾、大肠、内分泌透三焦以健脾化湿，疏肝明目；体针加脾俞、肝俞、足三里。若见因精神紧张，工作过劳致肝肾阴虚者伴有失眠、心悸、烦躁健忘，腰痛，经痛等。耳针加肾、心、内分泌，体针加神庭、足三里、肝俞、肾俞。

【频次】患者可自行按压，持续疗效。

3. 黑眼圈的预防调摄

（1）休息　要保持充足的睡眠及正确的睡姿（睡眠要注意多仰睡而不是俯睡．并尽量使用柔软的枕头）。避免眼睛疲劳，以减少眼部毛细血管发炎、静脉血流不畅而肿胀。

（2）营养均衡　改正不良的饮食习惯．勿摄入过咸的食物和刺激性食物，多吃富含维生素 C 的食物。

（3）适当的眼周按摩　常进行穴位按摩、眼部营养；按摩攒竹穴（眉毛鼻侧边缘凹陷处）、丝竹空穴（眉尾部位稍稍凹陷处）、太阳穴（眉梢和外眼角之间向后约一横指凹陷处），以缓解眼部疲劳，促进血液循环，对消除黑眼圈都有帮助。

（4）运动锻炼　常进行一些有氧运动，减少眼部毛细血管壁破裂的可能。

（5）卸妆彻底　彻底卸妆，特别是眼线和睫毛液，不要让化妆品的色素渗透在眼睑里。

（二）牙齿美白

1. 治女人齿黑重白方

【组成】松节烧灰一两，软石膏一两。

【用法】研末频擦。须忌甜酒、大蒜、榴、枣、蜜糖。

【方义】齿黑多由于肾的病症表现出来，“肾主骨”“齿为骨之余”，松节味苦，性温，祛风燥湿，《太平圣惠方》记载可治“齿根暗黑”，配伍软石膏，取其色白而洁齿，配合其清热泻火之力，可以去除口气。

2. 揩齿方

【组成】盐四两，杏仁一两。

【用法】盐烧过，杏仁烫煮去皮，共研成膏，每日早晚取之揩齿。

【方义】该方最早收录于宋代《太平圣惠方》。方中食盐具有良好的“坚骨固齿”作用，同时兼有清热凉血之功。杏仁善于“杀虫祛风”，杀虫可以防龋，祛风可以止痛，许多方剂中均以杏仁治疗牙齿疾患。本方简洁明了，食盐煅过研细，杏仁开水烫后去皮与之一起捣烂如泥即可使用。据古书记载，清末著名文学家李慈铭就曾因牙齿黑黄而苦恼，尝试多种方法均无效，后在翻检《四库全书》时发现此方，后依方配制，使用半月后黄黑渐消，半年牙齿洁白光亮。

3. 仙方地黄散

【组成】猪牙皂角、干生姜、升麻、槐角子、生干地黄、华细辛、墨旱莲、香白芷、干荷叶各二两，青盐一两另研。

【用法】各药于锅内烧煮，存性为度，和匀。每日早晚蘸药刷牙，合口少时，有涎即吐，后以清水漱口。

【方义】该方始载于《御药院方》，据传是五代时期“仙人”陈传的刷牙药，并以一首诗的形式刻在华山莲花峰的石碑上，被称为“仙方”。此后许多方书都予转载，其中《三因方》记载尤为详细，不但指出墨旱莲与升麻为方中要药，且列举验案。如佑德观的道士景碧虚常用此方刷牙，八十高龄居然齿落重生，又如童子正统军司书袁氏，因齿痛用此方后不仅齿痛痊愈，且牙齿白健如壮年，足见常用此药可“牙齿莹白，涤除腐气，固齿黑发”效果显著。

4. 御前白牙散

【组成】石膏四两，大香附一两，白芷七钱半，甘松、山柰、藿香、零陵香、沉香、川芎各三钱半，细辛、防风各半两。

【用法】石膏另研，余药共研细末和匀，先以温水漱口，后擦之。

【方义】该方是明代皇帝洁齿的宫廷秘方，始载于《景岳全书》。方中石膏作为摩擦剂，能去垢腻，《日华子本草》中称其“揩齿益齿”，研制时必须极细，方能有利无弊。该方另一特点是其他药均为芳香之品，具有行气活血、祛风化湿等作用，以行气药最多，祛风药次之，活血药仅川芎一味，化湿药为藿香。这些药味均对口齿疾患具有较好的防治作用。虽平常易得，配制简单，但是经过精心配伍而成的御用药品，为白牙洁齿之良方。

5. 玉池散

【组成】升麻、藁本、甘松、兰草、香白芷、川芎各一两，细辛、青盐、生地黄、地骨皮各二两，皂角三挺。

【用法】研为细末，每日早晚揩牙。

【方义】本方善于治疗牙齿垢腻不净，并可清洁口腔，所以称之“玉池散”。“玉池”是道家对口的一种称呼，如《黄帝内经》“口为玉池太和官”。方中藁本祛风止痛，川芎活血和营，两药对齿痛、口臭有良效。甘松为治疗口齿疾患的要药。兰草清香绵延，善除浊气，白芷芳香浓烈，尚可治疗龋齿作痛。以上各药除地骨皮外均为芳香之品，使用后不仅牙齿洁净，且口臭得除，齿痛可防，实为养护牙齿的又一良方。

六、美白注意事项

1. 远离强烈阳光照射

这是美白防斑注意事项的第一点。夏天的紫外线特别强烈，这也是为什么人在夏季容易变黑及长斑的原因，如果想要美白祛斑，就要尽量远离阳光的照射，这样也能避免黑色素的合成。在炎热、阳光强烈的天气下，最好不要出门，要出门也要做好防护工作，出门前戴好遮阳帽或撑伞来抵抗紫外线。

2. 涂美白保湿防晒产品

不管是在何种天气里，皮肤想美白祛斑，很有必要使用一些美白产品，这样能够帮助我们达到美白的效果。另外，在天气干燥情况下，还要做好保湿工作，这样才能让自己的皮肤更好。

第五章 中医药祛斑

面部色斑严重影响面容，历来是美容治疗的重点。所谓斑是指在一种颜色的物体表面上显露出来的别种颜色的点子。人的身上特别是脸上长斑点，会严重影响美观。脸上的斑大多数起源于色素障碍性疾病，所谓色素障碍性疾病是指黑色素代谢障碍、遗传或外伤等所引起的皮肤疾患。其中一些是因为色素沉着过度引起的，如：黄褐斑、雀斑、黑变病、色素沉着症等。面斑患者虽无自觉症状，但因其严重影响美观，又因其治疗疗程较长，疗效有限，因此给患者的精神及生活方面带来了诸多烦恼和痛苦。

黄褐斑又称“黧黑斑”“汗斑”“面尘”“蝴蝶斑”“妊娠斑”等，好发于颧部、面颊、额部、鼻部和口周等处，呈淡褐色至深褐色，大小不一，边界多清楚，表面光滑，抚之不碍手，无鳞屑及炎症表现，无自觉症状，日晒后皮损颜色可加深。男女均可患病，好发于中青年女性，特别是育龄期、更年期或服用避孕药者。

雀斑是一种发生在皮肤日晒部位的淡褐色或深褐色小斑点。雀斑在中医古籍中很早就有记载。《诸病源候论·面体病诸侯》：“人面皮上，或有如乌麻，或如雀卵上之色是也。”古书中亦有称其为“晦暗”“面尘”“黧黑斑”等。

黑变病是一种肤色由褐变黑的皮肤病。与中医文献记载的“黧黑斑”“面尘”相类似。其特征为初起潮红，自觉刺痒，日晒更重，皮色渐由黄褐到淡黑。本病可发生于任何年龄、部位和季节。

色素沉着症是一组由黑色素沉着于皮肤而引起的色素沉着性皮肤病。主要包括进行性肢端色素沉着病、遗传性对称性色素异常症、眼周过度色素沉着症、色素性口周红色病、药物性色素沉着症、面颈毛囊性红斑黑变病、特发性多发性斑状色素沉着症等。

第一节 中医对斑的认识

一、病因病机

面斑的成因较复杂，多数医家认为面斑与饮食习惯、起居、遗传、性别、年龄、情绪等因素有关。

1. 外感六淫

六淫之风邪在面斑形成中起着重要作用，头面部为诸阳之汇，阳气最盛，故伤于风者，上先受之，腠理受风，水道不通，气血不和，不能荣于面而生斑。《诸病源候论·妇人杂病诸候三》云："面黑皯者，或脏腑有痰饮，或皮肤受风邪，皆令气血不调，致生黑皯。"

2. 情志失调

现代人生活节奏快，工作压力大，精神紧张，故情志因素成为面斑的常见病因。《医宗金鉴·卷六十三》："（黧黑斑）由忧思抑郁，血弱不华，火燥结滞而生于面上。"情志致病主要责之于肝，肝失疏泄，气机郁滞，郁久化火，灼伤阴血，血行不畅，可致颜面气血失和，导致面斑的产生。

3. 饮食不节

《诸病源候论·面体病诸候》云："饱食而坐，不行步，有所作务，不但无益，乃使人得积聚不消之病，及手足痹，面目梨"。现代人多暴饮暴食、饮食不节，过食肥甘厚味炙煿之品，损伤脾胃，健运失常，水湿不化上泛头面，不能润泽颜面，故见面色晦暗不华，色如尘垢。

4. 起居失常

肾藏精，为先天之本，五色中肾主黑。如女性生产后，气血虚弱，易导致肾阴、肾阳虚衰，水火不能既济，燥火内结，面目不荣，故生黄褐斑；房劳太过，肾精耗伤，精血亏虚，水火不济，虚火上炎，肾水不能上承以滋养、润泽颜面；长时间通宵熬夜，肾水耗伤以致虚火上炎、燥结成斑。

5. 年老体衰

更年期出现黄褐斑，其发病年龄为肾精、天癸生理上的衰减时期，《素问·上古天真论》云："五七，阳明脉衰，面始焦，发始堕；六七，三阳脉衰于上，面皆焦，发始白……"冲任失调，肝肾同源，母病及子，肝肾不足，水火不济，虚火上炎，熏蒸于面而发斑。

6. 药食因素

长期口服避孕药的女性易发生黄褐斑，多食感光性较强的食物，如芹菜、香菜、胡萝卜等也容易引起黄褐斑。

7. 遗传因素

在某些女性的体内，由于荷尔蒙中所含的斑点基质色素超乎一般常人之上，因此斑点也显得特别多而明显。

8. 紫外线

一个喜欢在外面活动或喜欢日光浴的人，其斑点也较其他人多，一般夏天容易出现斑点。

9. 其他因素

如熬夜、妇女生育后因体弱贫血、药物、洗涤与清洁剂含化学物质太多、过分食用油炸和辣的食物、内脏功能的障碍等均易生斑。

面斑的发病过程中虚和瘀是其病机关键，脾肾亏虚以致血弱不能上荣于面部而生斑，血虚不能充盈脉道，致血行不畅，加重色素沉着；肝失疏泄、久则气滞血瘀于面部而生斑，瘀血不去，新血不生又致血虚，形成恶性循环。

总之，面斑的发病责之于肝、脾、肾三脏，与气血的运行关系密切。色斑的病因病机可总结为外邪侵袭、七情内伤、饮食劳倦、脏腑虚损致肝失疏泄、脾失健运、肾精亏虚、气滞血瘀，从而导致气血失和，颜面失养。

二、辨证分型

1. 肝郁气滞型

面部浅褐色至深褐色斑片，弥漫分布，平素心情抑郁或急躁，皮损程度与情志变化有关。若为女性可伴胸胁乳房胀痛，或面部烘热，月经不调。舌暗红，苔薄白或薄黄，脉弦或弦细。

2. 气滞血瘀型

面部黧黑斑，面色晦暗。伴口唇、舌体、指甲青紫色暗，胸胁胀痛。若为女性则经来小腹胀痛，月经色紫暗或有血块。舌质青紫或舌体瘀斑，脉涩或弦。

3. 肝肾阴虚型

面部见黑褐色斑片，大小不等，边缘清楚，分布对称。伴失眠健忘，腰膝酸软，耳鸣，目干涩，五心烦热，夜尿频。舌干或少苔，脉沉或细。

4. 脾虚湿蕴型

斑片灰褐，状如尘土附着，边界不清，见于鼻翼、前额、口周。面色萎黄，伴有倦怠乏力，纳差腹胀，大便稀薄，或痰涎较多，胸膈痞闷，或恶心呕吐。舌淡胖有齿痕，苔白而腻，脉濡弱。

第二节 祛斑方法

根据脏腑与皮肤色泽的关系来看，面部皮肤发黑或色素斑，大多属肝肾不足、精血亏损，或有痰浊郁积于肌肤所致，故治疗当补肝肾、通气血、祛痰垢。常用祛斑中药有苍耳子、凌霄花、柴胡、蝉蜕、升麻、桃仁、红花、芦荟、半夏等。

中药祛斑以“活血化瘀”“滋阴补肾”“养血润燥”等功效，有加强皮肤新陈代谢、分解老化角质、淡化黑色素等作用，从而提高人体生理功能、发挥祛斑功效。

一、饮食调理

药膳祛斑所选用的均为日常饮食中的食物或可药食两用的天然动植物，以及以食物为主、辅以少量药物制作而成的药膳，这使得饮食美容法较药物美容以及现代美容的其他方法具有更大的安全性和可行性。由于是作为饮食物食用，因此一般对人体内脏及皮肤均无毒害作用。食物美容作用显效时间虽慢于药物美容，但由于食物可以长期应用，其美容作用缓慢却持久。同时，由于食物大多性味平和，不会对机体及皮肤造成强烈刺激，故作用亦温和。

（一）常见祛斑食物

1. 豌豆

豌豆营养丰富，其中含有维生素 A 原，可以在体内转化为维生素 A，能起到润泽肌肤的作用，食用豌豆可以起到一定的祛斑作用。此外，豌豆还含有植物凝集素等，能够增强人体新陈代谢功能，提高人体免疫力，抗皮肤衰老。

2. 丝瓜

丝瓜中含有多种营养成分，如蛋白质、多种维生素、多种矿物质、皂苷、木胶糖等物质，对雀斑有一定作用。中医学认为丝瓜性凉，味甘，具有清热化痰，凉血解毒，抗皱祛斑之功。

3. 菠菜

研究发现，菠菜提取物具有促进培养细胞的增殖作用，既抗衰老又能减少色素斑，可能与菠菜中含有丰富的维生素 E、维生素 C 和叶酸的成分有关。

4. 猕猴桃

猕猴桃含有丰富的维生素 C、食物纤维、维生素 B、维生素 D、磷、钙、钾等元素和一些对身体有用的矿物质。猕猴桃中的维生素 C 能抑制皮肤内氧化，使皮肤中深色氧化型色素被转化成为还原型的浅色素，从而干扰黑色素的形成，防止色素沉淀，保持皮肤白皙，淡化色斑。

（二）祛斑药膳

祛斑散

【配方】冬瓜仁 250g，白芷粉、莲子粉各 15g。

【制法】上味合研细粉，装瓶备用。

【用法】每次取 1 汤匙，饭后以开水冲服。

【功用】除雀斑，洁颜肤。适用于雀斑。

蜜糖炖雪耳

【配方】雪耳 5 朵，上汤、蜂蜜各适量，桂花酱少许。

【制法】雪耳温水浸 12 小时，装盘，再加入上汤、桂花酱、蜂蜜，炖 1 小时即成。

【用法】食汤吃雪耳，1 日 1 剂。

【功用】润肌肤，泽容颜。适用于雀斑。

雪梨柠檬饮

【配方】红萝卜、芹菜各 50g，苹果 1 个，雪梨 1 个，柠檬 1/6 个。

【制法】上味共捣烂，取汁即可。

【用法】饮汁，隔日1剂。

【功用】养阴生津，悦颜消斑。适用于雀斑。

桑耳去斑方

【配方】桑耳500g。

【制法】上味焙干研末，装瓶备用。

【用法】每次取药末3g，温开水冲服。1日3次，连服30日为一疗程。

【功用】清热解毒，祛风消瘀。适用于面部黄褐斑、老年斑。

八宝除湿粥

【配方】薏苡仁、生芡实、白扁豆各10g，莲子15g，生山药30g，赤小豆15g，大枣10枚，粳米100g。

【制法】上味除粳米外，加清水适量，煎煮40分钟，再放入粳米，继续加水，煮至粥成即可。

【用法】早、晚各服1碗。

【功用】健脾利湿。适用于黄褐斑。

胡桃仁牛乳饮

【配方】胡桃仁、黑芝麻各30g，牛乳、豆浆各200ml，白糖15g。

【制法】胡桃仁、黑芝麻用水浸泡，然后磨成浆，再与牛乳、豆浆混合，共置锅中煮沸，入白糖调味即成。

【用法】1日1剂，早、晚各饮服1次，15日为一疗程。

【功用】健脾益肾，消斑润肤。适用于黄褐斑。

二、中药调理

（一）单味祛斑中药

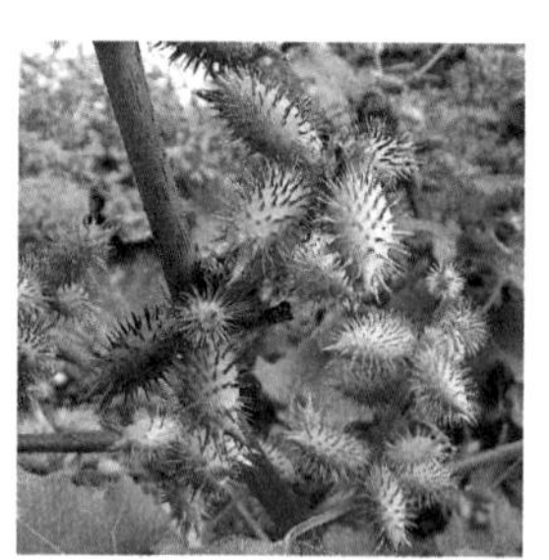

苍耳子

【来源】本品为菊科植物苍耳 *Xanthium sibiricum* Patr. 的干燥成熟带总苞的果实。秋季果实成熟时采收，干燥，除去梗、叶等杂质。

【性味归经】辛、苦，温；有毒。归肺经。

【功能主治】散风除湿，通鼻窍。用于风寒头痛，鼻渊流涕，风疹瘙痒，湿痹拘挛。泽肤祛斑。内服或外用治疗色斑、雀斑。因有小毒，不可久服。

【现代药理】有抗氧化作用。

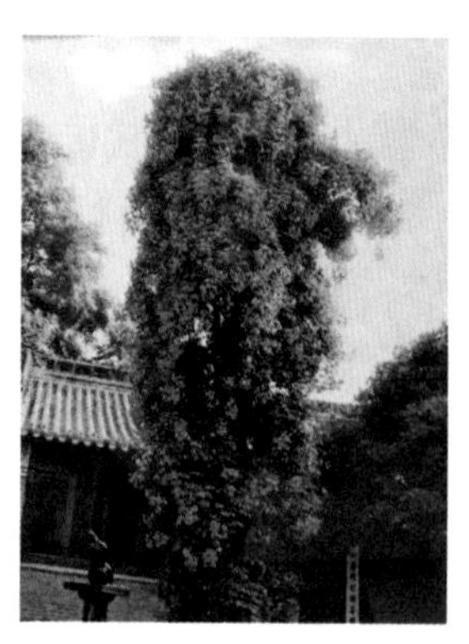

凌霄花

【来源】本品为紫葳科植物凌霄 *Campsis grandiflora*（Thunb.）K. Schum. 或美洲凌霄 *Campsis radicans*（L.）Seem. 的干燥花。夏、秋二季花盛开时采收，干燥。

【性味归经】味甘、酸，性寒。归肝、心包经。

【功能主治】凉血，化瘀，祛风。用于月经不调，经闭癥瘕，产后乳肿，风疹发红，皮肤瘙痒，痤疮。

润面，香肤，去皱，除臭。用于面部不泽，雀斑，粉刺，面部皱纹，口臭，身臭。内服外用均可。

【现代药理】抑菌，抗病毒。其味芳香，可用于芳香疗法。

柴胡

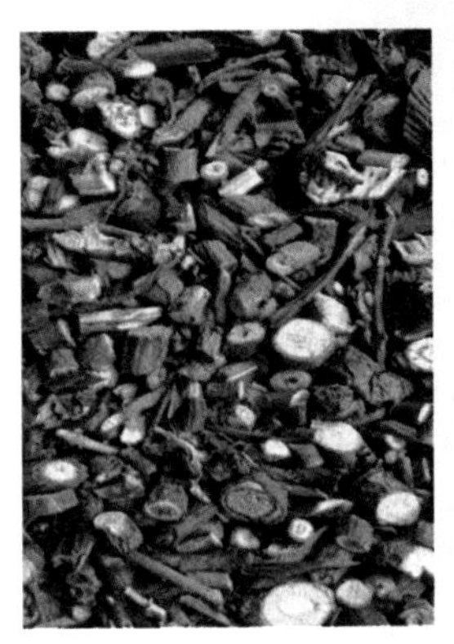

【来源】本品为伞形科植物柴胡 *Bupleurum chinense* DC. 或狭叶柴胡 *Bupleurum scorzonerifolium* Willd. 的干燥根。按性状不同，分别习称“北柴胡”及“南柴胡”。春、秋二季采挖，除去茎叶及泥沙，干燥。

【性味归经】味苦，性微寒。归肝、胆经。

【功能主治】和解表里，疏肝，升阳。用于感冒发热，寒热往来，胸胁胀痛，月经不调，子宫脱垂，脱肛。推陈致新，明目益精，久服轻身。用于肝郁气滞所致的碍容性疾病，如黄褐斑、痤疮等。

【现代药理】抗脂质过氧化，降脂，降胆固醇，增强免疫功能等。

蝉蜕

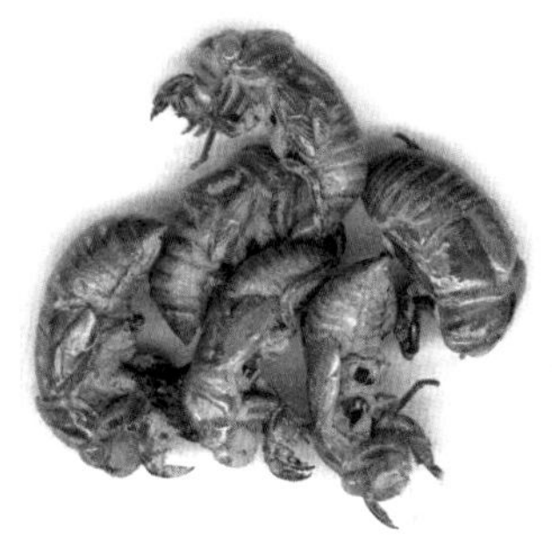

【来源】本品为蝉科昆虫黑蚱 *Cryptotympana pustulata* Fabricius 的若虫羽化时脱落的皮壳。夏、秋二季收集，除去泥沙，晒干。

【性味归经】味甘，性寒。归肺、肝经。

【功能主治】散风除热，利咽，透疹，退翳，解痉。用于风热感冒，咽痛，音哑，麻疹不透，风疹瘙痒，目赤翳障，惊风抽搐，破伤风。

祛斑消疣。常配伍治疗黄褐斑、皮肤色素沉着、扁平疣等。

【现代药理】提高生命力，降低毛细血管通透性和免疫抑制等作用。

升麻

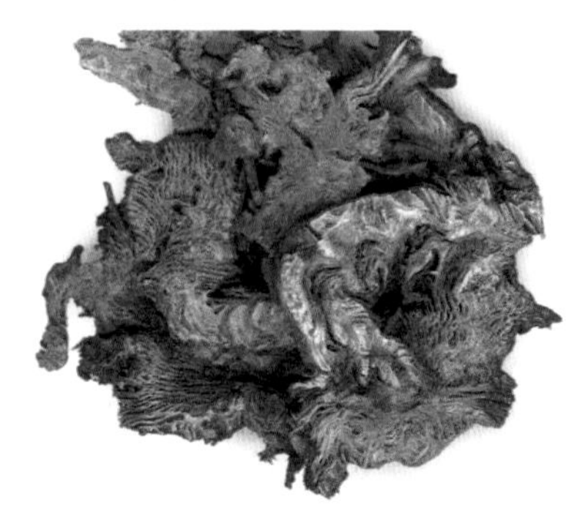

【来源】本品为毛茛科植物大三叶升麻 *Cimicifuga heracleifolia* Kom.、兴安升麻 *Cimicifuga dahurica*（Turcz.）Maxim. 或升麻 *Cimicifuga foetida* L. 的干燥根茎。秋季采挖，除去泥沙，晒至须根干时，燎去或除去须根，晒干。

【性味归经】味辛、微甘，性微寒。归肺、脾、胃、大肠经。

【功能主治】发表透疹，清热解毒，升举阳气。用于风热头痛，齿痛，口疮，咽喉肿痛，麻疹不透，阳毒发斑；脱肛，子宫脱垂。

退斑，消痤，平瘢痕。用于治疗面色黧黑、酒渣鼻、粉刺。

【现代药理】抗菌，抗炎，抗凝止血，解热，镇痛，升高白细胞、降血脂等。

牡丹皮

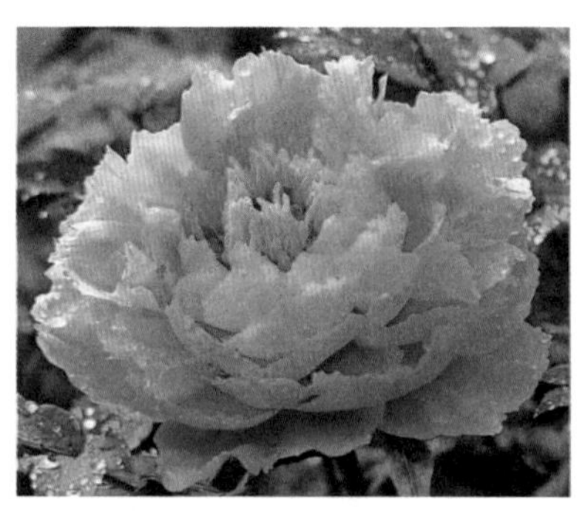

【来源】本品为毛茛科植物牡丹 *Paeonia suffruticosa* Andr. 的干燥根皮。秋季采挖根部，除去细根和泥沙，剥取根皮，晒干。

【性味归经】味苦、辛，性微寒。归心、肝、肾经。

【功能主治】清热凉血，活血化瘀。用于温毒发斑，吐血衄血，夜热早凉，无汗骨蒸，经闭痛经，痈肿疮毒，跌扑伤痛。

轻身益寿，退斑，乌发，疗疣。用于色斑、白发、痤疮、酒渣鼻，久服能减肥瘦身，延缓衰老。

【现代药理】抗菌，抗炎，抗凝，提高免疫功能，能清除自由基，吸收紫外线。

金银花

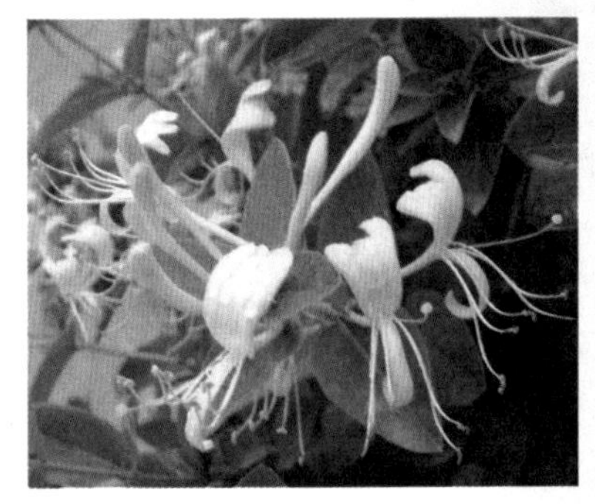

【来源】本品为忍冬科植物忍冬 *Lonicera japonica* Thunb. 的干燥花蕾或带初开的花。夏初花开放前采收，干燥。

【性味归经】味甘，性寒。归肺、心、胃经。

【功能主治】清热解毒，凉散风热。用于痈肿疔疮，喉痹，丹毒，热毒血痢，风热感冒，温病发热。

解毒消痤，退斑。用于炎性痤疮，老年斑。在指甲油中加入少量（0.01%）可使指甲釉面保持光滑。既可内服也可外用。

【现代药理】抗菌，抗炎，提高免疫功能，降脂，抑制透明质酸酶的活性和消除皮肤色斑的形成，尤其是老年斑。

白蔹

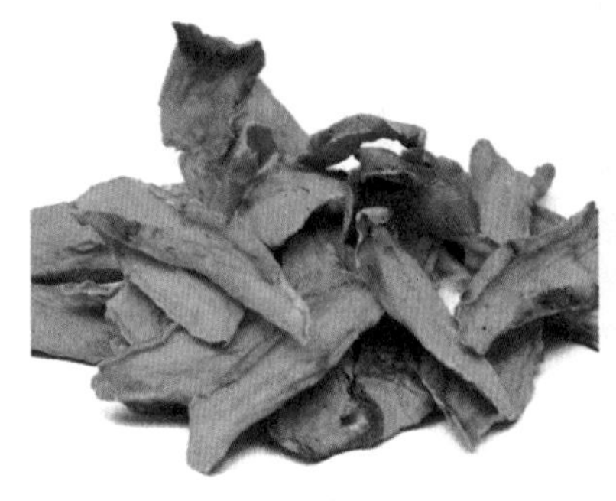

【来源】本品为葡萄科植物白蔹 *Ampelopsis japonica*（Thunb.）Makino 的干燥块根。春、秋二季采挖，除去泥沙及细根，切成纵瓣或斜片，晒干。

【性味归经】味苦，性微寒。归心、胃经。

【功能主治】清热解毒，消痈散结。用于痈疽发背，疔疮，瘰疬，水火烫伤。

解毒消疮退斑，润肤泽面。用于治疗痤疮，酒渣鼻，雀斑。黄褐斑，皲裂等，多外用。也常用于增白和白癜风的外用方中。

【注意】不宜与乌头类药材同用。

芦荟

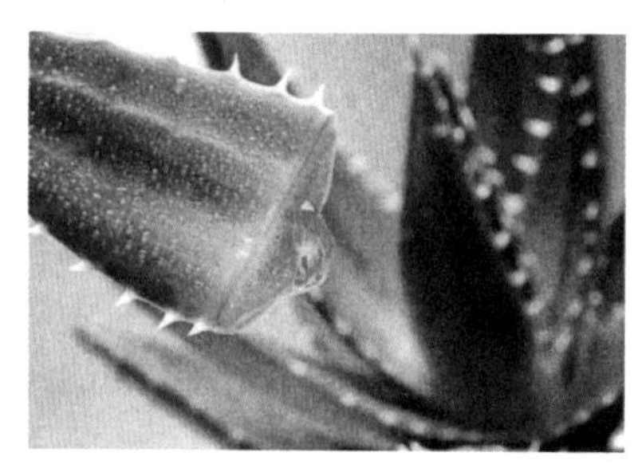

【来源】本品为百合科植物库拉索芦荟 *Aloe barbadensis* Miller、好望角芦荟 *Aloe ferox* Miller 或其他同属近缘植物叶的汁液浓缩干燥物。库拉索芦荟习称“老芦荟”，好望角芦荟习称“新芦荟”。

【性味归经】味苦，性寒。归肝、胃、大肠经。

【功能主治】清肝热，通便。用于便秘，小儿疳积，惊风；外治湿癣。

解毒润肤，消斑抗皱去疤。内服泻火解毒，可用于肠胃积热所致的痤疮。多外用，用于瘢痕、痤疮、斑点，并能润发，减少皱纹，一般鲜芦荟汁较好。也可加叶油搅匀外涂，治疗日光性皮炎、放射性皮炎，有较好的遮光作用，与绿豆合用调敷治疗黄褐斑较好。

【现代药理】抑菌，抗炎，增强免疫功能，促进伤口愈合，故常可用于瘢痕。现多利用其抗辐射、保湿、润肤等作用与硅油同用。加入化妆品中，具有良好的防晒效果。

桃仁

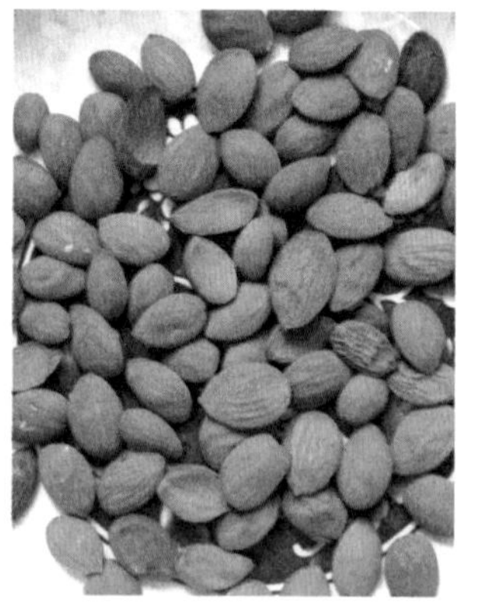

【来源】本品为蔷薇科植物桃 *Prunus persica*（L.）Batsch 或山桃 *Prunus davidiana*（Carr.）Franch. 的干燥成熟种子。果实成熟后采收，除去果肉及核壳，取出种子，晒干。

【性味归经】味苦、甘，性平。归心、肝、大肠经。

【功能主治】活血祛瘀，润肠通便。用于经闭，痛经，癥瘕痞块，跌扑损伤，肠燥便秘。

润肤去皱，悦泽人面，疗皯消斑。用于面部色斑，皮肤皴皱，酒渣鼻，白癜风。内服外用均可，是美容的佳品。也常配入治疗少年白发，头发早白，脱发，痤疮等方中。

【现代药理】桃花提取液静脉注射能明显增加麻醉家兔脑血流量，降低脑血管阻力；提取物注射液对大鼠肝脏表面微循环有一定改善作用，并能促进胆汁分泌。并有抗癌、抗衰老、保肝、调节免疫、抗氧化等作用。含有 45% 脂肪油，外用有润肤的作用。

【注意】孕妇慎用。

牵牛子

【来源】本品为旋花科植物裂叶牵牛 *Pharbitis nil*（L.）Choisy 或圆叶牵牛 *Pharbitis purpurea*（L.）Voigt 的干燥成熟种子。秋末果实成熟、果壳未开裂时采割植株，晒干，打下种子，除去杂质。

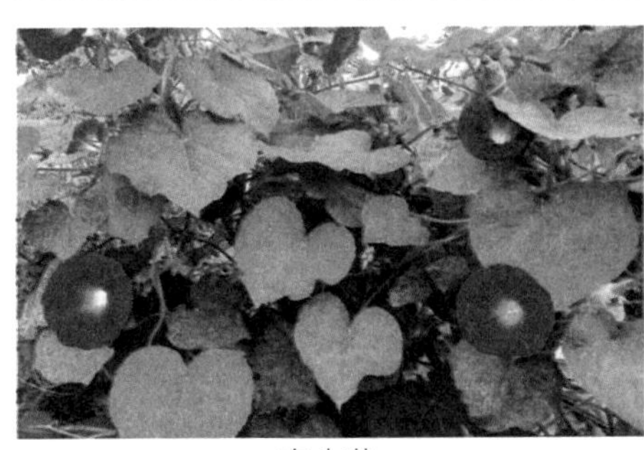

牵牛花

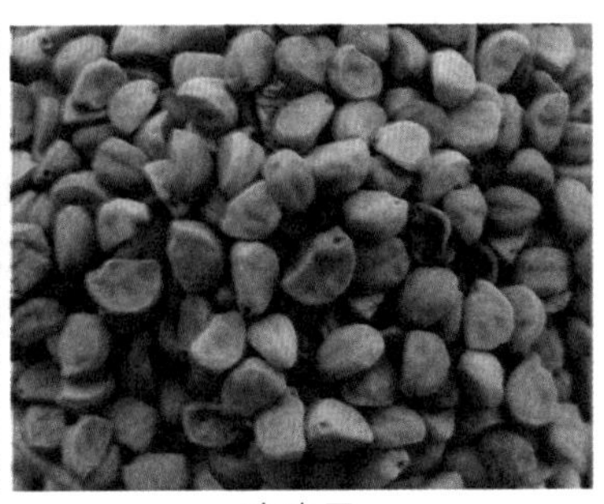

牵牛子

【性味归经】味苦、性寒；有毒。归肺、肾、大肠经。

【功能主治】泻水通便，消痰涤饮，杀虫消积。用于水肿胀满，二便不通，痰饮积聚，气逆喘咳，虫积腹痛，蛔虫、绦虫病。

（外用）去斑，润肤，乌发。多外用于水饮内停所致的面色不华或色素沉着。常配鸡子清调和，外涂治疗雀斑。加入面脂中也可治疗痤疮。也多外用治疗白发。

【现代药理】体外实验有驱虫的作用，据临床应用对皮肤可能起轻度角质剥脱作用。

【注意】孕妇禁用；不宜与巴豆、巴豆霜同用。

红花

【来源】本品为鸢尾科植物番红花 *Crocus sativus* L. 的干燥柱头。

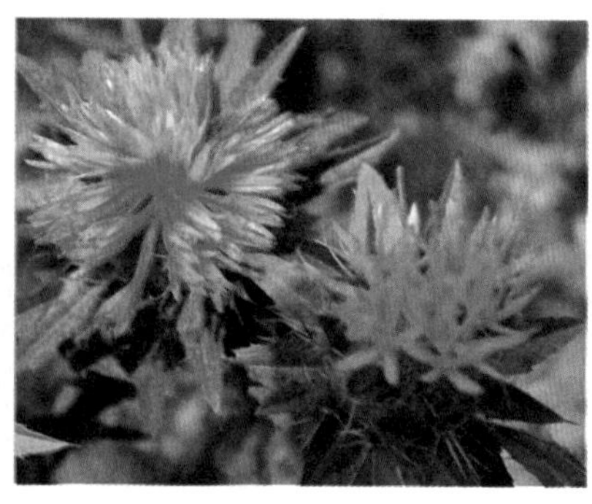
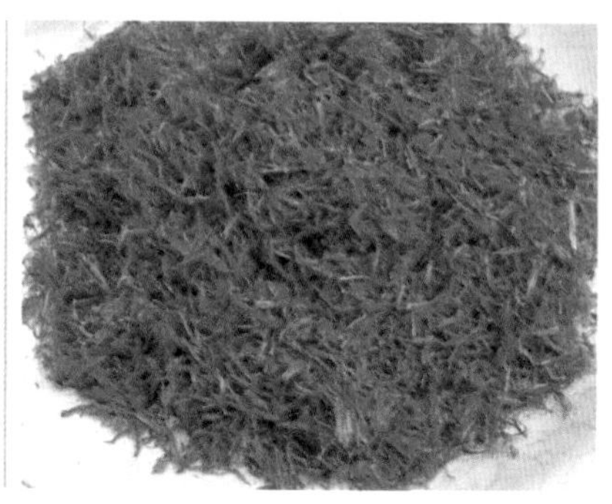

【性味归经】味甘，性平。归心、肝经。

【功能主治】活血化瘀，凉血解毒，解郁安神。用于经闭癥瘕，产后瘀阻，温毒发斑，忧郁痞闷，惊悸发狂。

润肤，消斑，养颜。用于黄褐斑，黑变病，粉刺，面部枯燥少泽，也常配入治疗酒渣鼻、斑秃、扁平疣等内服方中。古代多焙干作胭脂用。

【现代药理】扩张或收缩血管，抗凝血，抗血栓，降血脂，有类性激素样作用，有抗缺氧，抗炎及免疫抑制等作用。红花中的甘油作为化妆品添加剂，外用可有效促进血液循环，调理肌肤，防止阳光烧伤皮肤，在洗发水中，可防止脱发和刺激毛发生长。

【注意】孕妇慎用。

半夏

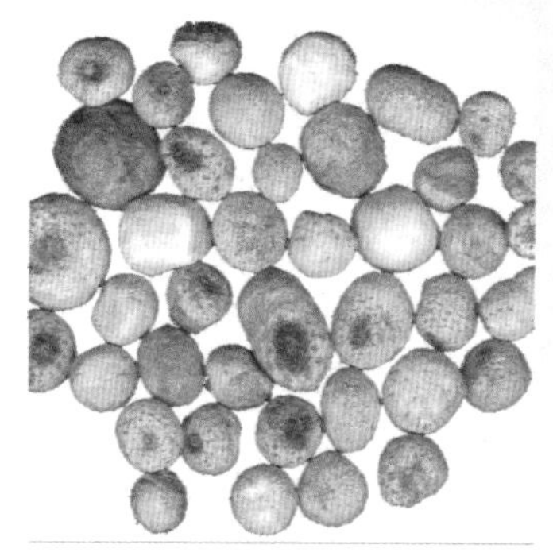

【来源】本品为天南星科植物半夏 *Pinellia ternata*（Thunb.）Breit. 的干燥块茎。夏、秋二季采挖，洗净，除去外皮及须根，晒干。

【性味归经】味辛，性温；有毒。归脾、胃、肺经。

【功能主治】燥湿化痰，降逆止呕，消痞散结。用于痰多咳喘，痰饮眩悸，风痰眩晕，痰厥头痛，呕吐反胃，胸脘痞闷，梅核气；生用外治痈肿痰核。姜半夏多用于降逆止呕。

消斑悦面。用于痰湿内停所致的面部色斑，皮肤不泽，以外用为主。

【现代药理】促进细胞分裂，激活免疫系统，凝集红细胞等。

【注意】不宜与乌头类药材同用。

苦杏仁

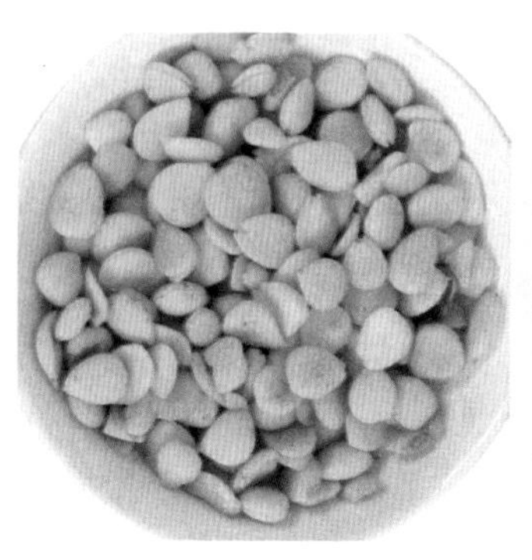

【来源】本品为蔷薇科植物山杏 *Prunus armeniaca* L. var. ansu Maxim.、西伯利亚杏 *Prunus sibirica* L.、东北杏 *Prunus mandshurica*（Maxim.）Koehne 或杏 *Prunus armeniaca* L. 的干燥成熟种子。夏季采收成熟果实，除去果肉及核壳，取出种子，晒干。

【性味归经】味苦，性微温；有小毒。归肺、大肠经。

【功能主治】降气止咳平喘，润肠通便。用于咳嗽气喘，胸满痰多，血虚津枯，肠燥便秘。

悦颜色，疗鼓疱，抗皱防衰。苦杏仁外用治疗色斑、痤疮、酒渣鼻、瘢痕、白癜风、皮肤皲皱等，含有 80% 脂肪油，有润肤的作用；甜杏仁也可内服，制成美容保健糕点、食品等。

【现代药理】杀菌、抗炎、抗病毒、润肤等作用。

【注意】内服不宜过量，以免中毒。

麝香

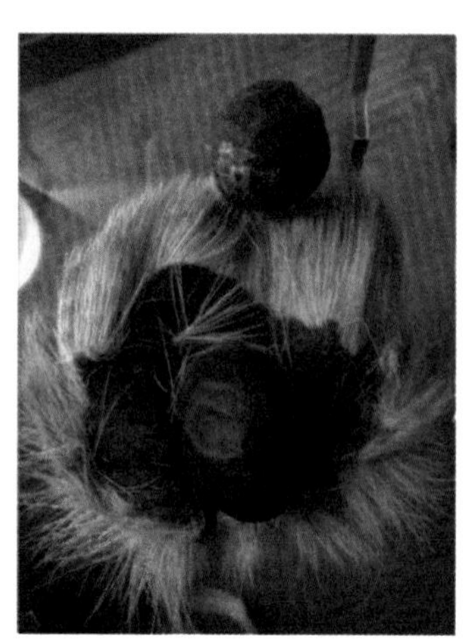

【来源】本品为鹿科动物林麝 *Moschus berezovskii* Flerov、马麝 *Moschus sifanicus* Przewalski 或 原 麝 *Moschus moschiferus* Linnaeus 成熟雄体香囊中的干燥分泌物。野麝多在冬季至次春猎取，猎获后，割取香囊，阴干，习称“毛壳麝香”；剖开香囊，除去囊壳，习称“麝香仁”。家麝直接从其香囊中取出麝香仁，阴干或用干燥器密闭干燥。

【性味归经】味辛，性温。归心、脾经。

【功能主治】开窍醒神，活血通经，消肿止痛。用于热病神昏，卒中痰厥，气郁暴厥，中恶昏迷，经闭，癥瘕，难产死胎，心腹暴痛，痈肿瘰疬，咽喉肿痛，跌扑伤痛，痹痛麻木。

去斑，润肤，香身，疗白癜风。用于经络不通所致的面色不泽，色斑，腋臭，白癜风，也可用于痤疮等。以外用为主。

【现代药理】改善面部皮肤代谢，抑制炎性渗出及白细胞游走，抗菌消炎，增强免疫功能，抑制血小板凝集，改善微循环，耐缺氧，有雄激素样作用。

【注意】孕妇禁用。

（二）复方祛斑中药方

1. 内治方

丹栀逍遥散

【处方】柴胡 30g，当归 30g，白术 30g，白芍 30g，茯苓 30g，炙甘草 15g，牡丹皮 3g，栀子 3g。

【制法】上药为粗末，每服 6~9g，水一大碗，烧生姜一块切破，薄荷少许，同煎，去滓。

【功能主治】疏肝解郁，活血祛斑。治肝郁化热型黄褐斑。

【用法用量】不拘时候服。

珍菊雪蚕汤

【处方】珍珠母 30g，白菊花 9g，白僵蚕 12g，茵陈 12g，六月雪 12g，白茯苓 12g，柴胡 12g，生地黄 12g，女贞子 12g，炙甘草 4.5g。

【制法】将以上各药煎水取汁。

【功能主治】疏肝滋肾，散结消斑。治疗黄褐斑。

【用法用量】日服 1~2 次，一日 1 剂。

疏肺散斑汤

【处方】蝉蜕、荷叶各 6g，防风、桔梗、百合、淡竹叶、枳壳、木通、瓜蒌皮、茺蔚子、法半夏各 10g，浙贝母 15g。

【制法】将以上各药煎水取汁。

【功能主治】宣通理肺，通阳散斑。治黄褐斑。

【用法用量】日服 1~2 次，一日 1 剂。

益阴丸

【处方】菟丝子 300g，女贞子 300g，生地黄、熟地黄各 150g，丹皮 150g，桑寄生 300g，秦归 120g，旱莲草 200g，鸡血藤 200g，天花粉 120g，茯苓 120g。

【制法】上药共研细末，炼蜜为丸，每丸 10g。

【功能主治】滋水涵木，养血润肤。治肝肾亏损、精血不足型面部黄褐斑。

【用法用量】每服 1 丸，一日 3 次。

菟丝子祛斑汤

【处方】菟丝子 15g，女贞子 12g，旱莲草 10g，制何首乌 12g，生地黄、熟地黄各 15g，白芍 10g，当归 10g，阿胶 9g，枸杞 9g。

【制法】将以上各药煎水取汁。

【功能主治】滋肾养血。治肾阴亏虚型黄褐斑。

【用法用量】日服 1~2 次，一日 1 剂。

牛角升麻丸

【处方】牛角 4.5g，升麻、羌活、防风、生地黄各 30g，白附子、白芷、川芎、红花、黄芩各 15g，生甘草 7.5g。

【制法】各为细末，和匀，蒸饼为小丸。

【功能主治】凉血祛风，活血消斑。治雀斑。

【用法用量】每服 6g，临卧用茶送下。

冲和顺气汤

【处方】升麻 3g，白芷 3g，防风 3g，甘草 1g，白芍 1g，苍术 1g，黄芪 2.5g，人参 4.5g，葛根 4.5g。

【制法】用水 400ml，生姜 3 片，大枣 3 枚，与上药同煎至 200ml，去渣。

【功能主治】健脾胃，升清阳。治脾胃功能失调型面部色斑。

【用法用量】温服。以早饭后，午饭前，清阳之气上升时服药为佳。

桃花丸

【处方】桃花 200g，桂心、乌喙、甘草各 30g。

【制法】上药为细末，炼蜜为丸如大豆许。

【功能主治】悦面祛斑。治面部各种色斑。

【用法用量】每服 10 丸，一日 2 次。

2. 外治方

去斑方

【处方】白附子、密陀僧、牡蛎、茯苓、川芎各等份。

【制法】上药为极细末。

【功能主治】祛风清热，泽肤化斑。治雀斑。

【用法用量】临睡前涂敷面部，晨起以温开水洗去。

白细丑去斑散

【处方】白僵蚕、细辛、黑丑各等份。

【制法】细辛去泥土，黑丑研碎去壳，上药共为极细末。

【功能主治】清热祛风，祛垢除斑。治雀斑。

【用法】调入珍珠霜中早晚洗面后涂用。

二草白芷红花方

【处方】紫草 50g，茜草、白芷、赤芍、苏木、红花、厚朴、丝瓜络、木通各 15g。

【制法】取上药加水 2000~2500ml，煎煮 20~25 分钟，去渣。

【功能主治】行气活血，化瘀消斑。治黄褐斑。

【用法用量】取液频洗，湿敷患部。

白蔹膏

【处方】白蔹、白石脂、杏仁各 15g。

【制法】上药为细末，鸡蛋清调匀。

【功能主治】清热祛风，化黧黑斑。治面黑斑。

【用法用量】卧前涂面，晨起洗去。

藁本方

【处方】藁本、黑牵牛、黑豆、皂角各等份。

【制法】黑牵牛、黑豆研碎去壳，皂角炮去皮筋及籽，四药共研细末。

【功能主治】祛风利水，祛垢除斑。治面部黑斑。

【用法用量】洗面。

玉肌散

【处方】绿豆粉 240g，滑石、白芷各 30g，白附子 15g。

【制法】上药共研细末。

【功能主治】祛风祛斑，润肤泽颜。治雀斑。

【用法用量】每晚临睡前洗面后拭干，以末敷之，晨起洗去。

时珍正容散

【处方】猪牙皂角、紫背浮萍、白梅肉、甜樱桃枝各 30g，鹰粪白（或鸽粪白）9g。

【制法】上药共研极细末，取少许加凉开水适量，静置 5~10 分钟，调匀。

【功能主治】除垢祛斑，美化容颜。治雀斑。

【用法用量】取药液适量倒入手心均匀涂擦于面颊患处。每日早晚各 1 次。

山柰散

【处方】山柰子、鹰粪、密陀僧、蓖麻子各等份。

【制法】研匀，以乳汁调制。

【功能主治】祛除雀斑。治雀斑。

【用法用量】卧前涂面，晨起后洗去。

养容膏

【处方】防风、零陵香、藁本各 60g，白及、白附子、天花粉、绿豆粉、甘松、山柰、茅香附各 15g，皂荚适量。

【制法】皂荚去皮，与其他药共研细末，白蜜和匀。

【功能主治】祛风通络，去斑增香。治雀斑。

【用法用量】涂面，不拘时。

连子胡同方

【处方】白芷、甘菊花各 15g，珠儿粉（珍珠粉）25g，白果 20 个，红枣 15 个，猪胰 1 个。

【制法】甘菊花去梗，珠儿粉研细。上药捣烂拌匀，外以蜜拌酒酿炖化，入前药蒸过。

【功能主治】润泽肌肤，祛除雀斑。治雀斑。

【用法用量】每晚搽面，晨起洗去。

柿叶浮萍方

【处方】柿叶 30g，紫背浮萍 15g，苏木 10g。

【制法】取上药加水煎煮 20 分钟，去渣，取液。

【功能主治】祛风润肤，祛斑泽颜。治雀斑。

【用法用量】浸洗颜面部位，每日 1~2 次，每次 10 分钟。

三白祛斑方

【处方】白附子、白芷、白丁香、山柰、硼砂各 15g，石膏、滑石各 21g，冰片 10g（后入）。

【制法】上药共研极细末，瓶装取药粉少许加凉开水适量，静置 5~10 分钟，调匀。

【功能主治】美白祛斑。治雀斑。

【用法用量】取药液适量倒入手心均匀涂擦于面颊患处。每日早晚各 1 次。

黑牵牛涂法

【处方】黑牵牛末。

【制法】鸡蛋清调和。

【功能主治】涤除垢浊，润肤祛斑。治雀斑。

【用法用量】夜敷日洗。

治雀子斑方

【处方】梅肉、樱桃枝、猪牙皂角、紫背浮萍各等份。

【制法】上药共研极细末。

【功能主治】清热祛风，润肤祛斑。治雀斑。

【用法用量】热水洗面，药粉在掌中调匀，或直接将药粉撒于湿毛巾，轻轻揉搓面部至有微热感，再用干毛巾揩净。

祛斑粉

【处方】雄黄、硫黄、密陀僧、朱砂各 6g，雌黄、白附子各 15g，白及 9g，麝香、冰片各 0.9g。

【制法】共研细末混匀。

【功能主治】和营血，消色斑、生毛发。治黄褐斑、白癜风、斑秃。

【用法用量】用姜片蘸粉外擦患处。

玉容丸

【处方】甘松、细辛、白蔹、白及、防风、荆芥、僵蚕、山栀子、天麻、羌活、独活、密陀僧、檀香、川椒、菊花各5g，大枣肉7枚。

【制法】上药为细末，用肥皂荚500g同捶作丸，如秋冬加蜂蜜5钱。

【功能主治】祛风活络。治面黑斑。

【用法用量】早晚水化洗面。

治黄褐斑方

【处方】白附子、密陀僧、白茯苓、白芷各等份。

【制法】上药为细末。

【功能主治】清热祛斑。治黄褐斑。

【用法用量】羊乳调匀，夜敷患处，晨起用温水洗去。

云母膏

【处方】云母粉、杏仁各30g。

【制法】杏仁以汤浸去皮尖，上药细末，入银器中，以黄牛乳拌，略蒸。

【功能主治】祛风解毒，祛斑润肤。治面部黑斑。

【用法用量】每晚临睡前洗面后拭干，以末敷之，晨起洗去。

三、针灸祛斑

针灸祛斑法是运用针灸来调整人体经络的偏盛偏衰，使之达到阴阳平衡，最终实现祛斑目的的一种美容方法。针灸祛斑属于全身调整美容法，具有简便、无副作用的优点。针灸祛斑是在体表进行各种安全、简便、痛苦少的物理疗法，如针刺、拔火罐、艾灸、穴位磁疗、激光照射等，一般不破坏皮肤结构，不遗留创痛。较之复杂的外科整容术和众多的化学合成的美容品，针灸美容成本低、费用少、副作用很少。

（一）针灸祛黄褐斑

1. 毫针

（1）面针　在黄褐斑范围内取穴，或沿神经干取穴，如取鱼腰、太阳、颧骨等穴及鼻柱两旁局部。上述穴位常规消毒后用面针治疗，每周 2 次。

（2）体针　太冲、三阴交、足三里、阴陵泉、行间、肝俞、脾俞。每次选取 2~5 穴用平补平泻法。留针 10~20 分钟，每日 1 次，连续 10 日为 1 个疗程。

（3）加减　女子月经不调者加关元、血海；乳房胀痛者加期门。

2. 刺络拔罐

以大椎穴为三角形顶点，以两肺俞穴为三角形两个底角，形成一个等腰三角形为刺络拔罐区。用梅花针在三角区内叩刺，每次选 1~2 个叩刺点，每个叩刺点上形成 15 个左右小出血点。叩刺后用 2 号玻璃罐，采用闪火法于叩刺点上拔罐，每个罐内出血量一般掌握在 1ml 以内。隔日 1 次，10 次为 1 个疗程。

3. 拔罐

膻中、阳池、三阴交。用闪火法拔罐。

4. 耳针

主穴取相应部位、缘中、肾上腺、内分泌、肾、肝、脾、肺。配穴，月经不调加内生殖器、卵巢；男性加前列腺。相应部位点刺放血，其他主穴和配穴各选 2~3 个以王不留行子贴压。每次贴一耳，两耳轮换，3 天 1 次，10 次为 1 个疗程。一般需 2~3 个疗程。

5. 耳穴放血

耳前区，脾、内分泌、肾、皮质下；耳后区，相当肩胛与降压沟处。方法：消毒后用眼科 15 号手术刀片刺破皮约 0.4mm，出血后用 75% 酒精棉球 3 个，连续拭净血迹，再用消毒干棉球压盖刺孔。根据病情，隔日刺血 1 次，穴位交替使用，每次只刺 1 穴，15 次为 1 个疗程，一般 2~3 个疗程，疗程间休息 1 周。

6. 水针

穴位有肺俞、心俞、肝俞、肾俞。每次选 2 穴（均双侧）注射丹参注射液 1~2 支，每日或隔日 1 次，10 次为 1 个疗程。

7. 艾灸法

主灸穴取四白、迎香、肝俞、脾俞、肾俞、气海、足三里、三阴交、太溪、褐斑局部。艾柱无瘢痕灸，在褐斑区灸 3~7 壮，以局部皮肤温热舒适、皮肤红润为度，隔日灸 1 次。其他穴位改用艾条温和灸，每穴灸 10 分钟左右，每日 1 次，7 次为 1 个疗程。

（二）针灸祛雀斑

1. 毫针

主穴取三阴交、曲池、足三里，配穴取肝俞、心俞、肾俞，脾俞、膈俞、血海、大椎、命门。每次选全部主穴及 3~4 个配穴，双侧交使用，中等刺激，每日或隔日 1 次，10 次为 1 个疗程。

2. 电针

主穴取迎香、印堂或神庭、巨髎。配穴取合谷，足三里、三阴交。面部选择美容针，体穴按常规选用 28~30 号针。面部穴位进针时，针体与皮肤呈 30°，左手夹持皮下组织，右手快速进针，得气后施以平补平泻手法 3~5 分钟。然后接上电针仪，电量适度为宜，逐渐递增。每次 30 分钟，隔日 1 次，10 次为 1 个疗程。

3. 火针或电火针

患者仰卧，患处常规消毒，可先表面局麻，视雀斑深浅，斑点大小，分别选用粗、中、细三种型号的平头火针，在酒精灯上烧至针头要红时，对准斑点点刺，动作要轻、快、准。斑点变灰白色后结痂，过 1~2 周后结痂脱落，斑点消失，不留瘢痕。

20~30 天后再对个别遗漏的斑点进行补刺。注意针具严格消毒，不宜刺过深，针后保护疮口，勿沾水及手抓。若有感染及早用抗生素，结痂期间和痂皮刚脱落时不用化妆品。若用电火针，则打开开关后，待火针头部发红时，刺入雀斑。操作方法同上。

4. 耳针

取内分泌、神门、肾、面颊。用揿针刺入耳穴后，外用胶布固定。取单侧耳穴，双耳轮换，每 5~7 日 1 次，5 次为 1 个疗程。症状好转后，改为隔日 1 次。或穴位埋王不留行子，3~7 日 1 次，10 次为 1 个疗程。

5. 艾灸

取曲池、大椎、三阴交。操作：将艾条的一端点燃，对准穴位，距皮肤约 2~3cm 进行熏熨，使局部有温热感而不产生灼痛。每穴灸 15~20 分钟，至皮肤红晕为度，初起时可每日或隔日 1 次，待灸过一段时间后（一般 10 次左右），可减少施灸次数。每周灸 1 次或每月灸 1~2 次。本法可以疏通经络，祛风散邪，治疗和预防雀斑。

四、推拿祛斑

推拿美容属于中医外治法的一种，具有治疗及保健的双重功效，我国古籍中对推拿美容有较多的记载。推拿通过不同的手法刺激特殊的部位和穴位，在局部疏通经络，行气血、濡筋骨，并通过气血经络影响到内脏及其他部位，以达到调整阴阳、脏腑、气血的作用。由于人体内脏外应于人体体表的一定部位，皮肤的状态与内脏功能有较密切的关系，如有内脏疾病，会反映在皮肤上，因此按摩皮肤（经络）可以调整内脏功能，从而也使皮肤的状态得到改善。中医认为，人体的经络、气血“不通则痛”“壅塞则肿”，推拿通过一定的手法疏通经络气血，祛瘀生新，使气血畅达以治疗局部的壅塞凝滞。

推拿祛斑具体操作：阳白、颧髎点揉 100 圈周，顺时针方向和逆时针方向各 50 圈周，褐斑局部周围的穴位重点按，适当增加次数。双耳加揉肝、肾、皮质下、交感神经，加体部按摩。

五、刮痧祛斑

刮痧疗法是中国劳动人民在长期与疾病作斗争中发明的一种自然物理疗法。其源自民间，是以推拿、热敷、导引、针灸、拔罐、放血等疗法中演变而来的一种非药物方法。在光滑细腻的皮肤上用器具刮拭出一道道红线、红斑，粟粒状黑色瘀点，点点像泥沙般的突散在表皮，从而达到治病健体的目的。

刮痧祛斑具体操作：选鱼腰、太阳、颧髎等穴及鼻柱两旁局部，曲池、足三里、肺俞、肝俞、肾俞、肠俞、关元俞、三阴交。在以上穴位处，先涂搽红花油，后用刮痧板（水牛角板）直推，每个部位 5~10 次。面部，刮印堂、素髎、四白、颧髎、上关、太阳；身体，（泻法）刮大椎、大杼、肺俞、神堂。配穴，（补法）刮神门、内关、三阴交、足三里、百会、风池、胆俞、肾俞。

六、药酒祛斑

药酒，在中医方剂学上又称为酒剂，因酒本身具有“通血脉，行药势，温肠胃，御风寒”等作用，因此酒与中药材配伍，可以增强药力，如常见的滋补药酒，以药之功，借酒之力，起到补虚强壮和抗衰益寿的作用。

酒与医药的结合，是我国医药发展史上的重要创举。药酒应用于防治疾病，在我国医药史上已处于重要地位，成为历史悠久的传统剂型之一，至今在国内外医疗保健事业中享有较高的声誉。药酒的出现，首先得益于人类对酒的发现，而它的发展则是借助于酿酒技术的不断进步和完善。现代医学证实适当饮酒，可通络祛风，舒筋活血，驱寒暖身，消积健脾和安神镇静，具有一定的治病保健的功效。

枸杞麻仁酒

【处方】枸杞子、火麻仁各 750g，生地黄 450 g，白酒 4000ml。

【制法】将前 3 味捣碎，蒸熟，摊开晾去热气后置容器中，加入白酒，密封，浸泡 7 日后，过滤去渣，即成。

【功能主治】滋阴养血，润肠通便。适用于面色萎黄、身体羸弱、肠燥便秘、倦怠乏力、头晕目眩、口干食少等症。

【用法】口服，每次 15~30ml，日服 2 次。

柏子仁酒

【处方】柏子仁、制何首乌、肉苁蓉、黄精各 100g，白酒 2000ml。

【制法】将上 4 味药材置容器中，加入白酒密封，每日振摇或搅拌 1 次，浸泡 7 日后，过滤去渣，即成。

【功能主治】滋润五脏，悦泽颜色。适用于肝肾不足所致的腰膝酸软、面色皮肤干燥、头发萎黄或者早白或脱发，大便干燥等症。

【用法】口服，每次 10~20ml，日服 1~2 次。

桃花酒

【处方】桃花、玫瑰花、黄精、当归、蜂蜜各 50g。

【制法】将药材浸泡在白酒中，半月后过滤去渣，即成。

【功效主治】驻颜活血，补血润肤。适用于面色晦暗、黄褐斑，或妊娠产后面黯，皮肤干燥等症。

【用法】口服，每次 5~10ml，日服 1~2 次。

固本酒

【处方】生熟地黄、白茯苓（去皮）各 150g，天麦门冬（酒润，去心）、人参各 100g，白酒 5000ml。

【制法】上药切片，用瓷瓶装好，浸药三日，文武火煮一小时，以酒黑色为度。

【功效主治】补益气阴，嫩肤美容。适用于面色晦暗、黄褐斑。

【用法】口服，每次 10ml，日服 1~2 次。

槟榔露酒

【处方】槟榔、橘皮各 20g，青皮 10g，砂仁 5g，玫瑰花 10g，黄酒 1500ml，冰糖适量。

【制法】上述诸药材纳入纱布袋内，扎紧袋口，浸入黄酒中，文火煮 30 分钟，入冰糖，取出药袋，酒装瓶贮存。

【功效主治】疏肝行气，悦泽颜色。适用于妇人面部黄褐斑。

【用法】口服，每次 20ml，日服 1~2 次。

七、祛斑注意事项

（一）内外同治，不可急于求成

1. 不可盲目祛斑

黄褐斑以女性居多，不少患者祛斑心切，盲目求医，欲求速去，以致上当受骗，遗憾终身。不可盲目相信美容院或美容护肤品的宣传。若过多地使用一些含有角质剥脱剂的药物或化妆品，使皮肤角质层频繁剥脱，这样会破坏皮肤的自身防御机制。

2. 应内外兼治

黄褐斑虽在体表，实则是内分泌失调或多种疾病表现于外的一种信号，单靠外治是不够的，应内外兼治，标本同治，方能彻底根治。

3. 用药适当

配制祛斑药膏的果酸浓度要适度，不能过高，否则欲速则不达，反而导致色素沉着更深，毛细血管扩张，皮肤失去弹性甚至留下瘢痕等恶果。所以黄褐斑治疗应在内服调理下辅以脱色和适度的脱皮等外治方法，配合防晒以达到根治的目的。由于黄褐斑病因复杂，应向医生详细告知病史，按照医生要求避免各种诱发因素，积极根治原发病。

（二）注意预防和调护

（1）避免日晒。

（2）不可滥用化妆品，尤其是劣质化妆品。

（3）面部皮炎应及时治疗，避免引起炎症性色素沉着；面部疾患不可使用激素类软膏，以避免色素加深。

（4）保持心情舒畅，避免疲劳忧虑，防止忧郁烦恼等不良情绪的波动。

（5）适量食用富含维生素 C、维生素 A 的食物，如番茄、柑桔、柠檬、柿子、胡萝卜、南瓜等蔬菜水果。

（6）睡眠作息时间混乱、饮食不规律、身心压力大均在一定程度上导致虚火旺盛，使内分泌失调，进而产生色斑，故应当避免。

（7）慎用避孕药和镇静类药物。

第六章 中医药减肥

肥胖是指一定程度的明显超重与脂肪层过厚，是体内脂肪积聚过多而导致的一种状态。

现实生活中，人们对“肥肉”的忍受度不同，但却用一些生动的词描绘了肥胖的特征，如“将军肚”“游泳圈”“麒麟臂”“大象腿”“双下巴”，这也成为了许多人心头的“痛”。同样，人们也用许多形象的词汇如“直角肩”“筷子腿”“水蛇腰”“瓜子脸”“蜜桃臀”来赞扬苗条的身材。

关于肥胖的描述，虽然中医无此病名，但早在2000多年前就有记载，如《灵枢·阴阳二十五人第六十四》云：“土形之人……其为人，黄色圆面，大头，美肩背，大腹，美股胫，小手足，多肉，上下相称。”“水形之人……大头，小肩，大腹。”“大腹”“多肉”的描述类似于现今之肥胖者，多将其归入“肥人”“痰湿”“浊阻”“血浊”“浊脂”等范畴。

《灵枢·卫气失常》“黄帝曰：何以度知其肥瘦？伯高曰：人有肥、有膏、有肉……”《黄帝内经》提出了膏脂理论，并将肥胖分成以下三类。

一为肉人，皮肉紧密相连，皮肤腠理粗疏，身体宽大，骨骼肌肉壮实，肌理致密。

二为脂人，胖而不肥，肌肉坚实有弹性，四肢正常，脂肪存积于体内脏腑，身部肥大而四肢正常，皮肤腠理紧密。

三为膏人，肥肉较多且无弹性，肌肤柔软松弛易下垂。膏人常在上臂内侧、腰部、大腿上有较多赘肉。阳气充盈，身体多热，皮肤腠理细腻，卫气易收藏，能耐寒，特别是腰背、腹部明显肥胖，腰腹围大于臀围，原文中用“纵腹垂腴”形容其大腹便便的样子。

不同的肥胖有不同的特点，肥胖除了对外形有影响外，对健康的危害更大，脂肪不会只聚积于皮下，也会沉积于血管内壁，肥胖者更易发生心脑血管事件，影响内分泌系统，也威胁其他各个脏器功能。所以对于一部分可爱的小胖子来说，无论从健康还是外表考虑，减肥迫在眉睫。而对于爱美的女性，关键是将体重控制在一定的合适范围内，健康减肥非常重要。另外，在肥胖的基础上，要分辨肥胖的类型，要了解其是否有并发症，有哪些并发症，不同情况的治疗有很大区别，切勿只为了追求身体的纤美而忽视了健康。

第一节 中医对肥胖的认识

一、病因病机

肥胖的成因复杂，多数学者认为肥胖与饮食习惯、起居、劳逸、遗传、年龄、情绪等因素相关。

（一）饮食不节

肥胖的关键病因是饮食不节，“节”指节制，规律，即饮食没有节制，没有规律是造成肥胖的关键因素。

“病从口入”，在肥胖中体现得淋漓尽致。《素问·异法方宜论》“西方者……其民华食而脂肥故邪，不能伤其形体，其病生于内，其治宜毒药”。《素问·通评虚实论》中说：“肥贵人，则高粱之疾也”，强调了饮食不节制，多食肥甘厚味导致肥胖。吃得太多，吃得太好，都可能引起肥胖。

长期暴饮暴食导致脾胃运化腐熟过多水谷，超过了人体所需要的正常能量而逐渐积累形成膏脂；另外，饮食时间不固定，过度节食后又饮食过剩都能导致脾胃运化功能失常，影响脾胃转枢，加重身体负担。

（二）起居失常

《素问·上古天真论》中说：“饮食有节，起居有常，不妄作劳，故能形与神俱……”起居有常，合理作息，那么人就神清气旺、精力充沛。葛洪在《抱朴子·极言》中指出：“定息失时，伤也。”

快节奏的生活里，多数人作息时间不规律，长期通宵熬夜，人们的起卧休息与自然界阴阳消长的变化规律不相适应，影响肝胆疏泄，不利于健康。

现在甚至有夜肥胖的说法，有研究发现睡眠时间不足会导致糖耐受量受损，对于人体食欲调节激素、脂肪代谢等方面均有影响。

（三）劳逸失调

活动过少也是肥胖的重要原因。《素问·宣明五气篇》说："五劳所伤……久卧伤气，久坐伤肉……"张介宾解释道："久卧则阳气不伸，故伤气；久坐则血脉滞于四体，故伤肉。"《医学入门》也强调久卧久坐"尤伤人也"。

久卧、久坐，指缺乏劳动和体育锻炼的人，贪图安逸过度、不进行适当的活动的人容易气机不畅，升降出入失常，导致气虚、气郁，进一步演变则运化无力，输布失调，膏脂内聚，使人肥胖。"树老中心空，人不锻炼肌肉松。"因此，缺少锻炼的人肌肉松弛，显得虚胖。

（四）先天禀赋

肥胖与人之先天禀赋有关，上述所说"土形之人""水形之人"皆有先天体质禀赋的意思，是体质阴阳刚柔的差异所决定的。这大抵与现代医学所指出的本病有遗传倾向相吻合，这种先天禀赋不足导致的肥胖，在小儿肥胖患者中十分常见。《医学纲目·生下胎疾》中提及胎肥："更别父母肥瘦，肥不可生瘦，瘦不可生肥也。胎肥者，生下肌肉浓……浴体法主之。"

据沈阳、大连、北京三市调查14321名新生儿的肥胖发生率为7.05%~16.6%。长征医院对800例肥胖患儿的病因分析发现父母双方或一方有肥胖者达29.63%，自幼肥胖者占7.75%，这些都说明肥胖与遗传有关。

（五）年老体衰

《黄帝内经》中就有对人一生生长发育、自然衰老的描述，如有"女子七岁，肾气盛，齿更发长……六七，三阳脉衰于上，面皆焦，发始白。七七，任脉虚，太冲脉衰少，天癸竭""丈夫八岁，肾气实，发长齿更……七八，肝气衰，筋不能动，天癸竭，精少，肾脏衰，形体皆极"的相关论述。

年老体虚，则五脏六腑阴阳失衡，气血经脉不和，皮肉筋骨失养。人体功能会随着年龄增加逐渐衰减，基础代谢降低，消耗的能量减少，加之内分泌、睡眠质量差等问题的干扰，都会造成脂肪的堆积，临床上中老年性肥胖，尤其围绝经期妇女体重增加可归于此类。

（六）药物性肥胖

由于服用一些药品，如激素类、胰岛素等，影响了新陈代谢，从而使人增胖。

（七）情志内伤

情绪问题会影响脏腑功能，也会影响体重波动。中医有“怒伤肝、喜伤心、忧伤肺、思伤脾、恐伤肾”的说法，人体五脏失调会引起不同情绪反应。反之，情绪又会影响五脏。五脏之中，肝主疏泄，可调畅气机，调节精神情志，也对脾胃消化吸收、水液代谢调节起促进作用。

《血证论·脏腑病机论》中提出:“木之性主乎疏泄。食气入胃，全赖肝木之气以疏泄之，则水谷乃化。设肝不能疏泄水谷，渗泄中满之证在所难免。”肝的疏泄功能，既可助脾之运化，升发清阳之气，输布水谷精微，又助胃之受纳腐熟，下降浊阴之气；若肝失疏泄，犯脾克胃，必致脾胃运化无力，水饮停聚，形成膏脂、痰湿之病理因素。

脏腑之中以脾、肾、肝、胆与肥胖症的关系密切。脾气不足，不能正常化生精血，输布精微，充养周身，而变成膏脂痰湿，蓄于肌肤，发为肥胖。肾气不足，不能正常化气行水，助脾健运，通调水道而湿浊内聚，溢于肌肤加重肥胖。七情所伤，常致肝气郁滞，而使肝胆疏泄失于调畅，影响脾之健运，气机之升降转输。而胆不能正常泌输精汁，净浊化脂，则浊脂内聚而肥胖。由于脾肾气虚，肝胆失调，不仅造成膏脂痰浊，水湿停蓄，也使气机失畅，脉道不利，可有气滞或血瘀。因此，肥胖者既有本虚证，又有标实证，本虚标实相互联系，同时并存。

总之，肥胖病位以脾为主，涉及肾和肝胆，亦可影响心肺，但总以脾肾气虚为多见，肝胆疏泄失调亦常见。临床表现多为本虚标实，本虚以气虚为主，标实以痰浊，膏脂为主，常兼水湿，亦兼有气滞、血瘀。

二、肥胖与体质

肥胖与先天禀赋、饮食起居等有关，是否成为“肥人”也主要体现在人体体质的不同。体质是指在先天禀赋（包括遗传）和后天获得的基础上，在生、长、壮、老过程中形成的形体结构、脏腑功能及心理状态因素等综合的、相对稳定的特征。这种不同体质对于每个机体的反应状态、对哪些致病因子比较敏感、容易生哪种疾病以及对治疗的应答、疾病的预后转归都很重要。在人生的不同阶段，体质是相对稳定的，但是在某些条件下，体质是可变、可调的，所以可以针对不同体质开展不同的调理方案，最终可达到平和质，减少生病的次数。

研究表明，中国人可以分为九种体质类型：平和质、气虚质、阳虚质、阴虚质、痰湿质、湿热质、瘀血质、气郁质和特禀质。中医体质和肥胖相关，不同体质类型者发生肥胖的机会也不同，以下几种体质的人更容易肥胖。

（一）痰湿质

肥胖的主要病理因素是膏脂、痰湿，古代医家对于肥人与痰湿的关系阐述颇多。《临证指南医案·湿》云：“湿从内生，必其人膏粱酒醴过度，或嗜饮茶汤太多，或食生冷瓜果及甜腻之物。其人色白而肥，肌肉柔软。”是说因为嗜食肥甘厚味、生冷之品、饮酒饮茶过多，使湿从内生，而这种人往往色白而肥。

《丹台玉案·痰门》中更明确指出：“痰生于脾，多四肢倦怠，或腹痛肿胀，泄泻，其脉缓，肥人多有之，名曰湿痰。”脾失健运，内生痰湿，多表现为四肢倦怠等，肥胖的人往往出现这种情况。后世还有“肥人多痰而经阻气不运也”“大抵素禀之盛，从无所苦，唯是湿痰颇多”等论述，阐述了肥人本身多为痰湿体质，而痰湿体质作为致病因素又可加重肥胖的程度，两者胶着循环，互为因果。

痰湿质的日常表现主要为：面部皮肤油脂较多，多汗且黏，胸闷，痰多，面色黄胖而黯，眼胞微浮，容易困倦，平素舌体胖大，舌苔白腻，口黏腻或甜，身重不爽，脉滑，喜食肥甘，大便正常或不实，小便不多或微混。

体质分析：痰湿泛于肌肤，可见形体肥胖，腹部松软，面色黄胖而黯，眼胞微浮，面部皮肤油脂较多，多汗且黏；痰浊停肺，肺失宣降，出现胸闷，多痰；痰湿困脾，阻滞气机，困遏清阳，则容易困倦，身重不爽；痰浊不泛于口，则口黏腻或甜；脾湿内阻，运化失健则大便不实，小便微混；水湿不运，则小便不多。舌体胖大，舌苔白腻，脉滑，为痰湿内阻之象。

（二）气虚质

朱丹溪认为肥胖之人气虚时多见“沉困怠惰”，并指出：“形肥知其气虚，久坐知其不运，而其气愈弱”。肥胖的人本就为气虚之体，可见精神不振、倦怠疲乏，而久坐不动者，其气更加虚弱。

《景岳全书·非风》云：“何以肥人反多气虚……肥人者，柔胜于刚，阴胜于阳者也。且肉以血成，总皆阴类，故肥人多有气虚之证。然肥人多湿多滞，故气道多有不利。”张景岳也认为肥人多为气虚之体，但肥人可兼夹痰湿。

清代陈士铎在《石室秘录》中简述了肥胖、痰湿、气虚三者的关系：“肥人多痰，乃气虚也，虚则气不能运化，故痰生之。”气虚不能推动气机的正常运行，津液则无法输布，容易化生痰涎。

气虚质的日常表现主要为：平素语音低弱，气短懒言，容易疲乏，精神不振，易出汗，舌淡红，舌边有齿痕，脉弱。

体质分析：气虚则功能活动功能减退，则语音低弱、气短懒言；劳则耗气，容易疲乏；气虚清阳不升，则精神不振；气虚毛窍疏松，外卫不固则易出汗；气虚推动无力，气滞则水滞，津液输布失常，则舌淡红，边有齿痕；运血无力，故脉弱。

（三）湿热质

《素问·奇病论》：“数食甘美而多肥也，肥者令人内热，甘者令人中满。”禀受父母湿热之体质、久居湿热之地、过食滋腻之品，都易形成湿热之体，张仲景则称之为“酒客”。

痰湿体质与湿热体质也有很高的关联性。叶天士有言：“热自湿中而起，湿不去则热不除也”，两者都可因脾胃虚弱引起运化水液失常，致使水湿内停；可因明显地喜食肥甘厚味及嗜食烟酒，导致湿浊内停；都以湿浊内蕴为特征。但湿热可表现出口干口苦、小便短黄、舌红、苔黄腻、脉滑数等热象表现。

湿热质的日常表现主要为：面垢油光，易生痤疮，口干口苦，身重困倦，大便黏滞不畅或燥结，小便短黄，男性易阴囊潮湿。女性易带下增多，舌质偏红，苔黄腻，脉滑数。

体质分析：湿热泛于肌肤，可见面垢油光、易生痤疮；湿热内蕴，熏蒸肝胆，胆汁不循常道，则口干口苦；脾为湿困，则身重困倦；湿热蕴脾，交阻下迫，则大便黏滞不畅或燥结，小便短黄；湿热循经下注，则见男性易阴囊潮湿，女性易带下增多；舌质偏红，苔黄腻，脉滑数均为湿热内盛之象。

值得注意的是，体质是机体在生理状态下的不同表象，而不是疾病之下的表现，体质的分型和疾病的证也是不同的。但是体质会决定着人体本身容易患哪种疾病，体质的分型影响着生病时证的形成、转变和转归，当某些疾病超越体质制约的程度，则又可反过来影响人的体质类型。所以重视非病时的体质状态，积极进行体质调理非常重要。

三、肥胖的辨证分型

如果肥胖已经影响身体健康，成为了疾病，那么就要分析辨证，积极治疗。辨证论治是中医治疗学的核心，治疗肥胖症同样要强调辨证而施，它具有针对性强，兼顾合并症，毒副作用小，起效快，效果好等优点，是食疗、中药调理、针灸穴位等治疗的基础，目前主要将单纯性肥胖病分为五个证型。

（1）脾虚湿阻型　肥胖水肿，疲乏无力，肢体困重，尿少，纳差，腹满。脉沉细，舌苔薄腻，舌质淡。

（2）胃热湿阻型（湿阻不化，久郁化热）　头胀头晕，消谷善饥，肢重困楚怠惰，口渴喜饮。脉滑小数，舌苔腻微黄。

（3）肝瘀气滞型　胸胁苦满，胃脘痞满，月经不调或闭经，失眠多梦。脉细弦，舌苔薄，舌质色暗。

（4）脾肾两虚型（脾肾阳虚） 疲乏无力，腰酸腿软，阳萎阴冷。脉细无力，舌苔薄，舌质淡。

（5）阴虚内热型 头昏、头胀、头痛，腰痛酸软，五心烦热。脉细数、微弦，舌苔薄，舌质尖红。

四、肥胖的危害

肥胖不仅影响形体美，而且给生活带来不便。还增加心血管疾病的危险，影响消化系统及内分泌系统的功能，甚至增加癌症发生的危险性。此外还会造成关节软组织损伤、生殖能力下降以及心理障碍、心脏病、糖尿病、动脉粥样硬化、脂肪肝、胆结石、水肿、痛风等疾病。

1. 肥胖影响美

通常，人们会把“胖”和“丑”联系在一起，什么“好身材才配得上好衣服”“身材好，才能成为人群中的焦点”等。肥胖女性易有心理压力，由于女性的爱美之心，身材走样会使她们缺乏自信，心理上造成一定的压力，严重者可能产生自卑、自闭或抑郁等消极情绪。

2. 肥胖可导致糖尿病

肥胖会造成血中胰岛素过度分泌，肥胖明显者，空腹时胰岛素浓度更高，而进食后胰岛素的分泌无法相应提高，从而形成血糖升高的现象。

有实验发现，较胖者其细胞中胰岛素受体较少，或是在接受胰岛素时容易出现问题，所以肥胖者罹患糖尿病风险会增加。若是体重减轻，则会改善血糖不正常的情况。肥胖与 2 型糖尿病的发病率有密切关系。在 40 岁以上的糖尿病患者中 70%~80% 的人在患病之前已有肥胖症。

3. 肥胖常伴高脂血症

肥胖常合并高脂血症、高血压、糖耐量异常等，并成为动脉硬化的主要原因。最近，越来越多的研究认为肥胖者的脂肪分布，尤其内脏型肥胖与上述合并症明显相关。

4. 肥胖可导致高血压

肥胖者高血压患病率高，肥胖是高血压的危险因子，高血压亦可致肥胖。

多数流行病学调查结果显示，肥胖者高血压的发生率高。肥胖者循环血浆及心排出量增加，心率增快。由于持续性交感神经兴奋性增高及钠重吸收，增加而引起高血压，进而引起末梢血管阻力增加而发生高血压性心脏肥大。

5. 肥胖可导致心血管疾病

肥胖者大多合并有血脂肪浓度过高的情形，因此容易发生血管栓塞，加速血管的粥状改变，造成包括冠状动脉心脏病、心肌梗死、缺血性心脏病等心血管疾病。研究显示，若能维持理想体重，则可减少心血管疾病、瘀血性心脏衰竭及脑栓塞的发生率。

6. 肥胖常伴阻塞型睡眠呼吸暂停综合征

肥胖者发生阻塞型睡眠呼吸暂停综合征（OSAS）的大约是非肥胖者的3倍，成年肥胖男性约50%以上有可能发生OSAS。肥胖造成胸壁与腹腔脂肪增厚，使肺容量下降、肺活量减少而影响肺部正常换气的功能。

7. 肥胖可使女性内分泌失调

肥胖女性容易内分泌失调而变得更胖，还会因子宫内外脂肪细胞过多而不易受孕（精子与卵子不易结合着床）。

8. 肥胖可引起肿瘤

肥胖女性患子宫内膜、胆囊、子宫颈、卵巢及乳房部位的肿瘤之概率较高。

9. 肥胖可导致皮肤病

肥胖者常患湿疹，多发于头部、腋窝、阴部及股间等皮肤皱折处，造成红色发痒的湿疹。且常在腰部、大腿等处出现妊娠纹样的线纹，称为肥胖纹，是由于真皮组织迅速生长时断裂所产生。另外，由于心脏肥大，静脉血液回流减缓阻滞，容易导致静脉曲张。

10. 肥胖可导致关节疾病

肥胖者骨头关节所需承受的重量较大，较易使关节老化、损伤而得骨性关节炎。

11. 肥胖可导致胆囊与胰脏疾病

肥胖者体内脂肪过剩，造成胆固醇合成增加，使胆汁中胆固醇呈过饱和状态，有利于胆固醇性结石的形成。

第二节 减肥方法

一、饮食调理

（一）进食习惯

饮食是人们肥胖产生的主要原因，也是人们减肥需要控制的重要方面。所以在饮食上，我们需要养成良好的饮食习惯，合理选择三餐食物，“民以食为天”，科学饮食是减肥的基础。

1. 三餐有常

《论语·乡党》云：“不时，不食。”《吕氏春秋·尽数》亦云：“食能以时，身必无灾。”一日之中是要规律进食，在某个特定的时间进食。严格要求自己一日三餐定时定量，早餐 7 点到 8 点之间，午餐 12 点左右，晚餐一般是 6 点。

另外，《备急千金要方》强调：“不欲极饥而食，食不可过饱；不欲极渴而饮，饮不欲过多。饱食过多则结积聚，渴饮过多则成痰癖。”饮食有所节制，坚持三餐饮食“早吃好、午吃饱、晚吃少”的原则，这是根据消耗及人体内分泌规律所确定的，早上与中午饥肠辘辘的人们需要充足的能量供应活动所需要的能量，而到了晚上人们进入睡眠状态，进食过多则造成热量无法代谢从而向脂肪转化。

现在社会上有人讲“过午不食”，以为过了中午就不要吃，这是不对的。天有三宝日月星，地有三宝水火风，人有三宝精气神，饭有三宝早中晚。因此，人一天要按时吃三顿饭。而过午不食的“午”应该是“午夜的午”，即到了午夜（半夜）不要进食。现在一些人，夜生活丰富，过了午夜，吃夜宵、喝夜场，歌舞升平，用健康换一时的快乐。半夜大吃大喝，人不胖才怪。

2. 五味调和

《素问·脏气法时论》云："五谷为养，五果为助，五畜为益，五菜为充。"饮食结构要合理，建议以杂食五谷为主食，以动物性食物、水果蔬菜为辅助和补充，做到"气味和而服之"，饮食宜清淡，尽量避免吃油炸食物和过多零食，只有五味调和，才能扶正存性，健运脾气，身体康健，从而减少肥胖的发生。

另外，不同年龄阶段、不同体质状态，应该选择不同的食物。对有肥胖家族史者，宜从娃娃抓起，常选用益气而不滋腻、不化生痰脂的高纤维素、适度的优质蛋白、低脂、低糖等食材。热性体质者忌辛辣燥烈食物，如辣椒、姜、葱、羊肉、牛肉、狗肉、鹿肉等阳热食物，油煎、烧烤、厚味甜腻食品应少食。合理的食物选择使得气血调和、百脉疏利，不致痰湿瘀阻、膏脂堆积。

3. 细嚼慢咽

人体的自我调节能力保证我们会在摄入足够食物的时候发出饱足的信号，但此过程经历了复杂的脏器及内分泌调节机制需要半小时左右，而且相当复杂。如果进食的速度很快，可能在饱足的信号到达之前便已摄取过多的食物，因此，饮食减肥要放慢进食速度。

细嚼慢咽不但对人的胃肠有好处，帮助其减轻消化食物的负担，有助营养吸收，同时可以良好控制食量。而吃饭太快，也容易出现胃食管反流。为了健康与减肥，吃饭一定要细嚼慢咽，切忌风卷残云。

4. 专心进食

先人们早为我们定下了"食不言、寝不语"的良好规矩。专心进食，有利于自己健康，且是有家教的体现。有些减肥者会在进食时，做一些别的事情，比如看视频、打电话、想事情等。这种行为是不利于消化的，其他器官会分享本应该专属于胃肠道的血液，造成消化不良，也会造成过食过饱的现象。

（二）食疗方法

养成良好的用餐习惯后，就要合理选择每天所吃的食材。中医食疗是在中医理论的指导下，利用食物性和味的搭配及所含营养成分或其他成分，作用于人体脏腑，达到调和气血，平衡阴阳，防治疾病，健身延年的目的。

总体来说，蔬菜与优质蛋白类是最适宜减肥的，蔬菜中含有较多的纤维素可以促进胃肠排泄，含有较多优质蛋白的鱼、虾、鸡蛋等含有较少的脂肪及糖分，可以有选择性地多吃以下食物。

1. 蔬菜

黄瓜　性凉，味平，属肺、胃、大肠经，具有清热利水、解毒消肿的作用。每 100g 黄瓜中含有 15kcal 热量，黄瓜中所含的丙醇二酸，可抑制糖类物质转变为脂肪；其含有丰富的纤维素可以畅通大便，减少胆固醇的吸收；其也含有较多维生素 C，而维生素遇热会分解，在酸性环境中较易保留，所以用醋做的凉拌黄瓜无疑是一种很好的食用方法。

苦瓜　性寒，味苦，归心、肝、脾、肺经，具有清热消暑、清肝明目的作用。每 100g 苦瓜含有 20kcal 热量，苦瓜特有的苦瓜素能缩小肠细胞网孔，阻止脂肪、多糖等高热量大分子物质的吸收。苦瓜中有一种活性蛋白，可以溶解一些有毒的毒素，还可以降血压、降血脂、养颜美容、促进新陈代谢。

白萝卜　性平，味甘、辛，归脾、胃经，具有理气通便、利尿消肿、凉血止血的作用。每 100g 白萝卜含有 21kcal 热量，白萝卜含有的芥子油和淀粉酶，有助于脂肪类食物的新陈代谢，防止皮下脂肪堆积。所以萝卜炖排骨或者蹄膀是不错的选择，萝卜中膳食纤维也较多，食后易产生饱胀感且促进胃肠蠕动。

番茄　性平，味甘、酸，归肝、胃、肺经，具有健胃消食，清热解毒的作用。每 100g 番茄含有 16kcal 热量，番茄的热量很低，含有苹果酸和柠檬酸等有机酸，有增加胃液酸度，帮助消化、调整胃肠功能，还可消炎抗真菌、缓解溃疡、排除毒素。

芦笋　性凉，味甘、苦，归胃、小肠经，具有清热、利尿、通淋、明目的作用。每 100g 芦笋含有 75kcal 热量，芦笋也是高纤维食物之一，能促进消化、降脂减肥；其含有丰富的叶酸，孕妇多食可促进胎儿生长发育，其也含有硒，是抗癌元素。

韭菜　性温，生者味辛，熟者味甘，具有温中行气，补肾温阳，益肝健胃，润肠通便的作用。每100g韭菜含有热量25kcal，现代研究表明含挥发性精油及硫化物等特殊成分，散发独特的辛香气味，有助于增进食欲，增强消化功能。含大量维生素和粗纤维，能增进胃肠蠕动，治疗便秘，预防肠癌。

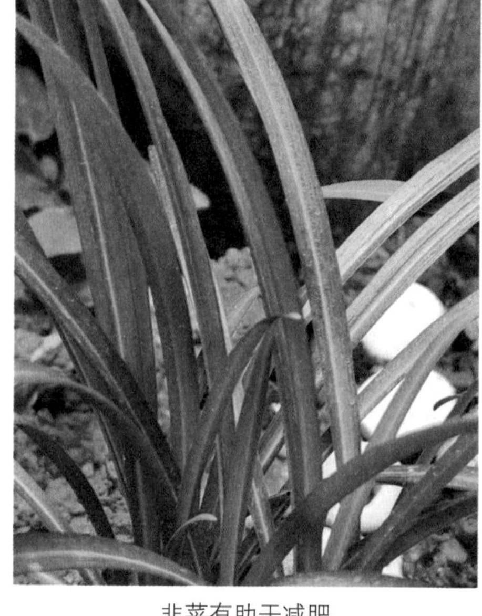
韭菜有助于减肥

大蒜　性辛温，味甘，归脾、胃、肺经，具有解毒杀虫的作用。每100g大蒜热量为75kcal，其含有前列腺素A_2，可以促进血液循环，降低胆固醇，防治脑血栓、冠心病等心血管疾病。

冬瓜　性微寒，味甘淡，归肺、大肠、膀胱经，具有利尿、清热、化痰、解渴的作用。每100g含有热量15kcal。冬瓜主要通过利尿、利水减轻体重，所以对于“水肿”的患者尤其适用。但是减肥不等于减重，过多地排出人体内水分达到减重的目的，这样的体重很容易回升。

胡萝卜　性平，味甘，归肺、脾经，具有消食化滞，健脾解毒的作用。每100g胡萝卜所含的热量是25kcal，其中所含的芥子油能促进脂肪的消耗和利用，直接达到减肥的目的，还可以抑制我们对甜食和油腻食物的欲望。胡萝卜含有丰富的胡萝卜素和维生素B，有助于改善视力和滋润皮肤；其中所含有的琥珀酸钾有助于防治血管粥样硬化，降低胆固醇。

2. 水果

柠檬　性大寒，味酸、甘，归肝、胃经，具有生津止渴，祛暑安胎、开胃消食的作用。每100g柠檬的热量为35kcal，柠檬的酸味是因其含有大量柠檬酸，柠檬酸能促进胃部蛋白酶的分泌，具有极佳的促消化功能。柠檬的维生素C含量在水果中也是很丰富的，是很好的美白食物。

苹果　性凉，味甘、酸，归脾、肺经，具有生津润肺、开胃醒酒、止泻的作用。每100g苹果含有50kcal热量，苹果中含有丰富的果胶能与水分紧密结合并限制细胞吸收脂肪。苹果含有特有的苹果酸可以加速代谢，减少下身脂肪。苹果含有大量的微量元素如镁、硫、锰、硒等，可使皮肤细腻、红润有光泽。

香蕉　性寒，味甘，归脾、胃、大肠经，具有益胃生津、润肺滑肠的作用。每100g香蕉含有89kcal热量，香蕉含有丰富的果胶，可以帮助胃肠道的蠕动。其丰富的纤维含量可以增加饱腹感。除此之外，其含有色胺酸可以转化为神经递质多巴胺，使人心情变好。

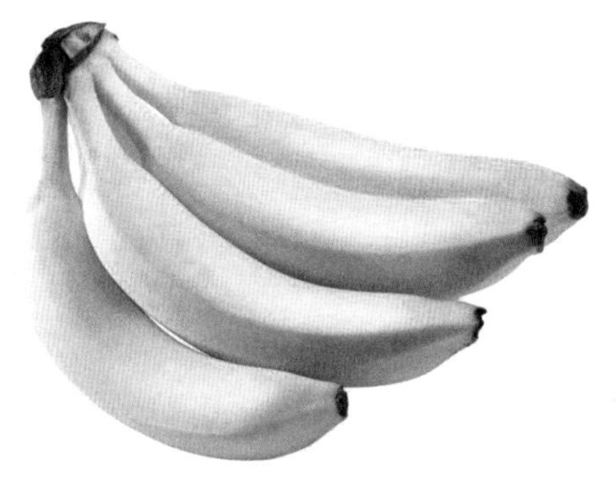

常吃香蕉有助于减肥

火龙果　性凉，味甘，归胃，大肠经，具有润肠通便、解毒护胃的作用。每100g火龙果热量为51kcal。火龙果是含有纤维素最多的水果之一，与香蕉一起是便秘患者的主要食疗食物。其还含有一种植物蛋白能与体内重金属结合，帮助其排泄。其还含有花青素，起到抗氧化的作用，可以防治动脉粥样硬化，同时美容抗衰老。

3. 蛋白质含量丰富的减肥食物

蘑菇　性凉，味甘，入肝、胃经，具有益气开胃、健脾补虚的作用。菌类食物的热量低营养却很高，蘑菇、木耳等都十分适宜减肥使用，蘑菇中所含有的纤维及木质素都可以润肠通便，还可以预防大肠癌。

鸡蛋　性味甘、平，归脾、胃经，具有补肺养血、滋阴润燥的作用。鸡蛋每100g热量147kcal，鸡蛋减肥主要靠其中含有的卵磷脂，可以降低血清中胆固醇，防止动脉粥样硬化，同时卵磷脂还有预防衰老的功效。鸡蛋作为优质的蛋白质来源可以保证减肥期间的营养。

鱼、虾　属于高蛋白、低脂肪的食物，减肥期间保障了人体所需要的必需氨基酸，鱼油中含有Ω-3和不饱和脂肪酸可以降低胆固醇，防治心脑血管疾病。同时它们含有丰富的微量元素钙、磷、锌等，可以满足人体需要。

4. 饮品

（1）茶　茶的种类很多，性味也各不相同。唐代《本草拾遗》中对茶的功效有“久食令人瘦”的记载。我国边疆少数民族有“不可一日无茶”之说。因为茶叶有助消化和降低脂肪的重要功效，茶叶中的咖啡因能提高胃液的分泌量，可以帮助消化，可刺激肾脏，促使尿液迅速排出体外，提高肾脏的滤出率，减少有害物质在肾脏中滞留时间。咖啡因还可排除尿液中的过量乳酸，有助于使人体尽快消除疲劳。总之，茶当是减肥人士的首选饮品。

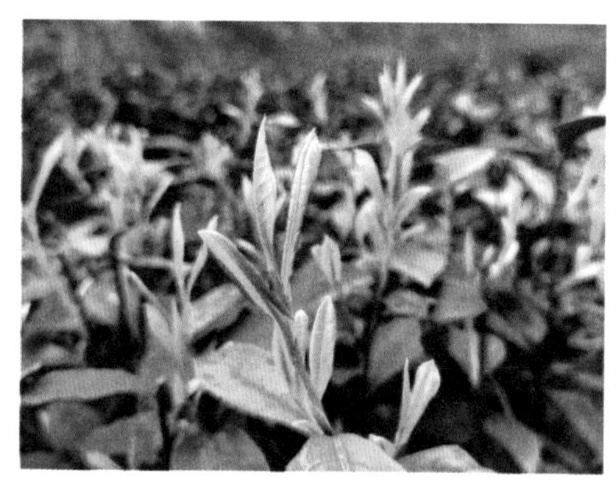

常饮茶可以减肥

①绿茶　能消食去腻、降火明目、宁心除烦、清暑解毒、生津止渴。除了咖啡因，绿茶中含有丰富的儿茶素，有助于减少腹部脂肪，还含有茶多酚可以解油腻。

②降脂饮　乌龙茶3g，槐角18g，首乌30g，冬瓜皮18g，山楂15g。消脂去肥，用于肥胖症。先将槐角、首乌、冬瓜皮、山楂煎煮，取其汁趁热沏茶，浸泡茶浓时即可饮用，每天1剂。

③青茶饮　选择青茶适量，沸水冲沏，茶水浓时饮用，每天清晨时即饮数杯，白天也可常饮之。可消脂去腻，提神。

④五花茶　玫瑰花、茉莉花、扁豆花各30g，玳玳花10g，乌龙茶30g。掺和均匀，每服6g装纱布袋内，不拘时泡茶饮，有宽胸理气，祛痰逐饮，利水消肿，活血养胃，降脂提神功效。

（2）醋　性温，味酸，可以养阴，生津开胃，散瘀活血的功效。醋每100g热量为30kcal。现代研究发现醋可以帮助消化，酸的东西可以促进胃液分泌，多喝醋能使皮肤细腻。所以常吃醋伴的沙拉可以起到减肥美容的目的。

5. 菜品

红焖萝卜海带

【配方】海带、萝卜、丁香、大茴香、桂皮、花椒、桃仁、素油、酱油各适量。

【做法】海带用水泡24小时，中间换水两次，然后洗净切成丝；萝卜切成粗丝。将素油烧熟，加海带丝炒几下，放入丁香、大茴香、桂皮、花椒、核桃仁、酱油及清水烧开，改中火烧至海带将烂，再放入萝卜丝焖熟即可食用。

【功用】减肥、利水、消气。

鲫鱼豆腐汤

【配方】鲫鱼、豆腐，豆油、葱、姜、胡椒面、盐、味精适量。

【做法】鲫鱼一条，收拾干净，在鱼身上两边各划3刀，用少量盐涂抹均匀，撒上少量料酒。豆腐切块备用、葱姜切细备用。热锅热油，煎鱼，要小火慢煎，一面煎黄了以后翻至另外一边继续煎黄。两面煎黄以后倒入2碗水，加料酒，姜丝。大火烧开，汤汁变白时加入豆腐，小火慢炖。小火炖到汤汁浓稠，加少量盐，再少炖几分钟。等汤汁浓稠，停火，加盐调味。

【功用】利水消肿。

冬瓜排骨汤

【配方】冬瓜、排骨、生姜、干贝丁、香油、盐。

【做法】排骨洗干净，放入沸水中氽烫后去血水，捞出，沥干水分。生姜洗净拍松，冬瓜切厚片，砂锅中放入清水，加入排骨、干贝丁、生姜，用大火烧开后，用小火煲40分钟，待排骨熟透后加入冬瓜片。冬瓜煮熟后，加入精盐、味精、香油即可。

【功用】利尿消肿。

荠菜拌豆腐

【配方】荠菜250g，豆腐100g，香油12g，精盐、味精适量，姜末少许。

【做法】将豆腐切成小方丁，用开水略烫，捞出盛在盘内；荠菜用水焯一下，凉后切成细末，撒在豆腐上，加精盐、味精拌匀，淋上香油即可食。此菜肴清香鲜嫩，营养丰富。

【功用】凉肝止血，利湿通淋。

荷叶粥

【配方】重约200g的鲜荷叶1张，粳米100g，白糖适量。

【做法】粳米淘洗净，加水煮粥；临熟时将鲜荷叶覆盖粥上，焖约15分钟，揭去荷叶，粥呈淡绿色，再煮沸片刻即可。服食时酌加白糖，随时可食。

【功用】降脂减肥，消暑，生津止渴。

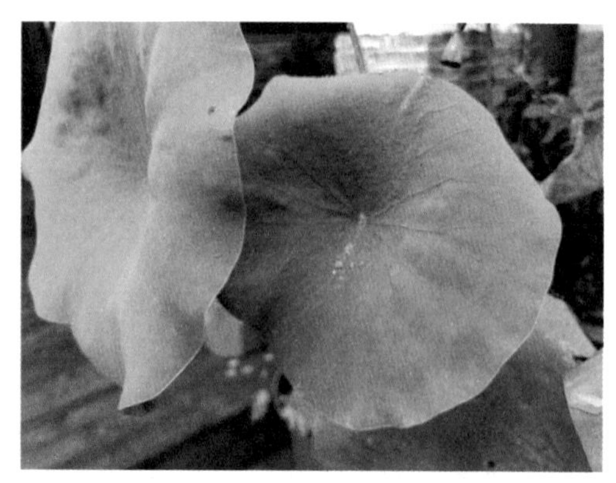

荷叶

绿豆海带粥

【配方】绿豆100g，海带100g，粳米100g。

【做法】将绿豆先煮待熟，放入粳米煮至熟稠，再加入海带丝。可分2次吃完，每天1剂。

【功用】祛脂减肥。

二、中药调理

几千年来，中草药一直被中国人民用作防治疾病的主要工具，中医药在治疗肥胖方面也有很多进展，如果肥胖已经严重影响生活，兼有其他并发症，或者已经诊断为高血压、糖尿病等，都应该针对各病认真采取措施、积极治疗。

（一）单味中药

山楂

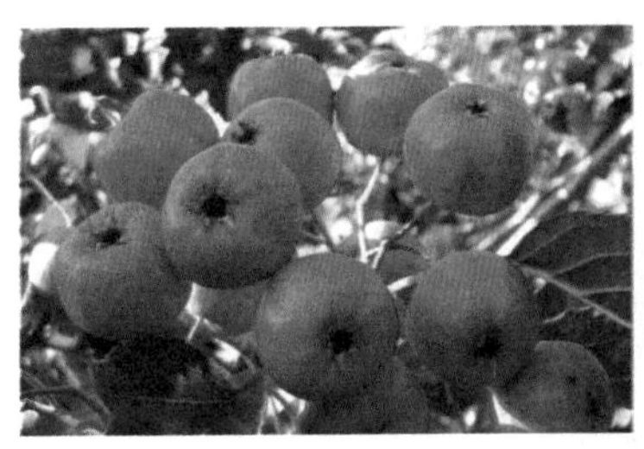

【来源】本品为蔷薇科植物山里红 *Crataegus pinnatifida* Bge.var.major N.E.Br. 或 山 楂 *Crataegus pinnatifida* Bge. 的干燥成熟果实。秋季果实成熟时采收，切片，干燥。

【性味归经】味酸、甘，性微温。归脾、胃、肝经。

【功能主治】消食积，散瘀血，驱绦虫。治肉积，痰饮。用于肉食积滞、胃烷胀满、泻痢腹痛、瘀血经闭、产后瘀阻、心腹刺痛、疝气、高脂血症等。

【现代药理】山楂含有脂肪酶及能促进脂肪消化，并能增加胃消化酶的分泌，促进消化。动物实验研究中，山楂能降低高脂血症兔血清总胆固醇和β脂蛋白。除此之外山楂还有抗氧化、抗菌、防癌的作用。

荷叶

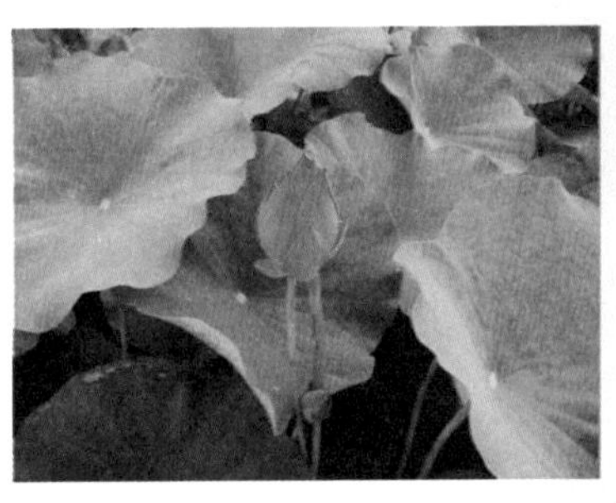

【来源】本品为睡莲科植物莲 *Nelumbo nucifera* Gaertn. 的干燥叶。夏、秋二季采收，晒至七、八成干时，除去叶柄，折成半圆形或折扇形，干燥。

【性味归经】味苦，性平。归肝经、脾经、胃经。

【功能主治】清暑化湿，升发清阳，凉血止血。用于暑热烦渴、暑湿泄泻、脾虚泄泻、血热吐衄、便血崩漏，荷叶炭收涩化瘀止血，用于出血症和产后血晕。

【现代药理】荷叶的化学成分主要有荷叶碱、柠檬酸、苹果酸、葡萄糖酸、草酸、琥珀酸及其他抗有丝分裂作用的碱性成分。荷叶茶中的荷叶碱中含有多种有效的化脂生物碱，能有效分解体内的脂肪。荷叶碱能强悍密布人体肠壁上，形成一层脂肪隔离膜，阻止脂肪吸收，防止脂肪堆积，可以改善油腻饮食习惯。

泽泻

【来源】本品为泽泻科植物泽泻 *Alisma orientalis*（Sam.）Juzep. 的干燥块茎。冬季茎叶开始枯萎时采挖，洗净，干燥，除去须根及粗皮。

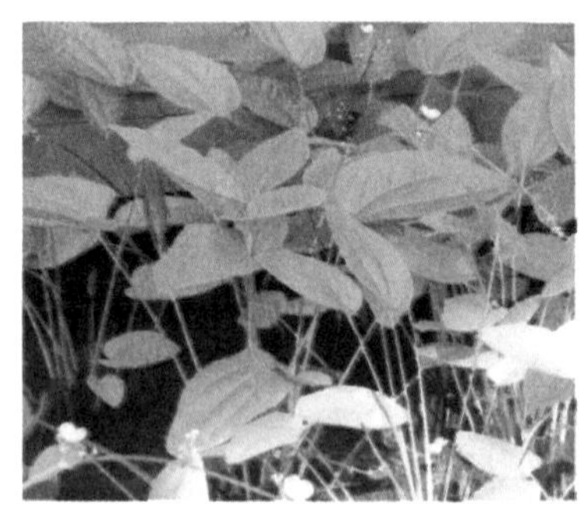

【性味归经】味甘，性寒。归肾、膀胱经。

【功能主治】利小便，清湿热。用于小便不利，水肿胀满，泄泻尿少，痰饮眩晕，热淋涩痛；高血脂。

【古文附方】《素问·病能论》云："有病身热，解惰，汗出如浴，恶风，少气，此为何病？岐伯曰：病名曰酒风。帝曰：治之奈何？岐伯曰：以泽泻、术各十分，麋衔五分，合以三指撮，为后饭。"

《本草纲目》："渗湿热，止痰饮，行呕吐，泻痢，疝痛，脚气。"

《医学起源》："治小便淋漓，去阴间汗。"

【现代药理】降血脂作用：泽泻的降血脂作用十分强。其通过抑制食物中三酰甘油和胆固醇的吸收，加速其在肝脏中代谢，是一种广谱的降脂药。荷叶、山楂、泽泻各 9g，煎水代茶饮，有减肥降脂功效。

决明子

【来源】本品为豆科植物决明 *Cassia obtusifolia* L. 或小决明 *Cassia tora* L. 的干燥成熟种子。秋季采收成熟果实，晒干，打下种子，除去杂质。

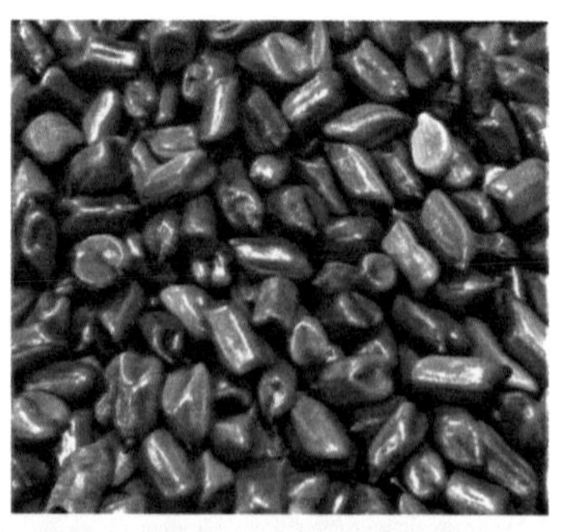

【性味归经】味苦、甘，性凉。归肝、肾经。

【功能主治】清肝，明目，利水，通便。治风热赤眼，青盲，雀目，高血压，肝炎，肝硬化腹水，习惯性便秘。

【现代药理】决明子所含的蛋白质和蒽醌苷可有效降低大鼠的总胆固醇、三酰甘油及低密度脂蛋白。其中，蒽醌苷通过其导泻作用，减少三酰甘油的吸收，起到净化血液，软化血管，降低血液黏度，促进血液循环的作用，可以减轻动脉粥样硬化斑块对心脑血管的损坏。

赤红豆

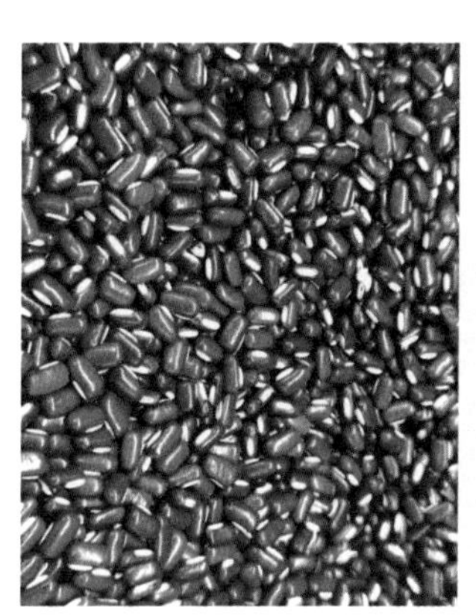

【来源】本品为豆科植物赤小豆 *Phaseolus calcaratus* Roxb. 或赤豆 *Phaseolus angularis* Wight 的干燥成熟种子。秋季果实成熟而未开裂时拔取全株，晒干，打下种子，除去杂质，再晒干。

【性味归经】味甘、酸，性平。归心、小肠经。

【功能主治】利水消肿，解毒排脓。用于水肿胀满，脚气肢肿，黄疸尿赤，风湿热痹，痈肿疮毒，肠痈腹痛。

【现代药理】红豆含有丰富的钾与铁元素，钾可以利尿降压，而铁是生成红细胞的原料，多食红豆可以改善面色，使面色红润光泽。此外，红豆含有维生素 B_1，可以帮助消化，起到减肥的作用，还可以消除疲劳，预防脚气病。

陈皮

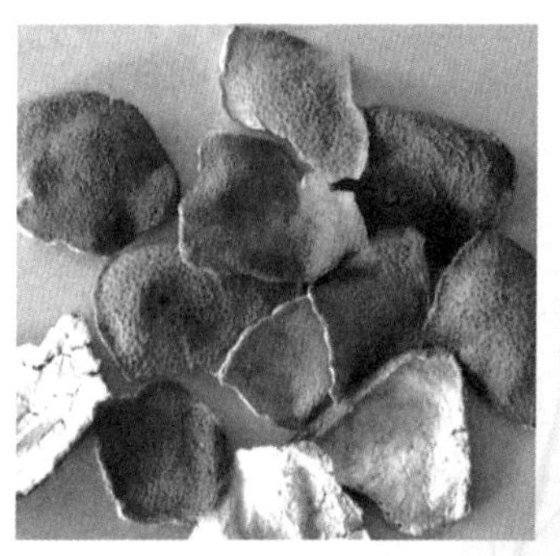

【来源】本品为芸香科植物橘 *Citrus reticulata* Blanco 及其栽培变种的干燥成熟果皮。药材分为“陈皮”和“广陈皮”。采摘成熟果实，剥取果皮，晒干或低温干燥。

【性味归经】味苦、辛，性温。归肺、脾经。

【功能主治】理气健脾，燥湿化痰。用于胸脘胀满，食少吐泻，咳嗽痰多。

【现代药理】陈皮所含挥发油，对胃肠道有温和的刺激作用，可促进消化液的分泌，排除肠管内积气，利于食物的消化。

薏苡仁

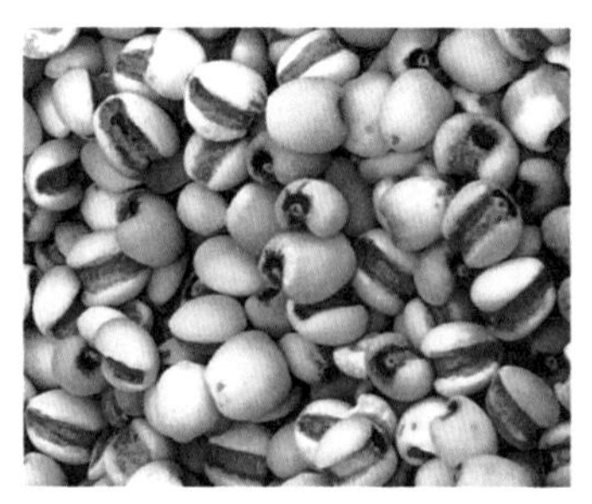

【来源】本品为禾本科植物薏苡 *Coix lacryma-jobi* L. var. *ma-yuen*（Roman.）Stapf 的干燥成熟种仁。秋季果实成熟时采割植株，晒干，打下果实，再晒干，除去外壳、黄褐色种皮及杂质，收集种仁。

【性味归经】味甘、淡，性凉。归脾、胃、肺经。

【功能主治】健脾渗湿，除痹止泻，清热排脓。用于水肿、脚气、小便不利、湿痹拘挛、脾虚泄泻、肺痈、肠痈、扁平疣等。

大黄

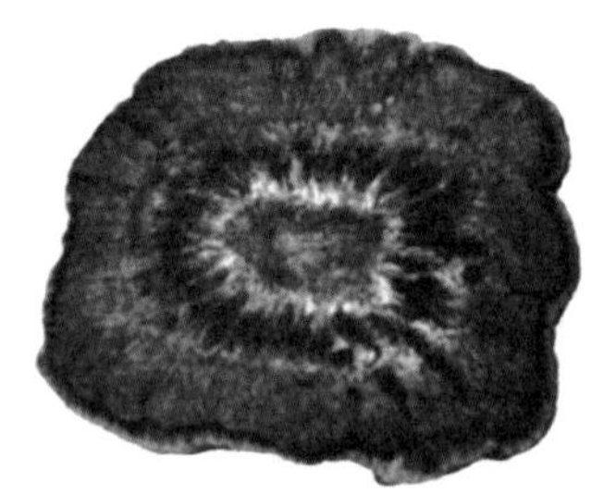

【来源】本品为蓼科植物掌叶大黄 *Rheum palmatum* L.、唐古特大黄 *Rheum tanguticum* Ma xim. ex Balf. 或药用大黄 *Rheum officinale* Baill. 的干燥根及根茎。秋末茎叶枯萎或次春发芽前采挖，除去细根，刮去外皮，切瓣或段，绳穿成串干燥或直接干燥。

【性味归经】味苦，性寒。归脾、胃、大肠、肝、心包经。

【功能主治】泻热通肠，凉血解毒，逐瘀通经。用于实热便秘，积滞腹痛，泻痢不爽，湿热黄疸，血热吐衄，目赤，咽肿，肠痈腹痛，痈肿疔疮，瘀血经闭，跌打损伤，外治水火烫伤；上消化道出血。酒大黄善清上焦血分热毒。用于目赤咽肿，齿龈肿痛。熟大黄泻下力缓，泻火解毒。用于火毒疮疡。大黄炭凉血化瘀止血。用于血热有瘀出血者。大黄适用于宿食内积便秘之肥胖患者。

活血祛瘀，疗疮退斑，润发减肥。内服多用于肠胃积热所致的痤疮、酒渣鼻、肥胖症。外用治疗色斑、雀斑、毛发不泽，也常配入口臭、固齿等外用方中。

【用法用量】内服：煎汤，3~12g；泻下通便，宜后下，不可外煎；或用开水泡渍后取汁饮；研末，0.5~2g；或入丸、散。外用：适量，研末调敷或煎水洗、涂。煎液亦可。大黄生用泻下作用较强，熟用则泻下作用较缓而长于泻火解毒，清利湿热；酒制功擅活血，且善清上焦血分之熟；炒炭常用于凉血止血。

【现代药理】大黄中含有葡萄糖苷及番泻叶苷 A、B、C 等结合状蒽醌衍生物，均有致泻作用。大黄根状茎及根有清热泻下、破积去瘀、抗菌消炎等作用。生用为峻下药，炮制后使用为缓下药。炒炭后又可用于止血。小剂量服用时有健胃、收敛作用。

（二）复方中药

1. 化湿法

用于脾虚湿阻型，肥胖兼见神倦乏力，胃口欠佳，胸闷憋塞为主要表现者。

防己黄芪汤

【处方】防己 12g，黄芪 15g，甘草（炒）6g，白术 9g。

【功能主治】益气祛风，健脾利水。表虚不固之风水或风湿证。汗出恶风，身重微肿，或肢节疼痛，小便不利，舌淡苔白，脉浮。

【用法用量】上搓麻豆大，每服 15g，生姜四片，大枣一枚，水盏半，煎八分，去渣温服，良久再服，服后当如虫行皮中，以腰以下如冰，后坐被中，又以一被绕腰以下，温令微汗，瘥。现代用法：作汤剂，加生姜、大枣，水煎服，用量按原方比例酌定。

2. 祛痰法

祛痰法即祛痰化湿法，用于肥胖兼有头重若裹、痰浊阻遏、胸阳不展、胸满痞塞者。

二陈汤

【处方】半夏（汤洗七次）、橘红各15g，白茯苓9g，甘草（炙）4.5g。

【功能主治】燥湿化痰，理气和中。湿痰证。咳嗽痰多，色白易咯，恶心呕吐，胸膈痞闷，肢体困重，或头眩心悸，舌苔白滑或腻，脉滑。

【用法用量】上药㕮咀，用水一盏，生姜七片，乌梅一个，同煎六分，去滓，热服，不拘时候。现代用法：加生姜7片，乌梅1个，水煎温服。

温胆汤

【处方】半夏（汤洗七次）、竹茹、麸炒枳实各6g，陈皮9g，茯苓4.5g，炙甘草3g，生姜五片，大枣一枚。

【功能主治】理气化痰，和胃利胆。主治胆郁痰扰证，胆怯易惊，头眩心悸，心烦不眠，夜多异梦；或呕恶呃逆，眩晕，癫痫，苔白腻，脉弦滑。

【用法用量】前五味锉为散。每服12g，水一盏半，加生姜五片，大枣一枚，煎七分，去滓，食前服。现代用法：加生姜5片，大枣1枚，水煎服，用量按原方比例酌减。

3. 利水法

用于脾虚湿阻型，以面浮跗肿，或尿少水肿，腹胀便溏为主要表现者。

五皮散

【处方】桑白皮、陈皮、生姜皮、大腹皮、茯苓皮各9g。

【功能主治】醒脾利水，宣畅气机。用于脾虚湿盛，气滞水泛之皮水证。一身悉肿，肢体沉重，心腹胀满，上气喘急，小便不利，以及妊娠水肿，苔白腻，脉沉缓。

【用法用量】上为粗末，每服9g，水一盏半，煎至八分，去滓，不拘时候温服，忌生冷油腻硬物。现代用法：水煎服。

导水茯苓汤

【处方】赤茯苓90g，麦门冬90g，泽泻90g，白术90g，桑白皮30g，大腹皮20g，紫苏30g，槟榔30g，陈皮20g，木瓜30g，木香20g，砂仁20g。

【功能主治】行气化湿，利水消肿。主治水肿，喘满倚息，不能平卧，饮食不下，小便涩痛，舌淡苔白，脉濡细。

【用法用量】上药切片。每服15g，用水300ml，加灯心25根，煎至240ml，去渣，空腹时服。如病重者，每服180g，再加去心麦冬60g、灯心一大把，用水400ml放砂锅内，熬至500ml，再下小铫内煎至200ml。

4. 通腑法

肥胖患者兼有平素嗜好烟、酒，大便干燥，或习惯性便秘，瘀浊积蓄，腑气不畅而伴有腹胀、胸闷、憋气者。

调胃承气汤

【处方】大黄（去皮，酒浸）60g，甘草（炙）30g，芒硝15g。

【功能主治】缓下热结。用于阳明病胃肠燥热证。大便不通，肠梗阻，口渴心烦，蒸蒸发热，或腹中胀满，或为谵语，舌苔正黄，脉滑数；以及胃肠热盛而致发斑吐衄，口齿咽喉肿痛等。

【用法用量】上三味，以水600ml，煮取200ml，去渣，再入芒硝，再煮两沸，食前服，一次温服50~60ml。

防风通圣丸（散）

【处方】防风、川芎、当归、芍药、大黄、薄荷叶、麻黄、连翘、芒硝各6g，石膏、黄芩、桔梗各12g，滑石36g，甘草24g，荆芥、白术、栀子各3g。

【功能主治】发汗达表，疏风退热。用于风热壅盛，表里俱实证，症见憎寒壮热，头目昏眩，目赤睛痛，口苦而干，咽喉不利，胸膈痞满，咳呕喘满，涕唾黏稠，大便秘结，小便赤涩，舌苔黄腻，脉数有力。亦治疮疡肿毒，肠风痔漏，鼻赤瘾疹等。

临床主要用于治疗支气管哮喘、肺炎、肥胖症、荨麻疹及痤疮等病症。

【用法用量】上药为末，每服6g，水煎，加生姜3片，温服。现代做水丸，每服6g，或作汤剂，水煎服。

5. 疏利法

疏利法主要用于肝郁气滞型，肥胖患者症见口苦烦闷，妇女月经不调，经闭或经前乳房胀等。

大柴胡汤

【处方】柴胡12g，黄芩、芍药、半夏、枳实各9g，生姜15g，大枣4枚，大黄6g。

【功能主治】和解少阳，内泻热结。用于少阳阳明合病。往来寒热，胸胁苦满，呕不止，郁郁微烦，心下痞硬，或心下满痛，大便不解，或协热下利，舌苔黄，脉弦数有力。

【用法用量】上八味，用水2200ml，煮取1200ml，去渣，再煮，温服200ml，日三服。

逍遥丸（散）

【处方】柴胡100g，当归100g，白芍100g，白术（炒）100g，茯苓100g，薄荷20g，生姜100g，甘草（蜜炙）80g。

【功能主治】疏肝健脾，养血调经。用于肝郁脾虚所致的郁闷不舒、胸胁胀痛、头晕目眩、食欲减退、月经不调。

【用法用量】以上各药，打粉，制成水丸。本品为黄棕色至棕色的水丸，或为黑棕色的水丸；味甜。一次6~9g，一日1~2次。

6. 健脾法

用于脾虚湿阻型，肥胖患者脾虚症状明显，常见神倦乏力，少气懒言，或大便溏薄，胃口不好。

异功散

【处方】人参、白术、茯苓、炙甘草、陈皮各6g。

【功能主治】健脾理气。主治脾胃虚弱，症见食欲不振，胸脘痞闷，大便溏薄，消化不良或呕吐泄泻，舌淡苔白腻，脉虚。

【用法用量】上为细末。每服6g，用水150ml，加生姜5片、大枣2

个，同煎至100ml，空腹时温服。

五苓散

【组成】猪苓（去皮）、茯苓、白术各9g，泽泻15g，桂枝（去皮）6g。

【功能主治】利水渗湿，温阳化气

【用法用量】捣为散，以白饮和服方寸匕，日三服，多饮暖水，汗出愈，如法将息。现代用法：散剂，每服6~10g；汤剂，水煎服，多饮热水，取微汗，用量按原方比例酌定。

7. 消导法

患者兼有饮食自倍，食后胀满，舌苔腻者；或食少而肥者，常佐以消食导滞，促进代谢。

保和丸

【处方】山楂18g，神曲6g，半夏、茯苓各9g，陈皮、连翘、萝卜子各6g。

【功能主治】消食和胃，清热化湿。用于食积内停。胸脘痞满胀痛，嗳腐吞酸，厌食呕吐，或大便稀溏，苔黄厚腻，脉滑。

【用法用量】上为末，炊饼丸如梧桐子大，每服七八十丸，食远白汤下。现代用法：共为末，水泛为丸，每服6~9g，温开水送服。

8. 温阳法

久病、年龄偏大者，症见怕冷、腰酸、四肢沉重、嗜睡、湿盛、脾肾阳虚型者。

济生肾气丸

【处方】熟地黄160g，山茱萸（制）80g，牡丹皮60g，山药80g，茯苓120g，泽泻60g，肉桂20g，附子（制）20g，牛膝40g，车前子40g。

【制法】以上十味，粉碎成细粉，过筛，混匀。每100g粉末用炼蜜35~50g加适量的水泛丸，干燥，制成水蜜丸；或加炼蜜90~110g制成小蜜丸或大蜜丸，即得。

【功能主治】温补肾阳，化气行水，用于肾虚水肿，腰膝酸软，小便不利，畏寒肢冷。

【用法用量】口服。丸剂：水蜜丸一次 6g，小蜜丸一次 9g，大蜜丸一次 1 丸，一日 2~3 次。片剂：一次 6 片，一日 3 次。

苓桂术甘汤

【组成】茯苓 12g，桂枝（去皮）9g，白术、甘草（炙）各 6g。

【用法用量】上四味，以水 1200ml，煮取 600ml，去渣，分温三服。

【功能主治】温阳化饮，健脾利湿。

9. 养阴法

用于阴虚内热证，由于阴液不足，阴虚生内热，临床表现为相对阳亢，多见头昏，头胀头痛，腰痛酸软，两颧红赤，五心烦热，口干，舌尖红，舌苔薄白，脉细数或微弦。

知柏地黄丸

【处方】知母 40g，黄柏 40g，熟地黄 160g，山茱萸（制）80g，牡丹皮 60g，山药 80g，茯苓 60g，泽泻 60g。

【制法】上八味，粉碎成细粉，过筛，混匀。每 100g 粉末用炼蜜 35~50g，加适量的水泛丸，干燥，制成水蜜丸；或加炼蜜 80~110g，制成小蜜丸或大蜜丸，即得。

【功能主治】滋阴清热。用于阴虚火旺，潮热盗汗，口干咽痛，耳鸣遗精，小便短赤。

【用法用量】口服，水蜜丸一次 6g，小蜜丸一次 9g，大蜜丸一次 1 丸；一日 2 次。

大补阴丸

【处方】熟地黄 120g，知母（盐炒）80g，黄柏（盐炒）80g，龟甲（制）120g，猪脊髓 160g。

【制法】以上五味，熟地黄、黄柏、龟甲、知母粉碎成粗粉，猪脊髓置沸水中略煮，除去外皮，与上述粗粉拌匀，干燥，粉碎成细粉，过筛，混匀。每 100g 粉末加炼蜜 10~15g 与适量的水，泛丸，干燥，即得。

【功能主治】滋阴降火。用于阴虚火旺，潮热盗汗，咳嗽咯血，耳鸣遗精。

【用法用量】上为末，猪脊髓蒸熟，炼蜜为丸，淡盐水送服；或做汤剂，水煎服。

（三）中成药

七消丸

【处方】熟地黄、地黄、北沙参、白术、白芍、乌梅（去核）、木瓜、香附（醋制）。

【性状】本品为黑褐色的大蜜丸；味甜、微酸。

【功能主治】滋阴补肾，健脾益胃，利湿消肿。适用于脾肾阴虚，湿盛所致单纯性肥胖，水肿及月经不调等症。

【用法用量】口服，一次 1 丸，一日 2 次。

降脂减肥片

【处方】制何首乌、葛根、枸杞子、丹参、茵陈、泽泻、大黄、菟丝子、三七、松花粉。

【功能主治】滋补肝肾，养益精血，扶正固本，通络定痛，健脾豁痰，明目生津，润肠通便。用于各型高脂血症，心脑血管硬化，单纯性肥胖，习惯性便秘，痔疮出血。

【用法用量】口服，一次 4~6 片，一日 3 次。

【注意事项】孕妇忌服；部分患者可出现腹泻。

轻身消胖丸

【处方】罗布麻叶、泽泻、白术、薏苡仁、芒硝、防己、海藻、当归、川芎、荷叶、大黄、麻黄、玫瑰花、茯苓、滑石、山楂、黄芪、荷梗、木香。

【功能主治】益气，利湿，降脂，消胖。

【用法用量】口服。一次 30 粒，一日 2 次。儿童、年老体弱者酌情减量。

【注意事项】①本品如长期服用，应在医生指导下服用；②运动员慎用。

轻身减肥胶囊

【处方】大黄、山楂、泽泻、丹参、防己、茵陈、水牛角、黄芪、淫羊藿、白术、川芎。

【功能主治】轻身减肥，益气健脾，活血化瘀，宽胸去积。用于单纯性肥胖。

【用法用量】口服，一次 4~5 片，一日 3 次。

【注意事项】①服药初期可能有大便次数增加现象，一至两周后可消失，不影响继续治疗；②性服药期间必须进行适量的饮食控制，注意营养均衡搭配；③请将此药品放在儿童不能接触的地方。

减肥胶囊

【处方】海藻酸钠、番泻叶、虎杖、人参茎叶皂苷粉。

【功能主治】清热，活血，降浊。

【用法用量】口服，一次 4 粒，一日 3 次；饭前 40 分钟温开水服用。

【注意事项】肝病者慎用；孕妇忌服。

排毒清脂片

【处方】大黄、西洋参、麦冬。

【功能主治】化瘀降脂，通便消痤。

【用法用量】口服。一次 2 片，一日 2~3 次。

【注意事项】尚不明确。

祛浊茶

【处方】荷叶、车前草、绞股蓝、紫苏叶、紫苏梗、茶叶、番泻叶。

【功能主治】祛浊利湿，清热通便。

【用法用量】开水泡服，一次 3g，一日 2~3 次；用 80~90℃水 200ml 浸泡 20 分钟，空腹服用。

【注意事项】①忌烟、酒及辛辣、油腻食物。②应在医生确诊后使用，第一次使用本品前应咨询医生，治疗期间应定期到医院检查。③不明原因的肥胖，必须去医院就诊；④有高血压、心脏病、肝病、肾病等慢性病患者应在医师指导下服用。⑤儿童、年老体弱者应在医师指导下服用。⑥本品中番泻叶含有蒽醌类化合物，长期服用可能导致结肠黑变病。⑦严格按照用法用量服用，本品不宜长期服用。⑧服药期间如出现其他不适请到医院就诊。⑨服药超过 2 周，应咨询医师，体虚者不宜长期服用。⑩对本品过敏者禁用，过敏体质者慎用。

三、针灸减肥

目前临床上常用的减肥针刺方法主要有耳针、体针、电针和埋线，埋线减肥的效果是最佳的。电针主要是在传统体针基础上加用不同频率微量电流刺激腧穴，作用往往优于针刺，但电针对于体质虚弱，如刚刚手术完、癌症等患者是不适宜的。而埋线是通过新型技术，将蛋白线持续埋于皮下，达到长久刺激腧穴的目的，所以效果显著，但费用较以上两种稍高。对于蛋白质、金属过敏、有肺结核、严重心脏病的患者不宜使用此种方法。

（一）耳针

耳郭与人体各部存在着一定的生理联系，减肥的耳针多用压丸法，即用王不留行、绿豆等敷压于耳穴表面，既能持续刺激穴位，又安全无痛，无副作用，应用广泛。除主要穴位外，也需根据证型选穴，肥胖者可每天在饥饿时、睡前、食前自行按压 3 次，甚至可 4~8 次，每穴每次按 2~5 分钟，有微痛、灼热感为宜，两耳可交替使用，宜留置 3~5 天，疗程视不同人群情况而定，以下介绍相关耳穴穴位。

1. 脾

【定位】在耳甲内，由耳轮消失处向后作一水平线与对耳轮耳甲缘相交，设为交点 D 点，设耳轮脚消失处至 D 点连线的中、后 1/3 交界处为 B 点，在 BD 线下方，耳甲腔的后上部，即耳甲 13 区。

【功效】调养阴血，宣肺健脾，益气助正，和胃通络，除湿固脬等。

【主治】腹胀、腹泻、便秘、食欲不振、白带过多、内耳性眩晕等。

2. 胃

【定位】在耳轮脚消失处，即耳甲 4 区。

【功效】行气消食，清热解毒，养血安神。

【主治】胃痉挛、胃炎、胃溃疡、消化不良、恶心呕吐、牙痛、失眠等。

3. 神门

【定位】对耳轮上、下脚分叉处，三角窝的外 1/3。

【功效】宁心安神，补益心气。

【主治】失眠、多梦、高血压、神经衰弱等。

4. 内分泌

【定位】在屏间切迹内，耳甲腔的底部，即耳甲 18 区。

【功效】培精益气，通络祛邪，活血通络，疏肝理气，祛风脱敏，补下元。

【主治】月经不调，更年期综合征，痤疮、痛经等。

5. 交感

【定位】在对耳轮下脚前端与耳轮内缘交界处、即对耳轮 6 区前端。

【功效】清热养心，行气降逆，调经止痛，利水解毒。

【主治】胃肠痉挛、心绞痛、胆绞痛、自主神经功能紊乱等。

6. 皮质下

【定位】在对耳屏内侧面，即对耳屏 4 区。

【功效】益气升清，养血通络，缩溺止遗，下气通腑，利湿缓急。

【主治】痛证、神经衰弱、失眠等。

7. 三焦

【定位】在外耳门后下，肺与内分泌区之间，即耳甲 17 区。

【功效】下气消食，利水通便，疏经止痛。

【主治】便秘、腹胀、水肿、耳鸣、糖尿病等。

8. 大肠

【定位】耳轮脚上方内 1/3 处。

【功效】通利大肠、清热祛风、止咳通便。

【主治】肠功能紊乱、腹泻、便秘、腹胀等症。

9. 小肠

【定位】耳轮脚上方中 1/3 处。

【功效】分清别浊、促进消化。

【主治】消化不良、胃肠功能紊乱等症。

10. 饥点

【定位】耳屏前面中点（即外鼻穴）之下方。

【功效】益气解肌，控制饮食。

【主治】糖尿病，多食症，肥胖症，甲状腺功能亢进，神经性多食等。

11. 渴点

【定位】外鼻与屏间连线中点。

【功效】泄热生津，控制饮水量。

【主治】神经性多饮，消渴，烦渴，糖尿病，尿崩症，口干，口渴等。

（二）体针

体针是最常见的针刺方法，是在中医基础理论指导下，对人体十二经穴及奇穴进行针刺，通过经络的作用，达到防病治病的目的。针刺减肥除了健脾和胃、祛湿化痰、调理气血外，即加速脂肪的新陈代谢、调节内分泌紊乱，也可和耳针一样，通过刺激作用在一定程度上抑制肥胖者的食欲，降低进食欲望，加快患者胃肠蠕动，减少摄入食物，以控制体重。

1. 减肥的辨证取穴

主穴为中脘、关元、三阴交、滑肉门。配穴：依据辨证分型而取。

属脾虚湿阻型：内关、水分、天枢、丰隆、列缺、脾俞。

属胃热湿阻型：曲池、支沟、大横、内庭、腹结、上巨虚。

属肝瘀气滞型：肝俞、太冲、内关、膻中。

属脾肾两虚型：肾俞、脾俞、足三里、阴陵泉。

属阴虚内热型：肾俞、太溪、支沟、中注、血海。

2. 针刺减肥的特点及注意事项

针刺减肥的效果是因人而异的，减肥最合适的年龄是在25~50岁之间，有的人针灸一次就会明显减轻体重，对于体重基数并不是很大的患者，可能减肥的效果不尽如人意，所以减肥前更要理性看待。

针灸减肥不是减轻体重，而是减少脂肪，超过标准体重越多，一般脂肪含量也就特别多，针灸减肥的效果越明显。针刺减肥是个需要长期坚持的治疗过程，通常需要坚持三个月以上的密集和强度治疗，特别肥胖者甚至需要半年至一年，在此过程中要平衡自己的心态。

在治疗过程中及治疗结束后，患者无须节食，但需严格控制自己的饮食，遵守前面讲述的饮食习惯的养成、食物的选择，追求营养均衡，切忌在针灸减肥后暴饮暴食，否则可能会引起严重的反弹。针灸操作对于医生的要求很高，有需求者一定要到正规的医疗机构去接受治疗。

针灸在具体治疗过程中也有很多注意事项。腹部腧穴在针灸减肥中有着十分重要的地位，针刺时需避开重要脏器，如下腹部需避开膀胱等，也需要避开重要的器官组织，皮肤表面感染、溃疡处也不可施针。针灸时应该避免疲劳、大怒、饥饿等情况，女性针灸减肥时要注意避开月经时间，已孕者慎用针灸。第一次针灸可向医生说明情况，缓解紧张焦虑的情绪，遇到晕针、滞针、弯针等异常情况，要配合医生进行相关处理。

（三）穴位埋线

埋线减肥是针灸减肥的延伸和发展，是改良式针灸。它是用埋线器具将蛋白质磁化线植入相应的穴位，通过线体对穴位产生持续有效的刺激作用来达到减肥的目的。埋线 15 天左右埋线 1 次，免除了肥胖患者每天“针”一次的麻烦和痛苦，是繁忙现代人首选的减肥法。埋线减肥使用的“蛋白线”不是普通的羊肠线，而是用中药炮制而成的医用蛋白线，蛋白线能够直接嵌入皮下，表面上没有破损口，不痛不痒、深度触摸可以感到有硬硬的压迫感，在体内 10 天至 3 个月自然被溶解吸收。

穴位埋线减肥作用持久，能长期刺激穴位，穴位刺激时间长达半个月左右，节省了患者的时间，保证减肥过程中人体健康和精力旺盛，且反弹率极低。另外，能兼治伴随肥胖出现的一些疾病，如痤疮、疲劳综合征、便秘、月经失调（月经周期过长、月经量过少或闭经）、性功能减退、高血压、高血脂、脂肪肝等。值得注意的是，五岁以下的儿童、孕妇、有出血倾向者及蛋白过敏者不得运用埋线；皮肤破损处、关节腔内也不可埋线。埋线全过程需要严格操作，防止感染，如果局部感染，甚至化脓，埋线后出现不良反应都需及时处理。

四、推拿减肥

推拿是在中医经络腧穴等中医理论基础上，医生将自己的双手作用于患者体表、受伤部位、特定腧穴，并运用推、拿、按、摩等手法，以达到疏通经络、推行气血、扶伤止痛、祛邪扶正、调和阴阳的疗效。推拿在减肥中也运用颇多，很多临床研究都证实推拿减肥疗效确切，配合运动疗法等效果更佳。严格遵守推拿手法的禁忌证是非常重要的，比如骨折及较严重的骨质疏松症患者、大醉或过饱、过饥、过度劳累的病者不适合运用推拿手法，要特别注意。

（一）成人推拿

1. 推拿穴位

经络腧穴是推拿中的重要组成部分，与针灸有共同之处，但是推拿也重视气血化生，注重调和气血。减肥的主要用穴位包括：天枢、大横、中脘、下脘、气海、关元、足三里、丰隆、三阴交等；配穴有脾经、胃经、肾经、带脉穴位等。

2. 推拿手法

腹部押法　以手5指及掌面平按于腹部特定部位，先稍稍用力，然后逐渐减轻向下按压力量，以手指罗纹面按于穴位而不动。

掌推法　掌着力于腹部及相关部位，腕关节略背伸，使掌部做单方向直线推动。推法有通经活血、化瘀消肿、通便消积的作用。治疗腹胀便秘、腰腿痛、头痛失眠等病症。

指揉法　用手指着力于腹部及相关部位，做轻柔和缓的环旋活动。揉法具有宽胸理气、消积导滞、活血祛瘀等作用；治疗脘腹痛、腹泻、便秘等病症。

按法　用指或掌着力于体表，逐渐用力下压，可分为指按法和掌按法，也与揉法结合运用，组成按揉的复合手法。按法具有放松肌肉、开通闭塞、活血止痛等作用。治疗胃脘痛、腰痛、颈椎病等病症。

摩法　用指或掌在腹部做环形而有节律的轻抚摩动，可以配合减肥膏

等使用，以加强手法的效果，即“膏摩”。摩法有和中理气、消积导滞、温肾壮阳、行气活血、散瘀消肿等作用。常用于治疗脘腹疼痛、食积胀满、泄泻、便秘等，也常用于保健推拿。

振法　在腹部特定的穴位上可用以振法，即掌或指在腹部静止性用力，产生快速而强烈振动。振法有健脾和胃、宽胸理气、调经活血等作用。治疗脘腹疼痛、头痛失眠、月经不调等病症。

（二）儿童推拿

1. 推拿穴位

小儿因其稚阴稚阳之体，生理特点、病理特点和成人不同，穴位定位也与成人有很大区别，多数穴位聚集在两手，操作上也有很多复式操作，要求手法要轻柔深透、达病所即止。治疗小儿单纯性肥胖推拿也遵循健脾化湿的治疗原则，小儿穴位可依靠具体操作达到补和清的效果，应根据患儿病证虚实之别操作，较常用的穴位有：脾、胃、大肠、小肠、板门、内八卦、中脘、脐、天枢、脾俞、胃俞、足三里、龟尾、七节骨等。

2. 推拿手法

摩腹　患儿仰卧，术者用掌面或四指摩腹 5 分钟，逆时针为补，顺时针为泻，往返摩之为平补平泻。摩腹有消食、理气、降气等作用。常用于便秘、腹胀、厌食等，也用作小儿保健。

分腹阴阳　患儿仰卧，术者用两拇指指端沿肋弓角边缘或自中脘至脐，向两旁分退 100~200 次。分腹阴阳有健脾和胃、理气消食等作用。常用于恶心、呕吐、腹胀等病症。

捏脊　拇指与示、中指呈对称着力，自龟尾开始，双手一紧一松交替向上挤捏推进至第一胸椎处，反复操作 3~7 遍。捏脊有调阴阳、和脏腑、理气血、通经络等作用。常用于呕吐、便秘、疳积、腹痛腹泻等病症。

推七节骨　以拇指螺纹面桡侧或示、中两指螺纹面着力，自下而上直推 100~300 次称为推上七节骨，可温阳止泻，用于虚寒腹泻；自上而下称为推下七节骨，推下七节骨可泻热通便，多用于治疗实热便秘或痢疾等病症。

揉龟尾　以拇指端或中指端着力，在龟尾穴上揉动 100~300 次。揉龟尾有通调督脉，调理大肠的作用。常用于便秘、腹泻等病症，一般不单独使用，常与七节骨配合。

揉板门 术者一手持小儿手部以固定，另一首拇指端揉小儿大鱼际平面，揉 50~100 次。揉板门有健脾和胃、消食化滞的作用，常用于厌食、嗳气、腹胀、呕吐等病症。

内运八卦 手掌面，以掌心为圆心，从圆心至中指根横纹的 2/3 处为半径，所做圆周，八卦穴在此圆周上（对小天心者为坎，对中指者为离，在拇指侧离至坎半圆的中心为震，在小指侧半圆的中心为兑）。共八个方位，即：乾、坎、艮、震、巽、离、坤、兑。术者一手持小儿四指以固定，掌心向上，拇指按定离卦，另一手示、中二指夹持小儿拇指，拇指自离卦运至兑卦，运 100~500 次，称顺运内八卦；若从兑卦运至离卦，运 100~500 次，称逆运内八卦（运至离宫时，应从拇指上运过，否则恐动心火）。顺运内八卦有宽胸理气、止咳化痰作用；逆运内八卦具有降气平喘、行滞消食作用。顺运内八卦主要用于痰结喘嗽，胸闷气短等症，逆运内八卦主要用于乳食内伤、腹胀、呕吐及纳呆等症。

五、形神共养

中医讲求阴阳平衡、动静相涵，认为人体生命运动是处在动和静相平衡的状态，动静是对立统一的整体。王夫之认为："动静互涵，以为万变之宗。"《孙子 · 九地》中又说："静如处子，动如脱兔。"

减肥也要做到动静有度，"动摇则谷气得消，血脉流通，病不得生"。运动能锻炼四肢肌肉，增强脾胃运化、促进气血运行、津液输布，但也要追求适度，即达到《黄帝内经》所言"不妄劳作"、孙思邈所言"常欲小劳"，防止运动过激导致的反弹式肥胖和其他并发症。

（一）静以养神

就静而言，静以养神，具体可以从两方面修炼静的本领。

其一为顺应自然规律。养成定时起居的作息习惯，保持充足、良好的睡眠，尝试"子时大睡，午时小憩"。睡前不暴饮暴食、不喝浓茶、咖啡，少进行看恐怖片、玩游戏等刺激性活动，做到"顺四时而适寒暑"，如春三月要“夜卧早起”，秋三月要“早卧早起”，冬三月要“早卧晚起”，也顺应四时选择合适的食物等。

其二可注重调息养气，《类经·摄生类》指出“善养生者导息，此言养气当从呼吸也”，可以练习吐纳、胎息等方法。

（二）动以养形

就动而言，动以养形，动形的方法多种多样，可以选择中医传统运动保健方法比如五禽戏、太极拳、八段锦、气功诸法。若用以减肥可以选择重复多练，以上运动本就动中有静、静中有动，若成练精化气，练气化神，练神还虚的境界，不仅可以减肥塑形、体态匀称，还能强身益寿、祛病除疾。瑜伽减肥也是不错的选择，瑜伽是一门源远流长、历史悠久、内容丰富的练功方法，对于增强肌力、平静情绪，提高注意力均有很好的效果。

另外，也可以选择快走、慢跑或跑步、骑车、负重训练、游泳，甚至是无氧间歇训练，提倡循序渐进、因人而异。

动的原则为掌握各项运动的要领：精神专注、调整气血；运动强调适度，不宜过量：不可急于求成、操之过急；持之以恒，四季不息：动则不衰，运动也是培养意志和毅力的好方法。

（三）形神共养方法

动以养形，保持运动是保养形体的方法，在减肥中还要调摄精神。具体可以从以下方面入手。

（1）清静养神　就是追求恬淡虚无的境界，保持淡泊宁静的心态，减少过度的名利和物质欲望。

（2）和志御神　学会和自己和解，发现适合自己的控制情绪的方法，提高自我调节能力，防御或缓冲各种精神刺激的影响。

（3）修性怡神　培养多种兴趣爱好，在更年期激素紊乱之时、在青少年时期学习压力过重之时、在三十而立生活不顺遂之时，能放松自我，钟情书画、游历山水、种花养鱼、听乐诵诗等，均可怡情养性、调神健身。

（4）辨体调神　针对不同的体质类型，有不同的调神方法。

（5）顺时养神、气功练神　在动静有度中提及静以养神，顺应自然规律、注重调息养气都是重要的调摄情志的方法。

总之，形神共养，做到守神全形、保形全神，最终达到形神合一，加之饮食调节、动静有度，则五谷得化，五脏得运，气津调和，心宽而体不肥。

六、减肥误区

1. 减肥常见误区，80.7% 的人用减肥产品是为了保持较好的体形，只有 19.3% 的人是为了让身体更健康。

2. 许多人希望在一两个月内立即见效，如减不掉就立即更换其他产品，其实短时间内迅速减肥是不利于健康的。

3. 不管三七二十一，只要短期内减下来就行，根本不了解减肥产品的作用机制就盲目使用。

4. 只注重减肥效果，不注意安全性。绝大部分人判断减肥产品好坏的标准是一次能减多少，只有 4% 的人提及安全性问题。对服用天然健康减肥食物往往忽略，减肥首先应考虑安全性，只有在安全得到保障的前提下，减肥才有意义。

总之，减肥最关键的是“管好嘴，迈开腿”。一方面要控制进食，科学膳食，饮食要有节制，另外一方面，要有适当的运动，如果每天能坚持跑步 5km 或坚持走步 1 万步以上，即可起到明显的减肥效果。

第七章 中医药乌发

中国人的头发以乌黑为美，一头浓密乌黑而润泽的秀发，能给人以朝气蓬勃，奋发向上的感觉，可使人容光焕发而倍增风采。反之，满头银丝往往被视为身体衰老或染有疾病的信号，也常常使人对镜伤感。

白发一症，中医早有记载，如《诸病源候论·白发候》记述："足少阴之经也，肾主骨髓，其华在发。若血气盛，则肾气强，肾气强，则骨髓充满，故润而黑；若血气虚，则肾气弱，肾气弱，则骨髓竭，故发变白也"。

第一节 中医对白发的认识

一、产生白发的原因

正常情况下，人体头发毛乳头内有丰富的血管，为毛乳头、毛球部提供充足的营养，黑色素颗粒便顺利合成。

各种不良刺激造成供应毛发营养的血管发生痉挛，使毛乳头、毛球部的色素细胞分泌黑色素的功能发生障碍，影响黑色素颗粒的形成和运送。当黑色素颗粒在毛乳头、毛球部的形成发生障碍，或虽然形成但某种因素，不能运送到毛发中去，从而使毛发髓质、皮质部分的黑色素颗粒减少或消失时，就会出现白发，发生少年白发。

（一）精神因素

精神紧张、忧愁伤感、焦虑不安、恐慌惊吓等都是造成白发的原因。现代医学认为，不良的精神因素，会造成供应毛发营养的血管发生痉挛，使毛乳头、毛球部的色素细胞分泌黑色素的功能发生障碍，影响黑色素颗粒的形成和运送。

春秋伍子胥从楚国逃亡吴国，在昭关被困时，愁得头发一夜变白，后在朋友的帮助下才逃到了吴国。俗话说："愁一愁，白了头"，是有一定科学道理的。

（二）营养失调

实验证明，黑鼠如果一直进食缺乏叶酸、泛酸、维生素等的食物，鼠毛便会变成灰白色。另外，头发色素颗粒的颜色，往往和它含的金属有关。黑头发中的色素颗粒含有铜、钴、铁等元素，假如缺少这些元素，往往出现白发。此外。缺少蛋白质、严重营养不良等，也可长白发。现在一些人为了减肥，少吃食物，结果导致须发早白。

（三）患慢性疾病

一些人患有自主神经功能失调、甲状腺功能亢进、肺结核、伤寒、内分泌障碍等，也会出现白发。这是因为疾病破坏或干扰了毛乳头、毛球色素细胞的生长发育，使它失去分泌黑色素的能力，阻碍黑色素颗粒的形成。

（四）遗传因素

少年白发也有一定的先天因素，在父母或家族血统中有类似的情况发生。

少年白发可否变为黑发呢？实践证明，白发并非不可逆转，只要毛乳头里的毛母细胞正常存在，去除某些障碍或致病因素，头发仍然可以变黑。因此，不必为了自己有些白发而过分烦恼，否则可能造成恶性循环、只会产生更多的白发。

（五）熬夜生活没有规律

古代养生一般都讲究要睡子午觉，晚上 11 点前入睡。但现在夜生活丰富，一些人夜生活多，晚上 12 点后还在喝酒、打牌、唱歌、聊天、游戏，生活规律紊乱，导致目前四五十岁白头发的人增多。《周易》讲，“易与天地准”，晚上天都睡了，人还不睡，这是“违天”，“违天不祥”，因而白头发增多。

（六）肝肾亏虚

中医认为，肾藏精，其华在发，肝藏血，发为血之余，故肝肾亏虚常导致黑发变白。

1. 肝肾不足

多由先天禀赋不足，肝肾素亏，或房室不节，损伤肾精，精不生血，血不荣发，肾不荣发而变白，如《诸病源候论》曰：“足少阴肾经，气盛则发润而黑，若血气虚则发变白”。多见于少年或中年白发。常兼有肝肾亏损的表现，如头晕眼花、耳鸣耳聋、腰膝酸软、脉细弱等症。

2. 营血虚热

正值血气方刚之年，劳伤津血，血虚生热，虚热熏灼，须发失养而变白。如《儒门事亲》中载：“年少发白日落才，或白屑者，以血热而致也”。营血虚热引起的须发早白多由思虑过度，劳伤心血，血虚生热，须发失养而致，多兼见营血虚热之证，如身体消瘦，失眠多梦，五心烦热，舌红脉细数等症。

凡临床兼症不明显者，可视其年龄辨证论治，如青少年须发早白，多从营血虚热入手；中年人须发早白，常作肝肾亏损论治。

3. 气滞血瘀

气滞血瘀须发早白，多与忧愁思虑过度，或强烈的精神创伤，使肝失疏泄，气滞血瘀，发失所养有关。故短时间内须发大量变白，甚则满头皆白，其特点是兼有胸胁胀满，心烦易怒，善太息，舌暗有瘀点，脉涩等气滞血瘀症状。

4. 气血两虚

素体虚弱，或大病久病尚未康复，气血两虚，发失荣润而变白。如《黄帝内经》云曰：“女子，…六七，三阳脉衰于上，面皆焦，发始白”。平素多愁善感，性格急躁，容易激动，忧愁焦虑，使肝失条达，气滞血瘀，血不荣发而变白。

二、白发的诊断

白发的诊断较容易，在青少年时头发呈渐进性变白，其部位多数是从头顶、前额开始，然后蔓延与扩大；亦有从鬓角开始，再向头顶处伸展。有的初起几根花白头发，不再发展，有的迅速发展，整个头发变白。老年性白发属生理现象。还有几种情况应与须发早白鉴别。

1. 斑驳性白发

属天生性白发，与遗传有关，多见于前头发际，出生时即有，呈小片状局限性，既难消失，也不发展，终生不变。

2. 白化病

呈先天性全头白发，出生即见头发、眉毛、睫毛等全身毛发皆为白色，畏光。属遗传而得。

3. 斑秃（或全秃、普秃）

脱发区新生的头发可以是白色的，但随着头发恢复正常后可以变为黑色。

4. 白癜风

发生于发际内时，白斑内毛发可以变白，但头皮亦为白色，白癜风痊愈后，头发可以变为黑色。

三、白发的分类

（一）少白头

1. 先天性少白头

最常见有这种少白头的人常有家族遗传史，往往一出生就有白头发，或头发比别人白得早，此外，无其他异常表现。

2. 后天性少白头

引起的原因很多：营养不良，如缺乏蛋白质、维生素以及某些微量元素（如铜）等，都会使头发变白；某些慢性消耗性疾病如结核病等，因造成营养缺乏，头发也比一般人的要白得早些；一些长期发热的患者，头发会黄脆甚至变白脱落；有的内分泌疾病，如脑垂体或甲状腺疾患，可影响色素细胞产生色素颗粒的能力而导致头发过早变白；有些年轻人在短时间内，头发大量变白，则与过度焦虑、悲伤等严重精神创伤或精神过度疲劳有关。

3. 少白头的症状

在青少年或青年时发病，最初头发有稀疏散在的少数白发，大多数首先出现在头皮的后部或顶部，夹杂在黑发中呈花白状。随后，白发可逐渐或突然增多，骤然发生者，与营养障碍有关。

（二）老年性白发

白发常从两鬓角开始，慢慢向头顶发展。数年后胡须、鼻毛等也变灰白，但胸毛、阴毛和腋毛即使到老年也不变白。黑素细胞中酪氨酸酶活性进行性丧失而使毛干中色素消失所致。灰发中黑素细胞数目正常，但黑素减少，而白发中黑素细胞也减少。

四、白发的预防

（一）保持乐观

对生活持乐观的态度和保持愉快的情绪，将有助于使头发乌黑韵华。即使遇到不顺心之事乃至不幸，也不要使自己的心理世界陷入绝境。因为这样不啻于是拿别人的错误来惩罚自己，不但于事无补，还会适得其反，乃至造成更大的不幸，从而加快白发的产生。

（二）加强营养

头发失去维持正常色素的营养供应也会变白。许多科学研究证明，维生素中的烟酸、对氨安息香酸、胡萝卜素、枸橼酸等，都对形成色素及其新陈代谢有重要影响。如果它们在吸收、贮藏、利用等方面发生障碍或变化，青丝就能变成白霜。

在食谱中，决不能长期缺少含维生素 B_1、B_2、B_6、烟酸等的食物，否则，毛发就会由黑变灰，进而变白。近年来的科学研究还表明。缺乏某些微量元素，如铜、铁等，也能使头发变白。

因此，为了防治少白头，应注意从饮食调养入手，平常多吃些富含维生素的豆类、蔬菜、瓜果、杂粮，以便全面摄取生成黑发的营养素。各种动物的肝脏含铜元素较多，番茄、马铃薯、菠菜中也含有一定量的铜、铁等微量元素，应适当食用。当然，因缺乏维生素而致白发者，亦可服用维生素 B_2、B_6 和复合维生素等药物，但并不能立竿见影，需要在医生指导下坚持长期服用。

（三）治疗疾病

某些传染病和慢性局部病灶性炎症。如龋齿、扁桃体炎、化脓性鼻窦炎等，通过细菌作用和神经反射，也能引起白发。在内分泌方面，垂体、肾上腺和自主神经系统都与促进形成黑色素的黑色兴奋激素的分泌功能密切相关。

内分泌正常，则分泌的黑素细胞刺激素多，形成的黑色素就多，头发颜色也就较深；反之，白发就随之丛生。此外，性功能发育不全也能引起白发。因此，为了防止长白头发，对于上述疾病，须及早治疗。

（四）按摩头皮

为了防治白发，可坚持在早晨起床后和临睡前用示指与中指在头皮上画小圆圈，并揉搓头皮：先从额经头顶到后枕部，再从额部经两侧太阳穴到枕部。每次按摩 1~2 分钟，每分钟来回揉搓 30~40 次，以后逐渐增加到 5~10 分钟。这种按摩可加速毛囊局部的血液循环，使毛乳头得到充足的血液供应，毛球部的色素细胞营养得到改善，细胞活性增强，分裂加快，有利于分泌黑色素和使头发变黑。

（五）勤梳头

勤梳头也是一种物理按摩法，出自隋代医学家巢元方之手。他在《诸病源候论 · 白发候》中记载，白发的根源是身体虚弱，营养不良，故有“千过梳头，发不白”的设想，意即勤梳头可防止头发变白。这是很合乎科学道理的：勤于梳头，既能保持头皮和头发的清洁，又能加速血液循环，增加头皮毛孔的营养，从而达到防止头发变白的效果。

（六）早睡早起，保证充足的睡眠

人的一生有 1/3 的时间是在睡眠中度过的，睡眠的好坏直接关系到身体健康。长期睡眠不足，对健康的危害很大，首先表现在神经系统过度疲劳，出现神经衰弱，精力不济，记忆力减退，头晕脑胀，眼花，耳鸣，全身乏力，严重时候还会影响到全身各个系统，出现器质性病变和早衰。

睡眠正常，大脑得到充分休息，紧张的神经得到放松，身心疲劳得到缓解，使肌体气血调和，头发得到滋养，从而可防治白发过早产生。要养成良好的作息习惯，晚上十一点前准时入睡，定时起床，建立起时间上的条件反射，这样有助于睡眠的深度和促进大脑疲劳的消除。最好能养成睡子午觉的良好习惯，子时和午时是最佳睡眠时间，有利于身心健康并减少白发的产生。

第二节　白发的治疗

一、辨证论治

（一）肝肾亏虚

肝肾同源，肾精不足不能化生阴血，阴血亏虚导致毛发失其濡养故而花白。多发于青中年，或大病久病之后，头发花白渐至全部白发，兼有稀疏脱落，头发纤细无光泽，或脆硬易断，伴头晕眼花、耳鸣耳聋，腰膝酸软，头晕、四肢少力、易疲倦、小便清长，舌质淡红，苔白薄，脉沉细弱。

治法：滋补肝肾，养血乌发。

处方：杞菊地黄丸加减

常用药：熟地、制首乌、枸杞、山萸肉、牡丹皮、当归、菟丝子等。

亦可用女贞子、旱莲草、枸杞子等泡水喝。平时可以配合食补，适当多吃黑芝麻、黑豆、核桃仁等食物。

注意节制房事，忌食辛辣利激性食物。

（二）气滞血瘀

肝气郁结，气滞血瘀，气血生化乏源，故而白发。主要表现为受到精神刺激或用脑过度、忧虑、胸胁满闷胀痛，心烦易怒，善太息，舌质暗或有瘀点，脉弦涩。

治法：疏肝理气，化瘀乌发。

处方：丹栀逍遥散加减。

常用药：柴胡、郁金、牡丹皮、焦栀子、茯苓、白术、陈皮、生姜、薄荷等。

二、白发的其他疗法

（一）单味中药

常用乌须发的中药有：何首乌、补骨脂、当归、川芎、黑芝麻、黑豆、旱莲草、女贞子、熟地、白芍、枸杞子、桑椹、桑叶、菟丝子、五味子、丹皮、核桃等。

制何首乌

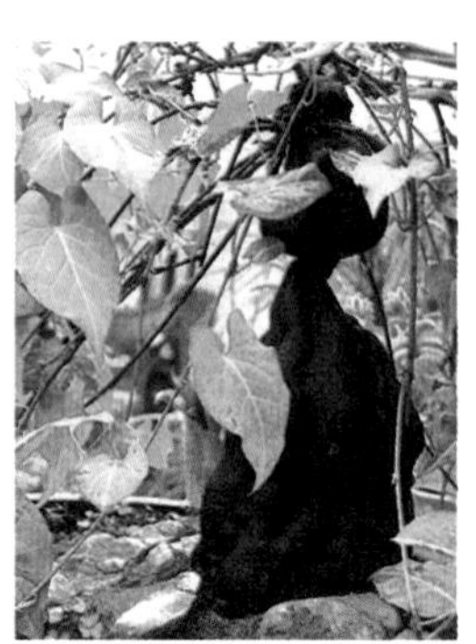

【药材来源】为蓼科植物何首乌 *Polygonum multiflorum* Thunb. 的干燥块根。主产于河南、湖北等地。以个大、质坚实而重、红褐色、断面显云锦花纹、粉性足者为佳。

【性味归经】味苦、甘、涩，性温；归肝、心、肾经。

【功能主治】补肝肾，益精血，乌须发，强筋骨，化浊降脂。用于血虚萎黄，眩晕耳鸣，须发早白，腰膝酸软，肢体麻木，崩漏带下，高脂血症。

【常用药膳食谱】

何首乌粥

【配方】制何首乌 30~60g，粳米 100g，大枣 2~3 枚，冰糖适量。

【制法】首乌入砂锅煎取浓汁，去渣，与粳米、大枣、冰糖同煮为粥。供早晚餐服食。

【功用】养肝补血，益肾抗老。适用于老年肝肾不足，阴血亏损，头晕耳鸣，头发早白，贫血，神经衰弱以及老年性高血脂，血管硬化，大便干燥等病症。

【注意事项】大便溏薄者忌服；服首乌粥期间，忌吃葱、蒜、萝卜、猪肉、羊肉。煎煮时不宜用铁锅。此外，首乌用以乌须发，一定要用制首乌，不可使用生首乌，生首乌有类似大黄的作用，一般不可生用。

熟地黄

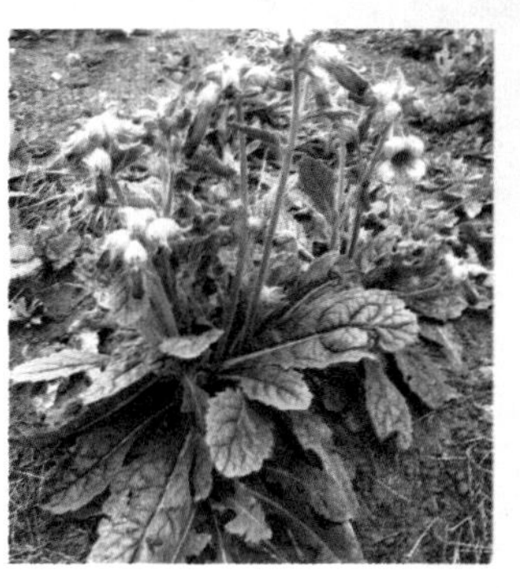

【药材来源】为生地黄的炮制加工品。主产于河南等地。以色黑味甜者为佳。

【性味归经】性微温、味甘。归肝、肾经。

【功能主治】滋阴补血，益精填髓。用于肝肾阴虚，腰膝酸软，骨蒸潮热，盗汗遗精，内热消渴，血虚萎黄，心悸怔忡，月经不调，崩漏下血，眩晕，耳鸣，须发早白。

【常用药膳食谱】

地黄首乌粥

【配方】制何首乌 30g，熟地黄 15g，粳米 100g，大枣 5 枚，冰糖适量。

【制法】先将何首乌、熟地黄入砂锅煎取浓汁，去渣取汁，入粳米、大枣（去核）、冰糖，同煮为粥。供早、晚餐服食。

【功用】益肾抗老，养肝补血。适用于肝肾不足，阴血亏损，头晕耳鸣，头发早白，贫血，神经衰弱以及高血脂、动脉硬化等病症。

【注意事项】本品有通便作用，大便溏薄者忌食。服地黄首乌粥期间，忌吃葱、蒜、萝卜、猪肉、羊肉。

地黄酒

【配方】狗骨 45g，干姜（炮）、川芎、地骨皮、白术、五加皮各 30g，枳壳 24g，丹参 60g，熟地黄 45g，白酒 1.5L。

【制法】将上药粗捣碎，用白布袋贮，置于净器中，酒浸 4 宿后开取。每日空腹温饮 1 杯，渐加至 2 杯。

【功效】主治肝虚劳损，关节疼痛，筋脉挛急，须发早白。

女贞子

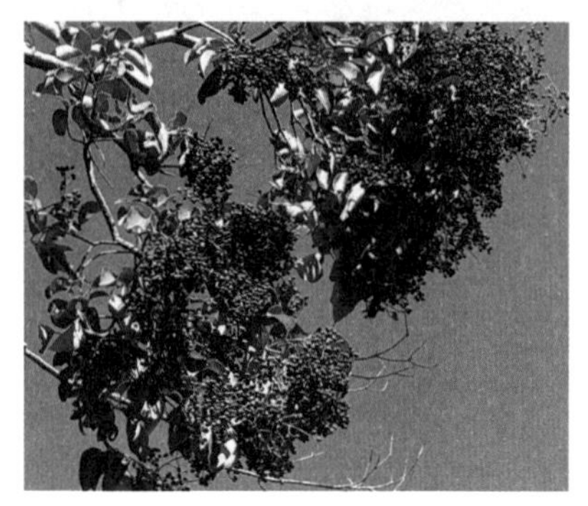

【药材来源】为木犀科植物女贞 *Ligustrum lucidum* Ait. 的干燥成熟果实。主产于浙江、江苏等地。以粒大、饱满、色灰黑、质坚实者为佳。

【性味归经】味甘、微苦涩。归肝、肾经。

【功能主治】滋补肝肾，明目乌发。用于眩晕耳鸣，腰膝酸软，须发早白，目暗不明。

【常用药膳食谱】

女贞子粥

【配方】女贞子 15g，大米 100g，白糖适量。

【制法】将女贞子洗净，放入锅中，加清水适量，水煎取汁，再加大米煮粥，待熟时调入白糖，再煮一、二沸即成，每日 1 剂。滋补肝肾，明目养阴。

【功用】适用于肝肾阴虚所致的头目眩晕，视物昏花，眼目干涩，视力减退，腰膝酸软，须发早白，胁肋疼痛等。

墨旱莲

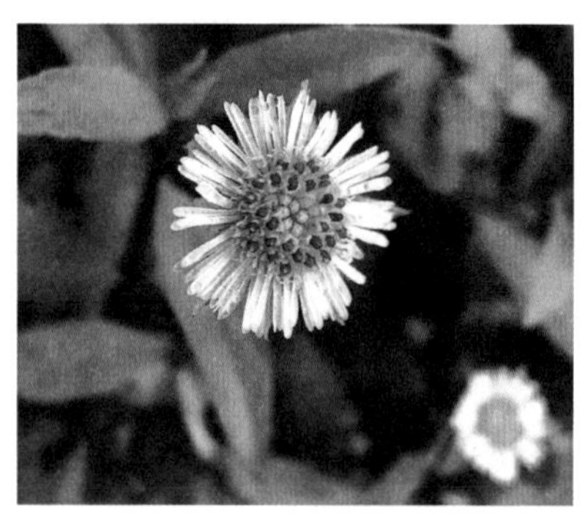

【药材来源】本品为菊科植物鳢肠 *Eclipta prostrata* L. 的干燥地上部分。花开时采割，晒干。

【性味归经】味微咸，性寒。归肝、肾经。

【功能主治】滋补肝肾，凉血止血。用于牙齿松动，须发早白，眩晕耳鸣，腰膝酸软，阴虚血热、吐血、衄血、尿血，血痢，崩漏下血，外伤出血。

【常用药膳食谱】

旱莲草粥

【配方】旱莲草10g（鲜者50g），大米100g，冰糖适量。

【制法】将旱莲草择净，放入锅中，加清水适量，浸泡5~10分钟后，水煎取汁，加大米煮粥，待熟时调入冰糖，再煮一、二沸即成，每日1剂。

【功用】具有凉血止血，补益肝肾的功效。适用于阴虚血热所致的吐衄，便血、尿血、崩漏及肝肾亏虚所致的头目眩晕、须发早白、牙齿松动等。

桑椹

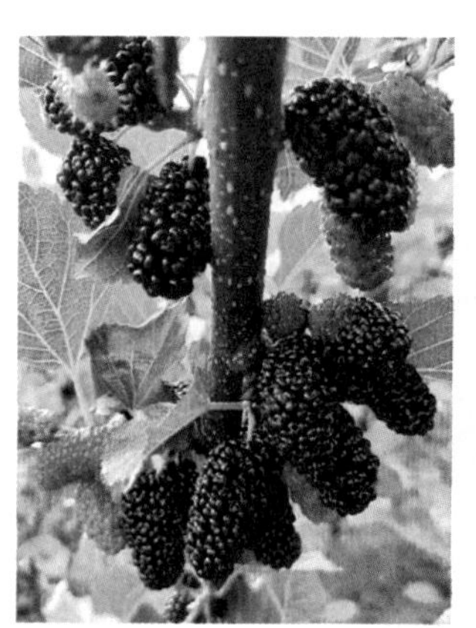

【药材来源】为桑科植物桑 *Morus alba* L. 的干燥果穗。4~6月果实变红时采收，晒干，或略蒸后晒干。主产于河南、安徽等地。以个大、饱满、味甜者为佳。

【性味归经】味微酸，性寒。归心、肝、肾经。

【功能主治】补血滋阴，生津润燥。用于眩晕耳鸣，心悸失眠，须发早白，津伤口渴，内热消渴，血虚便秘。

【常用药膳食谱】

桑椹粥

【配方】取桑椹30g（鲜桑椹用60g），糯米60g，冰糖适量。

【制法】将桑椹洗干净，与糯米同煮，待煮熟后加入冰糖。

【功用】该粥可以滋补肝脏，养血明目。适合于亏虚引起的头晕眼花、失眠多梦、耳鸣腰酸、须发早白等症。

桑椹黑豆芹菜汤

【配方】桑椹20g，黑豆20g，芹菜30g。

【制法】把上料加水适量煮至黑豆烂熟。

【功用】每日服1次，具有防脱发，延缓发白之效。

（二）乌发常用中成药

常用的中成药有以下几种，可根据具体情况选用：七宝美髯丹、首乌延寿丹、精乌胶囊、乌发丸。

七宝美髯丹

【处方】赤何首乌500g，白何首乌500g，赤茯苓500g，白茯苓500g，牛膝240g，当归240g，枸杞子240g，菟丝子240g，补骨脂120g。

【功能主治】补益肝肾，乌发壮骨。肝肾不足证。须发早白，脱发，牙齿动摇，腰膝酸软，梦遗滑精，肾虚不育等。

【临床运用】临床常用于治疗中年人须发早白、脱发、牙周病，以及男子不育属于肝肾不足者。

【用法用量】每次一丸（5g），一日三次，清晨温酒送下，午时姜汤送下，卧时盐汤送下。

【注意事项】本方配制忌用铁器。本方味厚滋腻，脾胃虚弱而食少便溏者不宜使用本方，或合用四君子汤健脾助运。

首乌延寿丹

【处方】制何首乌2200g，豨莶草480g，菟丝子480g，制杜仲240g，牛膝240g，女贞子240g，霜桑叶240g，忍冬藤120g，生地黄120g，桑椹膏500g，黑芝麻膏500g，金樱子膏500，旱莲草膏500g。

【功能主治】补益肝肾，滋养精血。用于肝肾不足，头晕目眩，耳鸣重听，四肢酸麻，腰膝无力，夜尿频数，须发早白等。

【临床运用】临床主要用于治疗老年轻度认知障碍、血管性痴呆、高血压、肾上腺皮质功能减退、更年期综合征、须发早白、神经衰弱等病症。

【用法用量】每服10g，每日2次，温开水送服。

本方可改作汤剂，临床如见肝肾不足、阴虚阳亢、风阳上扰者，加天麻、钩藤、牡蛎；精血虚弱、心神不宁者，加酸枣仁、远志；小便夜间增多者，加芡实、五倍子。脾胃虚弱，食少便溏者，不宜使用本方。

精乌胶囊

【处方】制何首乌、黄精（制）、女贞子（酒蒸）、墨旱莲。

【性状】本品为胶囊剂，内容物为棕黄色粉末；气微香，味微苦涩。

【功能主治】补肝肾，益精血，壮筋骨。

【临床运用】用于失眠多梦，耳鸣健忘，头发脱落及须发早白。

【用法用量】口服，一次 6 粒，一日 3 次。

乌发丸

【处方】地黄、墨旱莲、制何首乌、黑豆（微炒）、女贞子（酒蒸）、黑芝麻。

【性状】本品为棕褐色的大蜜丸；气微，味甜、微酸。

【功能主治】滋阴健脑，凉血乌发。

【临床运用】用于青少年白发症。

【用法用量】口服，每次 1 丸，每日 2~3 次。

（三）乌发常用药酒

七宝美髯酒

【配方】制首乌 100g，茯苓 50g，牛膝 25g，当归 25g，枸杞 20g，菟丝子 20g，补骨脂 15g，白酒 1.5L。

【制法】上药切片，入纱布袋中，扎口，白酒浸泡。1 个月后取出药袋，压榨取液，两液混合，静置，过滤即得。

【功用】补益肝肾，乌须黑发。用于肝肾不足，须发早白，牙齿动摇，梦遗滑精，腰膝酸软，妇女带下，男性不育。

【用法用量】口服：每次 15~20ml，日服 2 次，早、晚各 1 次。

【附记】本方是一首抗衰老、延年益寿的良方。久服效佳。

百岁酒

【配方】黄芪（蜜炙）60g，茯神 60g，当归 36g，党参 30g，麦门冬 30g，茯苓 30g，白术 30g，枣皮 30g，川芎 30g，龟胶 30g，防风 30g，枸杞 30g，广陈皮 30g，熟地黄 36g，肉桂 18g，五味子 24g，羌活 24g，红枣

100g，冰糖 100g，高粱酒 10L。

【制法】将前 18 味捣碎或切薄片，置容器中加入高粱酒和冰糖，密封，隔水煮一炷香时（亦可不煮），取出，埋入土中 7 日以出火毒。过滤去渣，即成。

【功用】益气血，补肝肾，健脾胃，宁神志。用于须发早白。

【用法用量】口服：每次 15~30ml，日服 3 次。或适量饮用，勿醉。

【附记】余五十岁时鬓及早白，须亦苍然，自取此酒之后，白发竟为稍变，初亦不觉，惟剃头时，自见所落发不似以前之白；始知黑发已有可据，惟白须如旧。常服此酒，还有强身健体，益寿延年之效。

补血顺气药酒

【配方】天门冬 120g，麦门冬 120g，怀生地 250g，熟地黄 250g，人参 60g，白茯苓 60g，枸杞 60g，砂仁 20g，木香 15g，沉香 9g，白酒 8L。

【制法】将前 10 味共制为粉末或切薄片，入布袋，置容器中，加入白酒加盖，浸泡 3 天后，用文火再隔水煮半小时，以酒色转黑为宜。密封，再继续浸泡 1~2 天后，过滤去渣，即成。

【功用】滋阴益气，理气和中。用于气血不足、乏力短气、面色无华、须发早白。精神不振、脾胃不和、脘满食少等症。

【用法用量】口服：不拘时候，适量饮用，勿醉。

【附记】如有热象，可去木香，人参减半。

何首乌酒

【配方】制何首乌 100g，白酒 500ml。

【制法】将上药为末或切片，置容器中，加入白酒，密封，每日振摇 2 次，浸泡 10 天后，过滤去渣，即成。

【功用】养血，补肝肾。用于须发早白、血虚头晕、眼花、腰酸带下等。

【用法用量】口服：每次 20ml，日服 2 次。

一醉散酒

【配方】槐子 12g，旱莲草 15g，生地黄 15g，白酒 500ml。

【制法】将前3味共研细末，置容器中，加入白酒，密封，浸泡20日后，过滤去渣，即成。

【功用】凉血，祛风，黑发。用于须发早白。

【用法用量】口服：随时随量饮之，使之微醉。

【附记】《普济方》云：取酒饮一醉后，觉来须发尽黑。恐人不信，将白毛鸡、犬喂试之，皆变为黑鸡犬也。

不老酒

【配方】熟地黄60g，生地黄60g，五加皮60g，莲子心60g，槐角子60g，没食子50g，白酒3L。

【制法】将前6味共制为粗末或切片，入布袋，置容器中，加入白酒密封，经常摇动数下，浸泡14天后，过滤去渣，即成。药渣晒干，加工成细末，与大麦适量炒和，炼蜜为丸，每丸重6g。

【功用】补肾固精，养血乌发，壮筋骨。用于须发早白、腰膝无力、遗精滑泄、精神萎靡等症。

【用法用量】口服：每次空腹服10~15ml，日服2次，饭后服药1~2粒。

乌发益寿酒

【配方】女贞子80g，旱莲草60g，黑桑椹60g，黄酒1.5L。

【制法】将前3味捣碎或切片，入布袋，置容器中，加入黄酒，密封浸泡14天后，过滤去渣，即成。

【功用】滋肝肾，清虚热，乌发益寿。用于肝肾不足所致的须发早白、头晕目眩、腰膝酸痛、面容枯槁、耳鸣等症。

【用法用量】口服：每次空腹温服20~30ml，日服2次。

乌须黑发药酒

【配方】当归12g，枸杞12g，生地黄12g，人参12g，莲心12g，桑椹12g，制首乌12g，五加皮10g，黑豆（炒香）25g，槐角子8g，没食子8g，旱莲10g，白酒1.5L。

【制法】将前12味切片或捣碎，入布袋，置容器中，加入白酒，密封，浸泡21天后，压榨以滤取澄清液，贮瓶备用。药渣晒干，共研细末，为丸，如梧桐子大，备用。

【功用】补肝肾，益气血，祛风湿，乌须发，固肾气。用于肾气不固、肝肾不足、气血虚弱所致的腰酸、头晕、遗精、须发早、乏力等症。

【用法用量】口服：每日适量饮用，并送服丸药。

巨胜酒

【配方】黑芝麻300g，薏苡仁300g，生地黄480g，白酒5L。

【制法】将黑芝麻炒香，薏苡仁炒至略黄，此2味并捣烂，与切碎的生地黄共入布袋，置容器中，加入白酒，密封，浸泡10日后，过滤去渣，即成。

【功用】补肝肾，润五脏，填精髓，祛湿气。用于气虚脾弱，腰膝疼痛，神经衰弱，健忘，须发早白等症。

【用法用量】口服：每次20ml，日服2次。

叶酸桑椹酒

【配方】三叶酸250g，黑桑椹250g，白酒1.5L。

【制法】将前2味捣碎，置容器中，加入白酒，密封，浸泡7天后，即可取用。

【功用】润五脏，调气血，乌须发。用于须发早白、腰酸、头晕目眩、燥热咳嗽、口渴、小便不利、耳鸣等症。

【用法用量】口服：每次15~30ml，日服3次。

地黄年青酒

【配方】熟地黄20g，万年青30g，桑椹24g，黑芝麻12g，怀山药40g，南烛子8g，花椒6g，银杏果15g，白酒1.5L。

【制法】将前8味捣碎或切薄片，入布袋，置容器中，加入白酒，密封浸泡7天后，过滤去渣，即成。

【功用】补肝肾，益精血，乌须发，聪耳明目。用于肝肾亏损、须发早白、视听下降、未老先衰等。

【用法用量】口服：每次空腹温服20ml，日服2次。

固本地黄酒

【配方】生地黄30g，熟地黄30g，天门冬30g，麦门冬30g，白茯苓30g，人参30g，白酒1L。

【制法】将前6味捣碎或切片，置容器中，加入白酒，密封，浸泡3天后，再用文火煮沸，以酒色变黑为度，埋入土中7日以去火毒，取出，过滤去渣，即成。

【功用】补益精血，乌须发，壮精神。用于须发早白、头晕眼花、多梦惊悸等症。

【用法用量】口服：每次空腹服15~30ml，日服3次，或不拘时，随量饮之。

经验乌须酒

【配方】枸杞200g，生地黄汁300ml，白酒1.5L。

【制法】大枸杞要每年冬壬癸日，面东采摘红肥者，捣破，同酒盛于瓷器内，浸泡21天足，开封，添生地黄汁搅匀，各以纸三层封其口，候至立春前30日开瓶饮用。

【功用】滋肝肾，乌须发，身轻体健。用于须发早白。

【用法用量】口服：每次空腹暖饮20~30ml，日服2次。

首乌当归酒

【配方】制何首乌30g，熟地黄30g，当归15g，白酒1L。

【制法】将前3味洗净，切碎，入布袋，置容器中，加入白酒，密封，每日振摇数下，浸泡14天后，过滤去渣，即成。

【功用】补肝肾，益精血。用于须发早白、腰酸、头晕、耳鸣等症。

【用法用量】口服：每次10~15ml，日服2次。

首乌黑豆酒

【配方】制首乌90g，熟地黄45g，生地黄45g，天门冬45g，麦门冬45g，枸杞30g，牛膝30g，当归30g，女贞子30g，黑豆（炒香）60g，白酒4L。

【制法】将前10味捣碎或切薄片，入布袋，置容器中，加入白酒，密封浸泡 15 天后，过滤去渣，即成。

【功用】补肝益肾，生发乌发。用于青年脱发和白发等症。

【用法用量】口服：每次 20ml，日服 2 次。

枸杞地黄酒

【配方】枸杞 60g，黑芝麻（炒）30g，生地黄汁 80ml，白酒 1L。

【制法】将枸杞子捣碎，与黑芝麻同置容器中，加入白酒，密封，浸泡 20 天，再加入地黄汁，搅匀，密封，浸泡 30 天后，过滤去渣即成。

【功用】滋阴养肝，乌须健身，凉血清热。用于阴虚血热、头晕目眩、须发早白、口舌干燥等症。

【用法用量】口服：每次空腹服 20~30ml，日服 2 次。

乌须酒

【配方】生地黄 120g，制首乌 120g，熟地黄 60g，天门冬 60g，枸杞子 60g，当归 60g，麦门冬 240g，人参 30g，牛膝 30g，黄米 2000g，建曲 50g，白酒 7L。

【制法】将前 9 味共制为末，加入曲（压细），拌黄米饭，按常法酿酒。酒熟，压去渣，即可服用。也可将前 9 味切片，加入白酒，密封浸泡 7 日即可。

【功用】泽肌肤，乌毛发，滋补肝肾。用于精血不足，阴亏气弱所致的须发早白，面色少华，周身疲倦，腰膝酸软，头眩耳鸣等症。

【用法用量】口服：每日清晨服 10~20ml。

【附记】平素体质偏于气阴不足而无明显症状者，亦可饮之。

鹤龄酒

【配方】枸杞 120g，制首乌 120g，当归 60g，天门冬 60g，生地黄 60g，党参 20g，菟丝子 20g，补骨脂 20g，山茱萸 20g，怀牛膝 90g，蜂蜜 120g，白酒 3L。

【制法】将前 10 味共制为粗末或切薄片，入布袋，置容器中，加入白酒盖好，置文火上煮沸，取下候冷，密封，埋入土中 7 日以去火毒，取出过滤去渣，加入蜂蜜，拌匀，即成。

【功用】补肝肾，益精血。用于未老先衰、腰膝酸软、筋骨无力、眼目昏花、齿落、食欲不振、须发早白、精神萎靡等。

【用法用量】口服：每次 20ml，日服 3 次。

女贞子酒

【配方】女贞子 250g，低度白酒 750ml。

【制法】将上药拍碎，置容器中，加入白酒，密封，浸泡 5~7 天后，过滤去渣，即成。

【功用】滋阴补肾，养肝明目。用于阴虚内热、腰膝酸软、头晕目眩、肢体乏力、肾虚腰痛、须发早白、心烦失眠、口燥咽干、面色潮红、手足心热、舌红、脉弦细数。

【用法用量】口服：每次温服 15ml，日服 1~2 次。

黄精门冬酒

【配方】黄精 20g，天门冬（去心）15g，白术 20g，松叶 30g，枸杞根 15g，曲 500g，大米 10kg。

【制法】上药切碎，以水 30L，煮取汁 10L，浸曲 500g，炊米 10kg，如常法酿酒，候熟压取酒汁。或将以上各药切片，加入 1L 白酒密封浸泡 7 天即可。

【功用】强壮筋骨，补益精髓，延年补养。用于使发白再黑，齿落更生。

【用法用量】口服：每次 20ml，日服 2 次。

【注意事项】忌桃、李、雀肉。

天门冬酒

【配方】天门冬 1500g，糯米 500g，细曲 350g。

【制法】天门冬去心，捣碎，以水 20L，煮汁 10L；糯米炊熟，细曲 350g，三味相拌，入瓮，密封 3~7 日，候熟压取汁。

【功用】补五脏，调六腑，和血脉。令人无病，延年轻身，齿落更生，发白更黑。

【用法用量】口服：每日饮三杯（约 150ml），常令酒气相接，勿令大醉。

【注意事项】慎生冷，酢（同“醋”）滑，鸡、猪、鱼、蒜，特忌鲤鱼，亦忌油腻。

【附记】《神农本草经》把天门冬归入上品，认为久服可以“轻身，益气，延年”。《备急千金要方》更称其能“齿落更生，发白更黑。”

五精酒

【配方】枸杞子 50g，天门冬 50g，松叶 60g，黄精 40g，白术 40g，细曲 120g，糯米 1250g。

【制法】将前 5 味置砂锅中，加水煎汁 100ml（一般水煎 2 次，浓缩而成）；细曲研末，备用；糯米蒸熟沥半干后，倒入缸中待冷，加入药汁和细末，拌匀，密封，置保温处，21 天后，候酒熟，去渣，备用。

【功用】补肝肾，益精血，健脾胃，祛风湿。用于体倦乏力、食欲不振、头晕目眩、须发早白、肌肤干燥、易痒等症。

【用法用量】口服：每次 10~25ml，日服 1 次。

【注意事项】忌食鲤鱼、桃李、雀肉等。

【附记】常年补养，发白反黑，齿去更生。

中山还童酒

【配方】马蔺子 100g，马蔺根 100g，黄米 500g，陈曲 2 块，酒酵子 2 碗。

【制法】将马蔺子埋入土中 3 日，马蔺根切碎；将黄米水煮成糜；陈曲研末，与酒酵子，并前马蔺子共和一处作酒，待熟；另用马蔺根，加水煎 10 沸，取汁入酒肉 3 日即成。

【功用】清热利湿，解毒，乌须发。用于须发变白。

【用法用量】口服：随时随量饮之，使之微醉。

【附记】并歌云：“中山还童酒，人间处女有。善缘待遇者，便是蓬莱叟。”

地术酒

【配方】生地黄 40g，白术 30g，枸杞 24g，五加皮 20g，甘草 12g，糯米 600g，细曲 50g。

【制法】将前5味切薄片，细曲研末，备用。将药置砂锅中，加水煮至1.6L，去渣，倒入容器中，待冷；糯米洗净，蒸饭，待冷，入细曲，拌匀，置容器中，拌匀，密封，置保温处，如常法酿酒。21日后药酒即熟，去渣，即成

【功用】补肝肾，和脾胃，乌发明目。用于腰膝酸软，视物模糊，须发早白，小便淋漓，脾虚泄泻，食欲缺乏，胸腹胀满等症。

【用法用量】口服：每次服15~30ml，日服3次，或不拘时候，随量饮之。

地膝酒

【配方】熟地黄200g，南五加皮200g，怀牛膝200g，细曲200g，糯米2000g。

【制法】将前3味置砂锅中，加水5000ml，煎至3000ml，待冷，倒入坛中；糯米蒸饭，待冷，细曲（先研细末）入坛中，拌匀，密封，置保温处，如常法酿酒。至14日后，去渣，即成。或将前三味切片，加入5L白酒，密封浸泡7日即可。

【功用】滋肝肾，壮筋骨，乌须发，健身益寿。用于容颜无华，须发早白，筋骨软弱，两足无力。

【用法用量】口服：每次15~20ml，日服3次。

【附记】一方熟地黄用400g，糯米2500g，余同上。

龟台四童酒

【配方】胡麻仁300g，黄精350g，天门冬250g，白术250g，朱砂10g，桃仁150g，茯苓200g，糯米5000g，酒曲320g。

【制法】将前7味，除朱砂外，均置砂锅中，加水煎至500ml；糯米，浸湿，沥干，蒸饭，待冷。置坛中，加入药汁和酒曲（先研细末），拌和均匀，密封，21日后，酒熟，用纱布去渣，贮入瓶中。将采砂研末，倒入酒瓶中，拌匀，待澄清后，即可饮用。也可将前7味切片或打碎，加入12kg白酒，密封浸泡7日即得。

【功用】悦容颜，乌须发，壮精神，安五脏，健身益寿。用于容颜憔悴、须发早白、头晕眼花、体倦食少、多梦惊悸等症。

【用法用量】口服：每次空腹温服 10~25ml，每日早、中、晚各服 1 次。

【附记】精血亏虚体弱者，经常服用，有“强身健体、延年益寿”之功。

枸杞麻仁酒

【配方】枸杞 500g，生地黄 300g，胡麻仁 300g，火麻仁 150g，糯米 1500g，酒曲 120g。

【制法】将枸杞拍碎，置砂锅中，加水 3000ml，煎至 200ml，倒入坛中待冷；糯米蒸熟；生地、酒曲捣为末，胡麻仁、火麻仁蒸熟捣烂，共入坛中，拌匀。密封，14 日后，去渣即成。

【功用】滋肝肾，补精髓，润五脏，养血益气。用于须发早白、虚羸黄瘦、食欲不振、中年腰膝酸软。

【用法用量】口服：每次适量饮之，以不醉为度。日服 3 次。

耐老酒

【配方】生地黄 250g，枸杞 250g，滁菊花 250g，糯米 2500g，细曲 200g。

【制法】将前 3 味加工捣碎或切薄片，置炒锅中，加水 5000ml，煎取 2500ml，倒入净瓶中，待冷备用；细曲碎为粗末，备用；再将糯米洗净，蒸煮，沥半干，待冷后，拌入细曲末，然后倒入药坛内，与药汁拌匀，密封，置保温处，经 21 天后，酒熟，去渣，贮瓶备用。

【功用】滋肝肾，补精髓，延年益寿。用于肝肾不足所致的头晕目眩、须发早白、腰膝酸软等症。

【用法用量】口服：每次空腹温服 20~25ml，每日早、中、晚各服 1 次，以瘥为度。

【附记】阴虚久生内热，老年肝肾不足者经常饮用此药酒，能达到“防病治病、延年益寿”之功。

（四）饮食疗法

乌发的食疗不同于药物治疗，其健康无害的特点越来越被关注。

乌发茶

【配方】制何首乌 40g，枸杞子 20g，野菊花 40g，大红枣 100g，冰糖 20g，生地 20g。

【制法】放入壶中，用于开水冲好。

【用法用量】每天代替茶水饮用，长期坚持饮用。

【功用】具有补肾明目乌发之功。

乌发饮

【配方】黑芝麻、花生、杏仁、松子、核桃仁、熟绿豆各 250g。

【制法】石磨碾成末之后，装入消过毒的瓶子中备用。

【用法用量】每日早、晚冲服 50g，长久坚持下去，头发会变得光泽、乌黑起来。

【功用】适用于各种类型的白发。

乌发油

【配方】新鲜鸡、鸭各一只。

【制法】宰完后将其内部的脂肪（150~200g）取出，放入干净的碗中（加入 20ml 的水），上锅蒸 10 分钟，过滤后，将新鲜的油脂留下来，放入瓶中备用。

【用法用量】早晚各服一汤匙。

【功用】具有健脾补肾乌发之功。

乌发蛋

【配方】何首乌 150g，新鲜鸡蛋 3 个，大红枣 6 个，葱、姜、食盐、白糖、动物油等。

【制法】将何首乌洗干净，切成长条，与鸡蛋一起放火锅内，加入适量的水，再放入葱、姜、食盐、动物油等。将锅放在武火上煮沸后转用小火慢煮 10 分钟，取出后去蛋皮，再放火锅内小火煮 3 分钟即可。

【用法用量】每日早饭前吃蛋喝汤。

【功用】具有补肾乌发之功。

乌发粥

【配方】大羊脊骨一具，羊肾一具，芝麻 50g，糯米 50g，大红枣 10 个，红糖适量。

【制法】先将大羊骨砸碎下锅煮开，用温火煮 20 分钟，捞出羊骨留下原汁，加入切碎的羊肾、芝麻、糯米、大红枣和红糖，温火煮熟。

【用法用量】早晚各吃一碗。

【功用】具有补肝肾、健脾乌发之功。

芝麻桑椹羹

【配方】黑芝麻、鲜桑椹各 250g。

【制法】捣烂，再加入蜂蜜少许调匀置瓶中，

【用法用量】每次 1 汤匙，用白开水送服，每日 3 次。

【功用】具有养血乌发之功。

黑发黑豆饼

【配方】黑豆适量。

【制法】黑豆适量洗净，反复蒸九遍，贮于瓷瓶内备用。

【用法用量】每日服用 2 次，每次 6~9g，口服，淡盐水送服，同时再吃鸡蛋 1 个，核桃 2 个。

【功用】用于各种类型的白发。

黑发首乌黑豆膏

【配方】枸杞子、制何首乌各 10g，核桃仁 12 个，黑豆 240g。

【制法】枸杞子、制何首乌加适量水煎至汁浓后滤去渣，再将核桃仁剥去衣膜，炒香切碎，与黑豆一起投入汁中，同煎至核桃稀烂，以汁被黑豆吸收为度，取出晒干服用。

【用法用量】每次 6~9g，每日 2 次，空腹服。

黑发桑椹饮

【配方】鲜桑椹 1000g（或干品 500g），蜂蜜 300g。

【制法】将鲜桑椹 1000g（或干品 500g）洗净，加水适量煎煮，每 30

分钟取煎液1次，然后加水再煮，共取煎液2次。合并煎液后，再以小火煎熬浓缩，至较为黏稠时，加蜂蜜300g煮沸停火，待冷后装瓶备用。

【用法用量】每次1汤匙，以沸水冲化饮用，每日2次。

【功用】具有补肝肾、乌须发之功。

黑发粥

【配方】黑豆10g，黑米20g，黑芝麻10g，百合10g，薏苡仁30g，核桃10g，大米50g，红糖适量。

【制法】以上用清水淘净，加水熬粥。

【用法用量】根据食量，每次一小碗或两小碗。

【功用】具有补肝肾、健脾乌发之功。

黑发茶

【配方】制何首乌10g，菟丝子10g，红枣15g，黑芝麻（打成粉）12g，黑豆粉8g。

【制法】将上述材料加水1000ml，烧开30分钟，可加少许蜂蜜、小火煮约10分钟，即可饮用。

【用法】早晚各服一次，12天一疗程，连服三疗程。

【功用】补肾健脾乌发。

何首乌粥

【配方】制何首乌50g，与粳米100g，大枣5枚，白糖适量。

【制法】共煮成粥，水煎取浓汁。

【用法】作早点或夜宵食用。

【功用】具有补肝益肾、生精养发、抗衰乌发的作用。

芝麻粥

【配方】芝麻20g，粳米50g。

【制法】取芝麻，加适量盐或糖，炒焦研碎和粳米同煮粥。

【用法】做夜宵食用。

【功用】有补肾润肠、乌发美容的作用。

乌发糖

【配方】核桃仁 250g，红糖 500g，黑芝麻 250g。

【制法】将红糖放入铝锅内，黑芝麻 250g，加水适量，用武火烧开，用文火煎熬至稠厚时，加炒香的黑芝麻、核桃仁，搅拌均匀开火。将乌发糖倒入涂有食用油的搪瓷盘中摊平，晾凉，用刀划成小块，装糖盒内备用。

【用法】早晚各食 3 块。

【功用】可健脑补肾，乌发生发，合用于头晕耳鸣、健忘、脱发、头发早白等症。

黑芝麻糊

【配方】黑芝麻适量。

【制法】取芝麻适量炒香，加白糖适量捣碎、装瓶。

【用法】每次取适量开水冲食。

【功用】补肝肾、乌须发、润肌肤。

芝麻核桃糖

【配方】红砂糖 500g，黑芝麻 250g，核桃仁 250g。

【制法】红砂糖放在锅内，加水少许，以小火煎熬至较浓稠时，加入炒熟的黑芝麻与核桃仁，调匀，即停火。趁热将糖倒在表面涂有食用油的大搪瓷盘中，待稍冷，将糖压平，用刀划成小块即成。

【用法】早晚各食 3 块。

【功用】用于少年白发。

姜皮生黑发方

【配方】老生姜皮 300g。

【制法】放于有油腻的锅内，加盖不漏气，以文武火煎之。然后取之晾干，研成细粉备用。

【用法】用时先拔去白发，用手指捏少许姜末按入头皮毛孔中，或先点涂于毛发根下后拔去，再按入姜粉。

【功用】生黑发。

三、白发治疗的注意事项

（一）染发潜藏危害

年轻人对早生的白发喜欢用化学染发剂、洗发水把头发染黑。经常用化学染料染发，会带来一定的毒副作用，有碍健康。

目前世界上还没有完全无害的染发剂。染发最常见的危害是引起接触性皮炎。大多数染发剂中都含有过敏原——对苯二胺，部分人会对这种化学成分产生过敏反应，使用后出现眼睑水肿，皮肤发红，甚至出现奇痒难忍的小疹。只有用抗过敏药物后，这些异常现象才可消退，以后再染发，还会出现过敏反应。研究表明，染发剂是引起接触性皮炎的一个重要诱因，在接触性皮炎患者中，大约有 20% 的人是由于染发引起的。

染发还可能引发膀胱癌、乳腺癌、淋巴癌。除了过敏，染发剂中的化学成分还与几种癌症有着不可忽视的联系。染发剂中一般都含有一种名为“偶氮染料”的化学成分，该物质在特殊条件下，能分解产生 20 多种致癌芳香胺。任何染发剂，不加这种化学物质就很难在毛发上着色，即使能够着色，颜色也不牢固，很快就会脱落。此外，染发剂中的二胺化合物和芳香胺类化合物，同样具有致癌作用。美国曾对市场出售的 169 种永久性染发剂做过试验，发现其中有 150 种（88.76%）有致癌作用。

（二）其他注意事项

（1）克服悲观失望等消极情绪，性格应开朗，心情舒畅有助于防止白发产生。

（2）注意体育锻炼，提高机体的抗病能力。俗话讲：身体锻炼好，八十不显老；身体锻炼差，四十长白发。因此，适当地运动、锻炼，有助于防止白发产生。

（3）本病治疗收效缓慢，故在内治中要守法守方，坚持治疗，不可急于求功，只有坚持一段时间的正规治疗，才能获效。

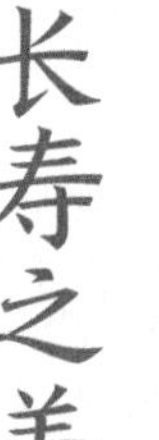

第八章 长寿之美

不同年龄有不同年龄的美，人们比较关注的是年轻人的容颜，容易忽视的则是老年之美。随着年龄的增长，头发会变白，脸上会出现皱纹，岁月在每个人的身体和容颜上都会留下痕迹。日常生活中，我们会发现老人之美，鹤发童颜是美、耳聪目明是美、行动自如是美、中气十足是美……。这种美是健康、是气质、是阅历。健康长寿是老年美的基础和前提，也是自古以来人类梦寐以求的心愿。

人的自然寿命究竟有多长？《黄帝内经》认为，人类正常的寿命是在 100~120 岁之间。这个结论在 20 世纪 60 年代初已被证实。美国老年医学家海弗列克在 1961 年利用细胞分裂次数推算出人类的寿命应该在 120~150 岁。

中华民族在长寿的探索之路上形成了以中医药为基础的完备的养生体系，可以说中医是有关长寿的医学，中医养生是中华长寿文化的集大成者。中医养生是以中国古代的天、地、生、文、史、哲为深厚底蕴，以中医理论为坚实基础，集各地各族人民养生智慧为一体，融会道、儒、释及历代养生家、医学家的养生体验和研究成果，形成的有关健康长寿研究的理论和实践体系。正确掌握中医养生保健知识，延年益寿正是长寿之美的重点。

本章节从中医理论出发阐述中医药延年益寿的思路与方法，介绍具有延年益寿功效的中草药、方剂、药茶、药膳、药酒及外治法。

一、中医延年益寿法则

（一）顺天时，调阴阳

中医强调人与天地相应，与日月相参，认为“人以天地之气生，四时之法成”。一年四季有“春生、夏长、秋收、冬藏”的自然发展规律，人亦如此，与自然界生命节律同步或相通应。四时六气的变化随时影响人体的各项生理功能，必须“人体与天调”才能求得“天地之美生”。自然界的阴阳变化、四季更替、日夜轮回必然会影响到人体生理和稀理，自然界春生、夏长、秋收、冬藏，人也须顺应生、长、收、藏的特点，按照时令节气的阴阳变化规律，运用相应的养生手段借以提高人体对气候环境的适应力，保证健康长寿。

（二）调气机，畅情志

中医认为气是构成世界的本原，人也是由气构成的。《素问·宝命全形论》:“天地合气，命之曰人。”《景岳全书·杂症谟》也说:“人之生死由乎气。”中医学认为，精、血、津液等均可由气所化生。

所谓“情志”，实际上指的是人的精神心理状态。情志调和与否与人的寿命长短息息相关。情志不畅，气血失和是导致衰老的重要因素，也是衰老过程中产生疾病的根本机制。正是基于这种对“情志”与健康密切相关的正确认识，我国古代养生家相应地创立了许多保持精神恬愉、心理健康的“情志”调畅养生法。

一者淡泊名利，保持体内环境的协调平和，强调内心宁静。

二者舒畅情绪，“胸怀欢畅，则长寿可期；若忧虑过多，则使人易老”。《黄帝内经》反复论述了不良的精神心理状态对人体脏器所造成的损伤，认为“怒伤肝”“喜伤心”“思伤脾”“忧悲伤肺”“恐伤肾”，若任其发展，甚至可能危及生命。

三者积极有为，清代养生家曹慈山提倡:“心不可无所用，非必如槁木，如死灰……惟专则虽用不劳，志定神凝故也”。精神上的安分健康与积极有为的人生态度并不矛盾。一个人若能有所作为，有所贡献的话，不但有益于社会和他人，同时也有利于自我身心健康。

（三）慎过用，防劳伤

《中藏经·劳伤论第十九》中记载“劳者，劳于神气也；伤者，伤于形容也”。中医所谓的“劳伤”，就是指身心过于劳累，而导致五脏六腑的气血损伤。劳伤的类型也分为很多种，如劳动过于繁重而导致内伤；用脑过度、思虑过度而导致的劳伤；运动过度以及房事过度甚至过饥或过饱都是造成劳伤的因素。现代研究表明，过度劳累长期得不到完全恢复，则会使大脑皮层功能受到破坏，神经－体液调节功能紊乱，各器官、系统的功能状态发生异常变化，从而发生疾病走向衰老。所以平日里应保持良好心态，劳逸结合，做到“形神合一”。

二、延年益寿中药

中医中药在养生防病、强身健体、延缓衰老方面研究了几千年，有丰富的理论和实践，取得了巨大的成绩。早在汉代的《神农本草经》记载的365种药物中，就有120种是健身延年，抗衰老、补五脏的药物。《本草纲目》中延缓衰老的中药有177种。从《御药院方》到明清的宫廷，用方大都以抗衰老，健康长寿为主。

中医认为阴虚、阳虚、气虚、血虚均可导致早衰，故抗衰老重要措施之一，应采用补益药为主以纠正虚证，通过扶正增强抗病能力。中老年人适当地服用一些抗衰老药物，能够增强体质，预防疾病，对于延长寿命是有益处的。

值得注意的是，在应用抗衰老药物时，要避免“多多益善”和超量服用。中老年人服用抗衰老补益药，应从小剂量开始，要选用适合中老年人体质的药物，合理用药，达到“丝丝入扣”，才能收到预期的药效。如果盲目滥用则会产生副作用。总之，在中国历史上为了“长生不老”而滥用药物，伤身损寿的教训还是很多的。所以中老年人在服保健用药时，应先到医院就诊查体，然后根据医生建议用药。

人参

【来源】本品为五加科植物人参 *Panax ginseng* C. A. Mey. 的干燥根及根茎。多于秋季采挖，洗净，晒干或烘干。栽培的又称“园参”；播种在山林野生状态下自然生长的又称“林下参”，习称“籽海”。

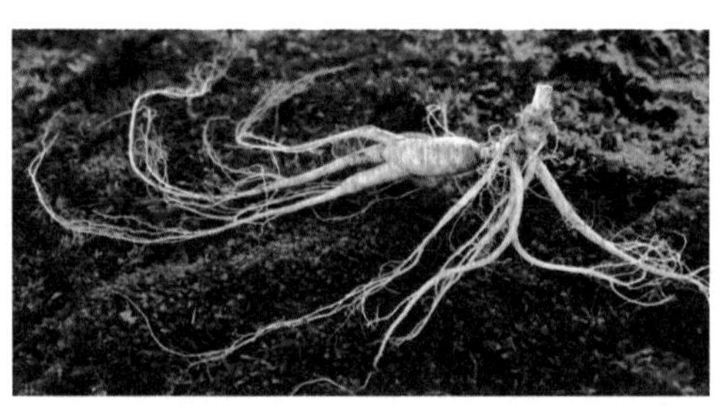

人参自古以来拥有“百草之王”的美誉，更被东方医学界誉为“滋阴补生、扶正固本”之极品。

【性味归经】味甘、微苦，性平。归脾、肺、心经。

【功能主治】大补元气，复脉固脱，补脾益肺，生津，安神。用于体虚欲脱，肢冷脉微，脾虚食少，肺虚喘咳，津伤口渴，内热消渴，久病虚羸，惊悸失眠，阳痿宫冷；心力衰竭，心源性休克。

【用法用量】3~9g，另煎兑入汤剂服；也可研粉吞服，一次 2g，一日 2 次。

【药理研究】调节中枢神经系统，提高机体免疫，强心、抗休克，保护和刺激骨髓的造血，增加肾上腺皮质激素分泌，调整血糖水平，显著抑制胆固醇的吸收，抗肿瘤，延缓衰老，加强机体的适应性，其提取物能明显促进大鼠器官核酸和蛋白质的合成。

黄芪

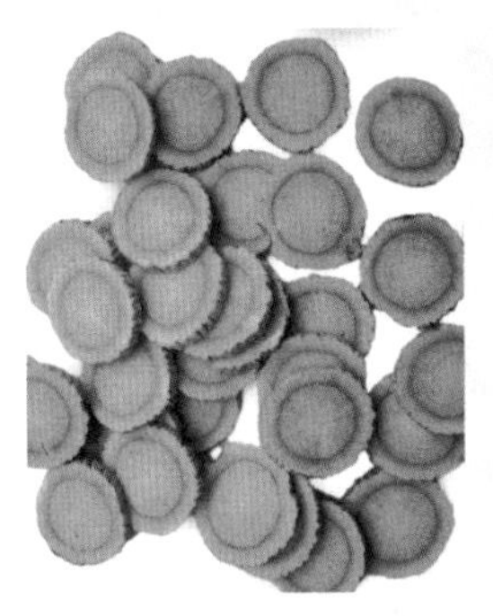

【来源】本品为豆科植物蒙古黄芪 *Astragalus membranaceus*（Fisch.）Bge. var. *mongholicus*（Bge.）Hsiao 或膜荚黄芪 *Astragalus membranaceus*（Fisch.）Bge. 的干燥根。春、秋二季采挖，除去须根及根头，晒干。

中医认为“脾为后天之本”。脾胃派代表人物李杲认为黄芪“益元气而补三焦”，清代的黄宫绣称黄芪为“补气诸药之最”。现代研究发现，黄芪不仅能扩张冠状动脉，改善心肌供血，提高免疫功能，而且能够延缓细胞衰老的进程。

【性味归经】味甘，性温。归肺、脾经。

【功能主治】补气固表，利尿托毒，排脓，敛疮生肌。用于气虚乏力，食少便溏，中气下陷，久泻脱肛，便血崩漏，表虚自汗，气虚水肿，痈疽难溃，久溃不敛，血虚萎黄，内热消渴；慢性肾炎蛋白尿，糖尿病。

【用法用量】9~30g。

【药理研究】黄芪不仅能扩张冠状动脉，改善心肌供血，提高免疫功能，而且能够延缓细胞衰老的进程。

枸杞子

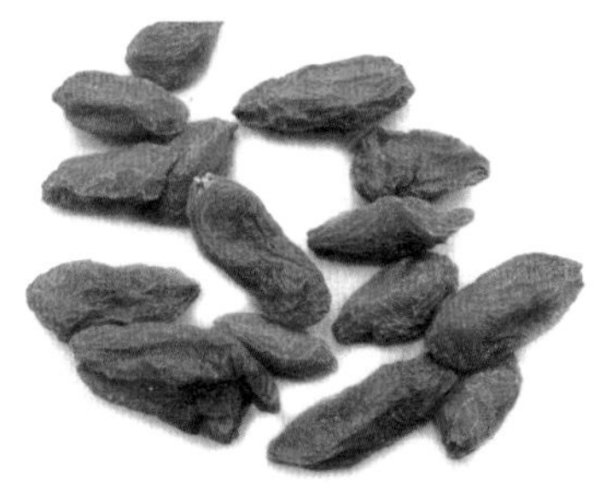

【来源】本品为茄科植物宁夏枸杞 *Lycium barbarum* L. 的干燥成熟果实。夏、秋二季果实呈红色时采收，热风烘干，除去果梗；或晾至皮皱后，晒干，除去果梗。

《神农本草经》称枸杞子“久服坚筋骨，轻身不老，耐寒暑”。《本草汇言》赞之“使气可充，血可补，阳可生，阴可长”。枸杞子有类似人参的

"适应原样"作用，且能抗动脉硬化、降低血糖、促进肝细胞新生等作用，服之有增强体质，延缓衰老之功效。

【性味归经】味甘，性平。归肝、肾经。

【功能主治】滋补肝肾，益精明目。用于虚劳精亏，腰膝酸痛，眩晕耳鸣，内热消渴，血虚萎黄，目昏不明。

【用法用量】6~12g。

【药理研究】增强免疫功能、延缓衰老、抗肿瘤、降血脂、保肝、促进造血功能、抗遗传损伤、降血糖、降血压、抑制心脏及兴奋肠道等拟胆碱作用、增强小鼠的耐缺氧能力及延长其游泳时间。

灵芝

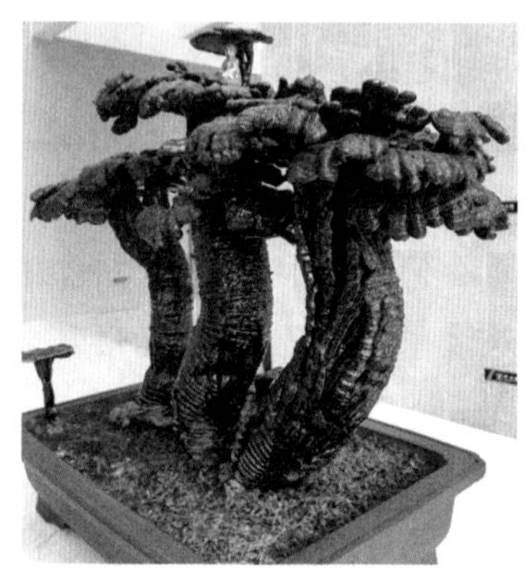

【来源】本品为多孔菌科真菌赤芝 *Ganoderma lucidum*（Leyss.ex Fr.）Karst.或紫芝 *Ganoderma sinense* Zhao，Xu et Zhang 的干燥子实体。全年采收，除去杂质，剪除附有朽木、泥沙或培养基质的下端菌柄，阴干或在 40~50℃烘干。

《神农本草经》认为，灵芝能"补肝气，安魂魄""久食，轻身不老，延年神仙"。

【性味归经】味甘，性平。归心、肺、肝、肾经。

【功能主治】补气安神，止咳平喘。用于眩晕不眠，心悸气短，虚劳咳喘。

【用法用量】6~12g。

【药理研究】研究表明，灵芝可以改善心血管功能，表现为强心，降压的作用；具有明显的抗血小板凝聚及抗血栓作用；对呼吸系统，具有祛痰止咳平喘的作用；影响机体代谢和内分泌功能，还有保肝作用；具有抗氧化、延缓衰老的作用，具有明显的抗炎、抗肿瘤作用。

刺五加

【来源】本品为五加科植物刺五加 *Acanthopanax senticosus*（Rupr. et Maxim.）Harms 的干燥根及根茎或茎。春、秋二季采收，洗净，干燥。

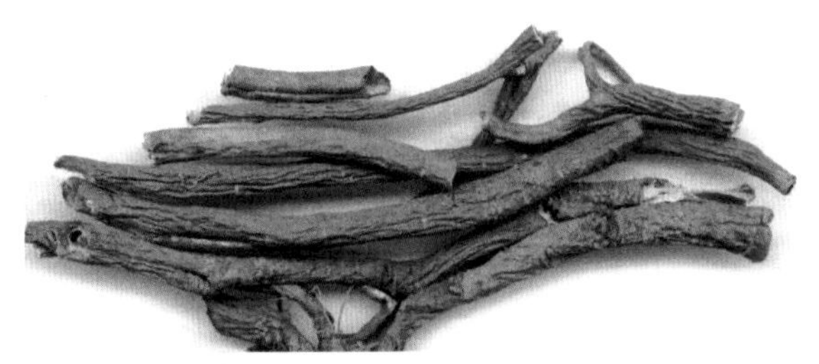

《本草纲目》称之“久服轻身耐老”“宁得一把五加，不用金玉满车”。

【性味归经】味辛、微苦，性温。归脾、肾、心经。

【功能主治】益气健脾，补肾安神。用于脾肾阳虚，体虚乏力，食欲不振，腰膝酸痛，失眠多梦。

【用法用量】9~27g。

【药理研究】研究表明，刺五加有抗衰老、抗疲劳（其抗疲劳作用比人参皂苷还强）、强壮作用，还能调节神经系统、内分泌系统、心血管系统功能，且有抗菌消炎和一定的抗癌作用。

三七

【来源】本品为五加科植物三七 *Panax notoginseng*（Burk.）F. H. Chen 的干燥根及根茎。秋季花开前采挖，洗净，分开主根、支根及茎基，干燥。支根习称“筋条”，根茎习称“剪口”。

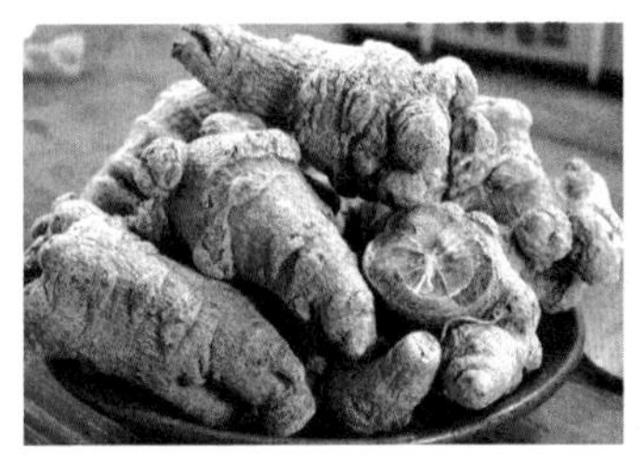

清代名医赵学敏在他所著的《本草纲目拾遗》中说：“人参补气第一，三七补血第一，味同而功亦等”，称三七为“中药之最珍贵者”。

【性味归经】味甘、微苦，性温。归肝、胃经。

【功能主治】散瘀止血，消肿定痛。用于咯血、吐血、衄血、便血、崩漏、外伤出血、胸腹刺痛、跌扑肿痛。

【用法用量】3~9g；研粉吞服，一次 1~3g。外用适量。

【药理研究】研究表明，三七的化学成分、药理作用和临床应用与人参有相似之处。其人参总皂苷含量超过人参。三七可扩张血管，降低血管阻力，增加心排血量，减慢心率，降低心肌耗氧量和毛细血管的通透性，在心血管病防治方面比人参有明显的优势。

龙眼肉

【来源】本品为无患子科植物龙眼 *Dimocarpus longan* Lour. 的假种皮。夏、秋二季采收成熟果实，干燥，除去壳、核，晒至干爽不黏。

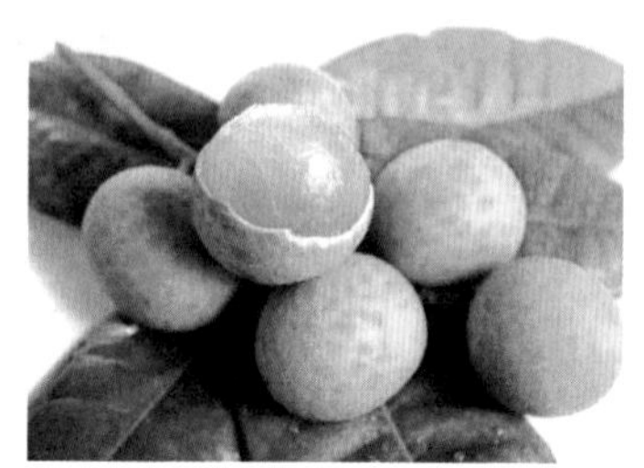

【性味归经】味甘，性温。归心、脾经。

【功能主治】补益心脾，养血安神。用于气血不足，心悸怔忡，健忘失眠，血虚萎黄。

【用法用量】9~15g。

【药理研究】抑菌；镇静和健胃；抗疲劳。提取液能抑制小鼠脑（肝）的单胺氧化酶 B 活性，有抗衰老作用；水提液在试管内对奥杜盎氏小芽孢癣菌有抑制作用；水煎液对痢疾杆菌有抑制作用。

石斛

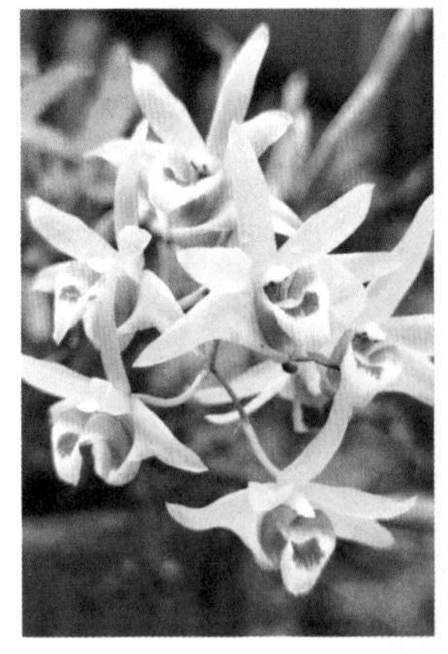

【来源】本品为兰科植物金钗石斛 *Dendrobium nobile* Lindl.、铁皮石斛 *Dendrobium candidum* Wall.ex Lindl. 或马鞭石斛 *Dendrobium fimbriatum* Hook.var.oculatum Hook. 及其近似种的新鲜或干燥茎。全年均可采收，鲜用者除去根及泥沙；干用者采收后，除去杂质，用开水略烫或烘软，再边搓边烘晒，至叶鞘搓净，干燥。铁皮石斛剪去部分须根后，边炒边扭成螺旋形或弹簧状，烘干，习称“铁皮枫斗（耳环石斛）”。

石斛素有民间救命仙草的称号，俗称“药黄金”。又名“不死之草”。

【性味归经】味甘，性微寒。归胃、肾经。

【功能主治】益胃生津，滋阴清热。用于阴伤津亏，口干烦渴，食少干呕，病后虚热，目暗不明。

【用法用量】6~12g，鲜品 15~30g。入复方宜先煎，单用可久煎。

【药理研究】铁皮石斛水煎液对半乳糖所致的白内障晶状体中醛糖还原酶、多元醇脱氢酶的活性异常变化有抑制或纠正作用。石斛多糖具有增强 T 细胞及巨噬细胞免疫活性的作用；能显著提高超氧化物歧化酶（SOD）水平，从而起到降低脂质过氧化物（LPO）的作用。

红景天

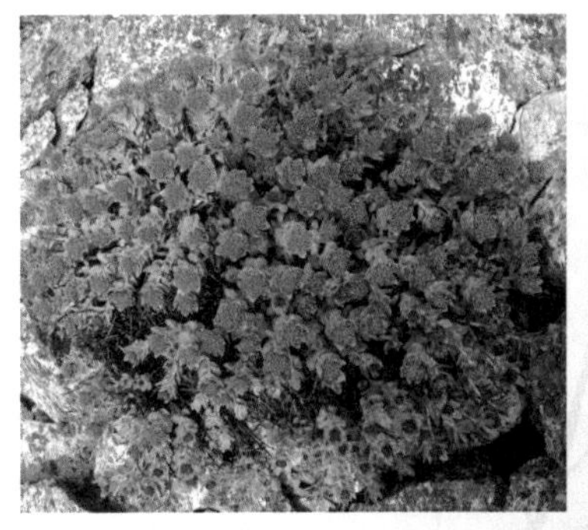

【来源】本品为景天科植物大花红景天 *Rhodiola crenulata*（Hook. f. et. Thoms.）H.Ohba 干燥根及根茎。秋季花茎凋枯后采挖，除去粗皮，洗净，晒干。

在古代本草中没有红景天的记载，是近代才发现的抗衰老新秀。

【性味】味甘、苦，性平。归肺、心经。

【功能主治】益气活血，通脉平喘。用于气虚血瘀，胸痹心痛，卒中偏瘫，倦怠气喘。

【用法用量】3~6g。

【药理研究】红景天有类似人参的补益作用，能抗缺氧、抗寒冷、抗疲劳、抗辐射、抗病毒、抑制癌细胞生长，提高工作效率，延缓机体衰老。

三、延年益寿方剂

延年益寿类方多属于补益类，历史上诸多医家或是道家常将此类药物其制成丸剂，以利于服用与贮藏，还可延长药效，降低毒性、刺激性。

首乌延寿丹

【处方】制何首乌 72g，豨莶草 16g，菟丝子 16g，制杜仲 8g，怀牛膝 8g，女贞子 8g，霜桑叶 8g，忍冬藤 8g，生地黄 8g，桑椹膏 16g，黑芝麻膏 16g，金樱子膏 16g，旱莲草膏 16g。

【制法】将以上各药烘干，粉碎，酌加炼熟蜂蜜，制成蜜丸。

【功能主治】补益肝肾，滋养精血。肝肾不足，头晕眼花，耳鸣重听，四肢酸麻，腰膝无力，夜尿频数，可用于老年轻度认知障碍、血管性痴呆、高血压、肾上腺皮质功能减退、更年期综合征、须发早白、神经衰弱等病症。

【用法用量】1 次服 10g，1 日 2 次，温开水送服。

【注意事项】食少便溏者，不宜使用本方。

仙茅丸

【处方】半夏曲 100g，鹿角胶 200g，人参（去芦）50g，黄芪（蜜水炒）100g，甘枸杞 100g，山萸肉 100g，陈皮 50g，白术（酒洗，炒）150g，白茯苓（炒）75g，川归身（酒洗）100g，甘草 35g，薏苡（炒）150g，仙茅（用川中制过者，不可见铁）500g。

【制法】将以上各药，烘干，粉碎，用炼蜜 1200g，做成水泛丸。

【功效主治】补心神，固肾精。

【用法用量】日服3次，每次60~70丸，盐、酒水送下。

玉霜丸

【处方】天雄（长大者，以酒浸七日了，掘一地坑，以半称炭火烧坑通赤，速去炭火令净，以醋二升泼于地坑内候干，乘热便投天雄在内，以盆合土拥之，经宿取出，去皮、脐）500g，磁石（醋淬七次，更多为妙）、朱砂（飞研）、泽泻（洗，酒浸一宿，炙）、牛膝（去苗，酒浸，焙）、茴香（炒）、肉桂（去粗皮）各50g，家韭子（微炒）、菟丝子（酒浸一伏时，蒸过，晒干，杵，罗为末）各150g，鹿茸（用火炙令脆）25g，白龙（灶心土）1000g，蒸一伏时，以夹绢。

【制法】以上16味，捣罗为细末，炼酒、蜜各半和丸，如梧桐子大。

【功能主治】补真气，壮阳道。治真气虚惫，下焦伤竭，脐腹弦急，腰脚软痛，精神困倦，面色枯槁或亡血，沥失精，大便自利，小便滑数，肌肉消瘦，阳事不举。久服续骨联筋，秘精坚髓，却老还童，安魂定魄，换肌秘气，轻身壮阳，益寿住世。

【用法用量】每服30丸，空心，晚食前温酒下。

何首乌丸

【处方一】制何首乌（用铜刀或竹刀切如棋子大，木杵臼捣）1500g，牛膝（去苗，锉）500g。

【制法】上件药，以黑豆一斗净淘洗曝干，用甑一所，先以豆薄铺在甑底，然后薄铺何首乌，又铺豆，又薄铺牛膝。如此重重铺，令药、豆俱尽，安于釜上蒸之，令豆熟为度。去黑豆，取药曝干，又换豆蒸之，如此三遍，去豆取药，候干为末，蒸枣肉和丸，如梧桐子大。

【功能主治】补暖腑脏，祛逐风冷，利腰膝，强筋骨，黑髭发，驻颜容。腑脏虚损，形寒肢冷，腰膝酸软，白发早衰。

【用法用量】每服30丸，温酒下，食前服。忌萝卜、葱、蒜。

何首乌丸

【处方二】制何首乌250g，熟干地黄250g，附子（炮裂，去皮脐）

100g，牛膝（去苗）150g，桂心 150g，芸薹子（别名油菜籽）50g，桑椹子 100g，柏子仁 100g，五味子 50g，地骨皮 200g，薯蓣 100g，鹿茸（去毛，涂酥炙微黄）100g，肉苁蓉（酒浸一宿，刮去皱皮，炙干）150g，菟丝子（酒浸 3 日，晒干，为末）100g。

【制法】上为末，炼蜜为丸，如梧桐子大。

【功能主治】补益下元，黑鬓发，驻颜容。主 72 般风冷，及腰脚疼痛。

【用法用量】每服 40 丸，空心以盐汤送下。

小菟丝子丸

【处方一】石莲肉 100g，菟丝子（酒浸，研）250g，白茯苓 50g，山药 100g。

【制法】上为细末，用山药糊搜和为丸，如梧桐子大。

【功能主治】补益肝肾，明视听，益颜色，轻身延年，聪耳明目。治肾气虚损，五劳七伤，少腹拘急，四肢酸疼，面色黧黑，唇口干燥，夜梦惊恐，精神困倦，喜怒无常，悲忧不乐，饮食无味，举动乏力，小便滑数，房室不举。

【用法用量】每服 50 丸，温酒或盐汤下，空腹服。如脚膝无力，木瓜汤下，晚食前再服。

小菟丝子丸

【处方二】菟丝子（洗净，酒浸）、泽泻、鹿茸（去毛）、石龙芮（去土）、肉桂（去粗皮）附子（炮，去皮）各 30g，石斛（去根）、熟干地黄、白茯苓（去皮）、牛膝（酒浸一宿，焙干）、续断、山茱萸、肉苁蓉（酒浸，切，焙）、防风（去苗）、杜仲（去粗皮，炒）、补骨脂（去毛，酒炒）、荜澄茄、沉香、巴戟（去心）、茴香（炒）各 23g，五味子、桑螵蛸（酒浸）、川芎、覆盆子（去枝、叶、萼）各 15g。

【制法】上为细末，以酒煮面糊为丸，如梧桐子大。

【用法用量】每服 20 丸，空腹时用温酒或盐汤送下；如脚膝无力，以木瓜汤下。

【功能主治】补肾阳，壮腰膝，固下元。肾气虚损，元阳不足。腰膝痿软少力，阳痿遗精，小便频数或溺有余沥。

茯苓人参散

【处方】茯苓（去黑皮，擘破如枣大，清水渍，经1日1夜再易水，出于日中，晒干，为末）1000g，人参（捣）350g，甘草（炙，切）50g，牛乳7L，白沙蜜1.5L。

【制法】上药以水5L，纳甘草，煮取2L，除甘草，澄滤；纳茯苓，缓火煎，令汁欲尽；次纳白蜜、牛乳；次纳人参，缓火煎，令汁尽，仍搅药令调，勿许焦成，日中晒干，捣筛为散，以纸盛之。

【功能主治】益心力，除谬忘，能饮食，延年益寿。神疲乏力，纳呆健忘。

【用法用量】温乳及蜜汤和吃，不限多少。夏月水和当麨。忌海藻、菘菜、大醋。

还少丹

【处方】熟地黄30g，山药45g，山萸肉45g，茯苓45g，制杜仲30g，牛膝45g，肉苁蓉30g，巴戟天30g，楮实子30g，枸杞子30g，五味子30g，小茴香30g，远志30g，石菖蒲30g。

【制法】以上各药，烘干，打粉，加炼蜜，制成蜜丸。

【功能主治】温补脾肾，养心安神。治虚损劳伤，脾肾虚寒，心血不足，腰膝酸软，失眠健忘；眩晕倦怠，小便混浊，遗精阳痿，未老先衰，疲乏无力。

【用法用量】一次10g，一日2次。

萃仙丸

【处方】莲子蕊120g，莲子肉90g，山药60g，茯苓60g，芡实120g，续断90g，补骨脂90g，核桃肉60g，金樱子90g，韭菜子60g，枸杞子120g，沙苑蒺藜120g，菟丝子60g，覆盆子60g，制何首乌120g，龙骨90g，黄鱼鳔90g，人参60g。

【制法】以上各药，烘干，打粉，加炼蜜，制成蜜丸。

【功能主治】补肾固精，益气健脾。用于肾虚精亏之阳痿、体弱乏力、腰膝酸软。

【用法用量】一次 9g，一日 2 次。

清宫寿桃丸

【处方】驴肾、鹿肾、狗肾、枸杞子、人参、天冬、麦冬、地黄、当归、益智（盐制）、蚕砂、酸枣仁（炒）、分心木（炒焦），辅料为蜂蜜。

【制法】将以上各药，粉碎，加炼蜜，制成水蜜丸。

【功能主治】补肾生精，益元强壮。用于肾虚衰老所致头晕疲倦，记忆力衰退，腰膝酸软，耳鸣耳聋，眼花流泪，夜尿多，尿有余沥。

【用法用量】口服，一次 50 粒，一日 2 次。

四、延年益寿药膳

药膳“寓医于食”，既将药物作为食物，又将食物赋以药用，药借食力，食助药威，二者相辅相成，相得益彰；既具有较高的营养价值，又可防病治病、保健强身、延年益寿。需要注意的是，在运用药膳时，首先要全面分析食用人的体质、健康状况、患病性质、季节时令、地理环境等多方面情况，然后再确定相应的食疗原则，给予适当的药膳治疗。

怀山药芝麻糊

【配方】怀山药 15g，黑芝麻、冰糖各 120g，玫瑰糖 6g，鲜牛奶 200g，大米 60g。

【制法】①大米洗净，用清水浸泡 1 小时，捞出滤干；怀山药切成小颗粒；黑芝麻炒香。②将以上 3 味放入盆中，加水和鲜牛奶拌匀，磨碎后滤出细茸待用。③锅中先放入冰糖，加清水，烧开后将大米、怀山药、黑芝麻磨碎的细茸慢慢倒入锅内，加玫瑰糖，不断搅拌成糊，熟后起锅即成。

【功用】滋阴补肾，益脾润肠，健体强身，延年益寿。

【用法】每早、晚各服 1 次，每次 1~2 汤匙。

首乌炒猪肝

【配方】猪肝 250g，何首乌 60g，冬笋片 50g，蘑菇 50g，豌豆苗 100g，蛋清 25g。

【制法】将何首乌去杂洗净，放入砂锅内，加入水，置火上烧热后，再改为小火煨熬取汁备用。将去筋膜的猪肝洗净，切片，用蛋清、淀粉、酱油、料酒、精盐、白糖、何首乌汁上浆待用。炒锅加入猪油烧至八成热时，投入上好浆的猪肝，推炒片刻，再加入葱、蒜、笋片、蘑菇片、豌豆苗、鸡汤急火快炒，待猪肝炒熟入味时，即可装盘上桌。

【功用】益智补脑。

【用法】佐餐食。

黄精炖猪肉

【配方】黄精 50g，猪瘦肉 200g，葱、姜、料酒、食盐各适量。

【制法】①将黄精、猪瘦肉洗净，分别切成长 3.3cm、宽 1.6cm 的小块。②将黄精和猪瘦肉放入砂锅内，加水适量，放入葱、生姜、食盐、料酒隔水炖熟。

【功用】养脾阴，益心肺。

【用法】食用时，吃肉喝汤。

龟肉炖虫草

【配方】龟 1 个（重约 500g），冬虫夏草 3g，猪瘦肉 50g，鸡汤 500ml，葱、姜、料酒、精盐、植物油各适量。

【制法】①将龟宰杀，揭去硬壳，剁去头及爪尖，清水洗净，剁成块，开水汆后捞出；瘦猪肉切丝，开水汆过。②油锅烧热，放葱、姜煸香，倒入龟肉，翻炒片刻，入开水，烧沸 2~3 分钟，捞出龟肉，放蒸碗内，冬虫夏草、猪瘦肉同放碗内，倒入鸡汤、料酒、精盐适量，放笼屉内蒸至龟肉熟烂，即可食用。

【功用】补益肾阳，抗衰延寿。

【用法】佐餐食。

强补猪府

【配方】猪肝 250g，香菇 30g，枸杞子 30g，北五加皮 10g，北五味子 10g，盐、酱油各适量。

【制法】将北五加皮、北五味子装入细纱布袋内扎紧口；香菇、枸杞子洗净；以上 4 味与猪肝共入砂锅内，加清水适量，盐少许，置文火上烧煮，待猪肝熟，捞出药袋，加入味精、酱油少许即可。

【功用】补肝益肾，强身壮体，益寿延年。

【用法】每日早晚各适量食之，每周 2 剂。

沙参炖肉

【配方】北沙参 20g，玉竹 15g，百合 15g，山药 30g，猪瘦肉 500g，精盐、料酒、葱、姜、胡椒粉各适量。

【制法】北沙参、玉竹、百合洗净装纱布袋扎口；葱、姜拍碎。猪肉洗净，下沸水锅焯掉血水，捞出切成块状。猪肉、药袋、山药、葱、姜、盐、料酒一同入锅，注入适量清水；武火烧沸，撇去浮沫，文火炖至猪肉熟烂；拣出药袋、姜、葱，加盐、胡椒粉调味即成。

【功用】益肺养心，滋肾补脾，延年益寿。

【用法】佐餐食。

苁蓉牛肉

【配方】肉苁蓉 30g，山楂 10g，牛腿肉 400g，干辣椒 3 只，花椒 8 粒，麻油 20ml，酱油、精盐、白糖、黄酒各适量，大蒜、葱、辣椒粉各少许。

【制法】将肉苁蓉煎两遍，过滤煎液。将牛肉切丁，大蒜去皮拍松，干辣椒煎成小方丁，姜切片，葱切末，山楂去核。坐锅放花生油，烧至油八成热时，将牛肉丁倒入，炸至外表略脆时捞起。锅内留底油，投入干辣椒煸炒出香味，再放花椒、蒜片、姜片、辣椒粉炒一下，加酱油、肉苁蓉煎液、盐、黄酒，再倒入牛肉丁、山楂，加清汤适量，文火煨酥后开旺火收干汤汁，撒葱花，淋麻油装盘即可。

【功用】补肝肾，延衰老。

【用法】佐餐食。

枸杞鸡卷

【配方】枸杞子 50g，胡桃仁 100g，公鸡 750g，芝麻油 30ml，菜油 50ml，绍酒 30ml，生姜 15g，葱白 20g，食盐 10g，卤汁适量。

【制法】枸杞子洗净泥沙，择去杂质；胡桃仁用沸水浸泡后撕去皮，下油锅炸熟待用。公鸡宰杀后煺净毛，剖腹除去内脏，冲洗干净；从脊背处下刀剔骨，保持整形不破裂；姜切片，葱切段；同食盐、绍酒一起将鸡肉腌 3 小时。去掉鸡肉内的葱、姜，皮朝下放在案板上，把枸杞子、胡桃仁混合放在鸡肉上卷成筒状，再包卷两层白布，用线缠紧，放入沸卤汤中煮 40 分钟，捞出待冷，解去线布，刷上香油，切成 2cm 左右厚的圆片，摆入圆盘中即可。

【功用】滋补强壮，抗衰益寿。

【用法】佐餐食。

杞芪鲜贝

【配方】枸杞子 10g，黄芪 15g，鲜贝 250g，花生油、香油、蛋清、白糖、水淀粉各适量，葱、姜末各少许。

【制法】将黄芪用纱布包好，与枸杞子煎 2 遍，药汁过滤 2~3 次，文火浓缩至 1 小碗。将鲜贝、蛋清、味精、淀粉和匀，下温油锅用筷子划散，用漏勺捞出，沥去油。勺内放油，用葱、姜炝锅、加鲜贝、药汁、料酒，锅开后加味精、醋调味，淋明油出勺装盘，将煎过的枸杞子均匀地撒在盘中即可。

【功用】补益抗衰。

【用法】佐餐食。

参苓粥

【配方】党参 15g，茯苓 15g，生姜 3g，粳米 50g。

【制法】先将党参、生姜切片，茯苓捣碎，加水浸泡半小时，煎煮两次，合并药汁，加粳米煮粥，分 2 次服用。

【功用】益气补虚，健脾养胃。

【用法】佐餐食。

山楂木耳粥

【配方】山楂 30g（鲜品加倍），木耳 5g（黑白均可），粳米 50g。

【做法】木耳泡发，洗净，与山楂、粳米加水同煮，粥熟即得。

【功用】增强体质，益寿延年。

【用法】每日早晨服食。

山萸肉粥

【配方】山萸肉 15g，粳米 60g。

【制法】先将山萸肉洗净，去核，与粳米同入砂锅煮粥，粥熟时加白糖适量调味即成。

【功用】补益肝肾，涩精敛汗。

【用法】早晚各服 1 次。

益寿鸽蛋汤

【配方】枸杞子 10g，龙眼肉 10g，制黄精 15g，鸽蛋 4 枚，冰糖 50g。

【制法】①将枸杞子、龙眼肉、制黄精均洗净切碎待用；冰糖砸碎装碗内。②锅置中火上，注入清水约 750ml，加入以上 3 味药物同煮至沸后约 15 分钟，再把鸽蛋打破后逐个下入锅内，同时将冰糖屑下入锅中同煮至鸽蛋熟即可。

【功用】补肝肾，益气血，抗衰老。

【用法】空腹服，每日 1 次，连服 7 日为 1 个疗程。

龙眼纸包鸡

【配方】龙眼肉 20g，胡桃肉 100g，嫩鸡肉 400g，鸡蛋 2 只，胡荽 100g，火腿 20g，调料适量。

【制法】取可食玻璃纸 10 张分别摆于案上，鸡肉去皮，切成 1cm 厚的片，用食盐、白砂糖、味精、胡椒粉各适量调拌腌制后，置淀粉、蛋清、清水调成糊状上浆，分别摆于玻璃纸上，并加少许胡荽、姜、葱细末和 1 片火腿。胡桃仁沸水泡后去皮，在油锅内炸熟，与龙眼肉均切成细粒，二者亦分别摆于鸡肉片上。将玻璃纸分别折成长方形纸包，置油锅中炸熟，捞出装盘即可。

【功用】健脾补肾，益气养血。

【用法】佐餐食。

五、延年益寿药茶

药茶是中国传统医学宝库中一个重要组成部分，其应用历史悠久，历代医书中均有记载。最早记载药茶方剂的是三国时期的张揖所著的《广雅》。成书于战国时期的《神农本草经》描述了茶的药性和作用为“茶味苦，饮之使人益思、少卧、轻身、明目”。

临床饮用药茶，为了确保安全有效，仍需要注意中药的“十九畏”“十八反”和妊娠禁忌外等服药的“忌口”。“茶忌”口诀总结为：一忌烫茶伤人，二忌冷茶滞寒聚痰，三忌胃寒者饮过量浓茶，四忌哺乳妇女饮浓茶，五忌冠心病者饮过量浓茶，六忌服用阿司匹林后喝茶，七忌茶水服药，八忌空腹饮茶冲淡胃液，妨碍消化，九忌饮过夜茶，伤脾胃，使人消瘦无力，十忌饮用发霉的茶。

神仙寿茶

【配方】人参 3g，牛膝 2g，制巴戟天 2g，制杜仲 2g，枸杞 2g，红茶 5g。

【制法】用 500ml 水煎煮上药至水沸后 10~15 分钟，即可冲泡红茶饮用。可加蜂蜜。冲饮至味淡。

【功用】滋补气血，养精益脑。

延寿茶

【配方】远志 2g，山药 2g，巴戟天 2g，菟丝子 2g，五味子 2g，红茶 10g。

【制法】用 500ml 水煎煮上药至水沸后 10~15 分钟，冲泡红茶饮用。可加蜂蜜。冲饮至味淡。

【功效】延年益寿，益智宁神。

延龄茶

【配方】菟丝子 2g，肉苁蓉 2g，枸杞 2g，山茱萸 2g，覆盆子 2g，红茶 10g。

【制法】用上药的煎煮液 500ml 泡红茶饮用。可加蜂蜜。冲饮至味淡。

【功用】滋补肝肾，延年增智。

龟鹤二仙茶

【配方】鹿角 2g，龟甲 2g，枸杞 5g，人参 3g，红茶 5g。

【制法】用 350ml 水煎煮鹿角、龟甲、人参至水沸后 15~30 分钟，冲泡枸杞、红茶饮用。可加蜂蜜。冲饮至味淡。

【功用】滋精补血，益气提神。

延年茶

【配方】覆盆子 2g，石斛 2g，制杜仲 2g，续断 2g，五味子 2g，红茶 10g。

【做法】用 500ml 水煎煮上药至水沸后 10~15 分钟，泡茶饮用。可加适量蜂蜜。冲饮至味淡。

【功用】养生延年，益智健脑。

六、延年益寿药酒

中国人对酒的研究与运用，可谓炉火纯青。酒，素有“百药之长”之称，酒与医素有不解缘，繁体“醫”字从“酉”，酉者酒也。这大概是因为先祖们无意中食用了发酵后的瓜果汁，发现了它可以治疗一些虚寒腹痛之类的疾病，从而让酒与原始医疗活动结缘。

《黄帝内经》有“汤液醪醴论篇”，专门讨论用药之道。所谓“汤液”即今之汤煎剂，而“醪醴”者即药酒也。显然在战国时代对药酒的医疗作用已有了较为深刻的认识。药酒即是将强身健体的中药与酒“溶”于一体，不仅配制方便、药性稳定、安全有效，而且因为乙醇是一种良好的半极性有机溶剂，中药的各种有效成分都易溶于其中，药借酒力、酒助药势而充分发挥其效力，提高疗效。

用于病深日久的慢性疾病，具有益气补血、滋阴温阳的滋补作用。补益药酒不仅广泛应用于各种慢性虚损疾病的防治，还能抗衰老、延年益寿。现代研究证明，中国传统中药中有许多补益药物具有抗早衰、延年益寿的功效。例如：枸杞子、何首乌、杜仲等，选用这些药物制成的补益药酒，经常适量饮服，有抗衰老而延年益寿的效果。

药酒适应范围广，配制方便，便于服用，药性稳定，安全有效。但是服用时需要注意以下事项：①妊娠期妇女、卒中、脑血管病患者不宜饮用，切忌过量饮用；②服用某些药物，如头孢类抗生素、精神类药物、某些抗过敏药等时，不宜饮用药酒；③适合病情，针对性服用；④药酒仅作为辅助疗法，必要时配合相应治疗手段。

人参不老酒

【处方】人参 20g，川牛膝 20g，菟丝子 20g，当归 20g，制杜仲 15g，生地黄 10g，熟地黄 10g，柏子仁 10g，石菖蒲 10g，枸杞子 10g，地骨皮 10g，白酒 2L。

【制法】将上药共研为粗末，纱布袋装，扎口，置干净容器中，加入白酒，密封浸泡 14 日后，取出药袋，压榨取液，将榨取液与药酒混合，静置，过滤装瓶，密封备用。

【功用】滋肾填精，补气益智。用于腰膝酸软，神疲乏力，心悸健忘，头晕耳鸣。

【用法用量】口服：每次 10~20ml，一日 2 次。

万病无忧酒

【处方】当归 15g，川芎 15g，白芷 15g，荆芥穗 15g，地骨皮 15g，牛膝 15g，大茴香 15g，木瓜 15g，乌药 15g，煅自然铜 15g，木香 15g，乳香 15g，没药 15g，炙甘草 15g，白芍 30g，破故纸 30g，威灵仙 30g，钩藤 30g，石楠藤 30g，防风 22g，羌活 60g，雄黑豆（炒香）60g，制杜仲 45g，紫荆皮 45g，白酒约 25L。

【制法】将前 24 味，捣碎和匀，装入布袋，置容器中，加入白酒密封，浸泡 5~10 天后即可饮用。

【功用】祛风活血，养神理气，补虚损，除百病。用于能除百病、祛风、清心明目、利腰膝补精髓、治跌打损伤疗筋骨、和五脏、平六腑、快脾胃、进饮食、补虚怯、养气血。

【用法用量】口服：适量饮之，或晨昏午后随量饮之饮至一半，再添加白酒为妙。须坚持服用，以效为度。

延年百岁酒

【处方】熟地黄 50g，紫丹参 50g，黄芪 50g，当归 30g，川续断 30g，枸杞 30g，龟甲胶 30g，鹿角胶 30g，高丽参（切片）15g，红花 15g，黑豆（炒香）100g，苏木 10g，白酒 5L。

【制法】将前 5 味研成粗粉，与余药（二胶先烊化）置容器中，加入米酒，密封，浸泡 1~3 个月后即可取用。

【功用】补气活血，滋阴壮阳。用于早衰、体弱或病后所致气血阴阳不足而症见头晕眼花、心悸气短、四肢乏力及腰膝酸软等。

【用法用量】口服：每次 10~15ml，每日早、晚各服 1 次。

延寿九仙酒

【处方】人参 60g，炒白术 60g，茯苓 60g，炒甘草 60g，当归 60g，川芎 60g，熟地黄 60g，白芍（酒炒）60g，生姜 60g，枸杞 250g，大枣（去核）30 枚，白酒 10L。

【制法】将前 11 味捣碎或切薄片，置容器中，加入白酒，密封，隔水加热至鱼眼沸，置阴凉干燥处，浸泡 5~7 天后，过滤去渣，即成。

【功用】补气血，益肝肾，疗虚损，返老还童。用于诸虚百损。

【用法用量】口服：不拘时候，适量饮用，勿醉。

延年益寿酒

【处方】制首乌 200g，菟丝子 200g，桑椹子 200g，女贞子 100g，旱莲草 100g，金樱子 200g，熟地黄 200g，牛膝 80g，黄芪 200g，肉桂 50g，豨莶草 50g，桑叶 50g，白酒 10L。

【制法】将首乌、熟地黄、牛膝、黄芪、肉桂 5 味药与白酒一起置入容器中，密封浸泡 1 周，且每日搅拌 1 次，再将余下药用水煎煮 2 次，每次煮沸 2 小时，含药液滤过。浓缩成膏状，与白糖同置入上容器中，调匀后便可服用。每瓶装 500ml，待用。

【功用】滋补肝肾，填精益脑。用于腰膝酸软、筋骨无力、须发早白、视物不明、耳鸣耳聋、记忆力减退、神思恍惚。

【用法用量】口服：每次服 10~20ml，日服 2 次。

【注意事项】凡阴盛火旺或外感实邪者忌服。

防衰延寿酒

【处方】茯神 15g，黄芪 15g，芡实 15g，党参 15g，黄精 15g，制首乌 15g，枸杞 10g，黑豆 10g，紫河车 10g，白术 10g，菟丝子 10g，丹参 10g，山药 10g，熟地黄 10g，莲子 10g，柏子仁 10g，葡萄干 20g，龙眼干 20g，山萸肉 5g，炙甘草 5g，乌梅 5g，五味子 5g，白酒 2L。

【制法】将上药共研为粗末或切薄片，用纱布袋装，扎口，置容器中，加入白酒，密封浸泡 14 日。开封后取出药袋，压榨取药液，将榨取药与药酒混合，静置，过滤后即得。

【功用】补益精气，通调脉络，抗老防衰。用于肝肾不足，气血渐衰，体倦乏力，腰膝酸软，头晕健忘，失眠多梦，食欲减退，神疲心悸等。

【用法用量】口服：每次 10~20ml，日服 2 次。

却老酒

【处方】菊花 6g，麦门冬 6g，枸杞 6g，焦白术 6g，石菖蒲 6g，远志 6g，白茯苓 70g，人参 30g，肉桂 25g，制何首乌 50g，熟地黄 6g，白酒 2L。

【制法】将前 11 味共制为粗末或切薄片，置容器中，加入白酒，密封浸泡 7 天后，过滤去渣，即成。

【功用】益肾健脾，养血驻颜。用于精血不足、身体衰弱、容颜无华、毛发焦枯。

【用法用量】口服：每次空腹温服 10ml，日服 2~3 次。

松龄太平春酒

【处方】熟地黄 100g，当归 100g，枸杞 100g，红曲 100g，龙眼肉 100g，荔枝蜜 100g，整松仁 100g，茯苓 100g，白酒 10L。

【制法】将前 8 味捣碎或切薄片，入布袋，置容器中，加入白酒，密封，隔水煮 1 炷香或酒煎 1 炷香时间亦可。过滤去渣，即成。

【功用】益寿延年。用于老年人气血不足、体质虚弱、心悸怔忡、健忘、失眠等症。

【用法用量】口服：每次25ml，每日早、晚各服1次。

神仙延寿酒

【处方】生地黄60g，熟地黄60g，天门冬60g，麦门冬60g，当归60g，川牛膝60g，杜仲60g，小茴香60g，巴戟天60g，枸杞子60g，肉苁蓉60g，补骨脂30g，砂仁30g，白术30g，远志30g，人参15g，木香15g，石菖蒲15g，柏子仁15g，川芎60g，白芍60g，茯苓60g，黄柏90g，知母60g，白酒30L。

【制法】将前24味捣碎或切薄片，装入布袋，置容器中，加入白酒，密封，隔水加热1.5小时，取出容器，埋入土中3日以去火毒，静置待用。

【功用】滋阴助阳，益气活血，清虚热，安神志。用于气血虚弱、阴阳两亏、夹有虚热而出现的腰酸腿软、乏力、气短、头眩目暗、食少消瘦、心悸失眠等症。

【用法用量】口服：每次10~15ml，日服1~2次。

清宫长春酒

【处方】天门冬10g，麦门冬10g，山药10g，山茱萸10g，茯苓10g，石菖蒲10g，远志10g，熟地黄15g，柏子仁15g，巴戟天15g，泽泻15g，菟丝子15g，覆盆子15g，地骨皮15g，牛膝20g，制杜仲20g，人参5g，木香5g，五味子5g，川椒3g，肉苁蓉30g，枸杞子30g，白酒3L。

【制法】将上药共研为粗末或切薄片，纱布袋装，扎口，置容器中，加入白酒浸泡1个月。开封后取出药袋，压榨取液，将榨取液与药酒混合，静置，过滤后即可服用。

【功用】补虚损，调阴阳，壮筋骨，乌须发。用于神衰体弱，肢酸乏力，健忘失眠，须发早白以及老年妇女阴道出血。

【用法用量】口服：每次5~15ml，每日1次，临睡前口服。

七、灸法、推拿疗法

灸法是以预制的灸炷或灸草在体表一定的穴位上烧灼、熏熨，利用热的刺激来预防和治疗疾病。艾灸，在古代就用于延寿健身，被称为“长寿灸”“长生灸”。《灵枢经》记载：“灸则强食生肉”，指艾灸有增进食欲，促进人体正常发育之功。推拿疗法的理论依据是以中医的脏腑经络学说为指导的。古代称推拿为按摩、按乔，是中国起源很早的一种治病防病的养生术。在还没有中药汤剂给人治病的时候，就已用推拿的方法治病。

（一）常用长寿保健穴位

1. 足三里

【定位】在小腿外侧，犊鼻下 3 寸，犊鼻与解溪连线上。

【功效】补中益气，防病保健。

【疗法】足三里施灸时：取青艾条一根。将其点燃后，靠近足三里熏烤，艾条距穴位约 3cm，如局部有温热舒适感觉，就固定不动，每次灸 10~15 分钟，以灸至局部稍有红晕为度，隔日施灸 1 次，每月灸 10 次即可。

2. 百会

【定位】后发际正中上 7 寸，双两耳尖直上，头顶正中。

【功效】升阳举陷，益气固脱。

【疗法】点揉：以一手的中指或食指附于百会穴上，先由轻渐重地按 3~5 下，然后再向左、向右各旋转揉动 30~50 次。灸法：持扶阳罐温灸该穴位，时间为 3~5 分钟。叩击法：用右空心掌轻轻叩击百会穴，每次 10 下。

3. 气海

【定位】在下腹部，前正中线上，脐下 1.5 寸。

【功效】补元气，行气滞。

【疗法】灸法：将艾条点燃后，在距气海穴约 3cm 处施灸，如局部有温热舒适感觉，即固定不动，可随热感而随时调整距离。每次灸 10~15 分钟，以灸至局部稍有红晕为度，隔日或 3 日 1 次，每月 10 次。也可在皮肤上覆盖姜片或附子饼。

4. 涌泉

【定位】在足底部，蜷足时足前部凹陷处，约在足底第 2、3 趾趾缝纹头端与足跟连线的前 1/3 与后 2/3 交点上。

【功效】益精补肾，延年益寿。

【疗法】揉按方法：睡前用拇指揉按涌泉穴 100 次。推搓法：选择一块干净的地方，盘坐姿势，双脚自然向上分开，用双大拇指在涌泉穴处推搓。拍打法：同揉搓法一样，双脚自然向上分开，用双手掌自然轻缓拍打。对搓法：采用仰卧或俯卧的方式，将双脚抬起架空，用脚板做相互交替的对搓动作。

5. 神阙

【定位】位于脐窝正中。

【功效】温阳救逆，利水固脱。

【疗法】揉法：每晚睡前空腹，将双手搓热，双手左下右上叠放于肚脐，顺时针揉转（女子相反），每次 360 下。聚气法：端坐，放松，微闭眼，用右手对着神阙空转，意念将宇宙中的真气能量向脐中聚集，以感觉温热为度。

6. 膻中

【定位】前正中线，平第 4 肋间，两乳头连线的中点。

【功效】理气活血通络，宽胸理气，止咳平喘。

【疗法】揉法：拇指或由手掌大鱼际部先顺时针后逆时针方向各按揉 20 次，反复 10 次。温灸法：用扶阳罐温灸即可，每次 3~5 分钟左右。

（二）常用长寿保健推拿按摩法

1. 浴头

两手掌心按住前额，稍用力擦到额部，再翻向头后两耳上，轻轻擦过头顶，还复到前额，这算 1 次，共擦 10 次，接着用指腹均匀轻揉整个头部的发根 10 次。能调和百脉，使气血不衰，面色红润，减少皱纹。

2. 扣攒竹

用拇指弯曲的突出部左右交替叩击双侧攒竹穴（位于眉头陷中），每穴 15~20 次，用力以微感不适为度。有消除额痛、眼胀、恢复视力疲劳等作用。

3. 旋眼睛

端坐，两眼向左旋转 5 次，然后向前注视片刻，再向右旋转 5 次，前视片刻。对保护视力极有好处。

4. 点睛明

以两食指分别点按双侧睛明穴（眼内角内上方 0.1 寸）15~30 秒，以微感不适为度，有止眼痛和明目的作用。

5. 按太阳

用两手食指端分别压在双侧太阳穴上旋转，顺逆时针各揉按 10~15 次。有止痛醒脑的作用。

6. 磨鼻背

用拇指背用力摩擦双侧鼻背至局部发热。有助于通气，预防感冒。

7. 鸣天鼓

两手掌心紧按两耳孔，两手中三指轻击后枕部 10 次，然后掌心掩按耳孔，手指轻按后枕部不动，再突然抬离，接连开闭放响 10 次，最后两食指插入耳孔内转动 3 次，再突然放开。这样算做 1 次，共做 3~5 次。有醒脑、增强记忆、强化听力、预防耳病的作用。

8. 点膻中

以拇指腹稍用力压两乳头连线中点处（即膻中穴），约 30 秒后突然放开，如此重复 5 次。有豁胸、顺气、镇痛、止喘作用。

9. 分阴阳

以肚脐为中心，两手虎口相对，平耳置于脐眼左右，两手向内向外揉抚，共 110 次。有顺气、消胀、增进消化功能的作用。

10. 揉环跳

坐位或站位，左手拇指端揉左侧环跳穴（股骨大转子与骶管裂孔连线的外 1 /3 处），再用右手拇指端揉右侧环跳穴，交叉进行，各 10 次。有通经活络，壮筋强足作用。